Dr. Nicolas Barizien | Dr. Laurent Uzan | Marie-Pierre Samitier

SELBSTHILFE BEI
LONG COVID

Bibliografische Information der Deutschen Nationalbibliothek

Die Deutsche Nationalbibliothek verzeichnet diese Publikation in der Deutschen Nationalbibliografie. Detaillierte bibliografische Daten sind im Internet über http://dnb.d-nb.de abrufbar.

Für Fragen und Anregungen

info@rivaverlag.de

1. Auflage 2022

© 2022 by riva Verlag, ein Imprint der Münchner Verlagsgruppe GmbH
Türkenstraße 89
80799 München
Tel.: 089 651285-0
Fax: 089 652096

Die französische Originalausgabe erschien 2021 bei Marabout unter dem Titel *Covid Long. Comment s'en sortir*. © 2021 by © Hachette Livre (Marabout). All rights reserved.

Übersetzung: Katrin Bosshardt
Redaktion: Michaela Mallwitz
Umschlaggestaltung: Manuela Amode
Umschlagabbildung: © Laura Zuili
Illustrationen: © Emmanuelle Pioli
Satz: Daniel Förster
Druck: Florjančič Tisk d.o.o., Slowenien
Printed in the EU

ISBN Print 978-3-7423-2117-6
ISBN E-Book (PDF) 978-3-7453-1894-4
ISBN E-Book (EPUB, Mobi) 978-3-7453-1893-7

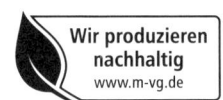

Weitere Informationen zum Verlag finden Sie unter

www.riva-verlag.de

Beachten Sie auch unsere weiteren Verlage unter www.m-vg.de

Dr. Nicolas Barizien | Dr. Laurent Uzan | Marie-Pierre Samitier

SELBSTHILFE BEI LONG COVID

Das 8-Wochen-Programm gegen Müdigkeit, Geschmacksverlust, Kurzatmigkeit und Brain Fog in Folge einer Corona-Infektion

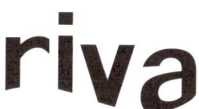

INHALT

EINLEITUNG

Im Winter 2019 erreichen dramatische Informationen aus der chinesischen Stadt Wuhan Europa. Eine neue Atemwegserkrankung zwingt China dazu, in Rekordzeit neue Krankenhäuser zu bauen. Wie benommen schaut Europa mitleidig zu, wie das, was sich zur größten Pandemie des 21. Jahrhunderts entwickeln wird, seine italienischen Nachbarn überrollt: Covid-19.

Fassungslos blicken wir auf dieses Szenario, das einem Katastrophenfilm zu entstammen scheint. Viele von uns vertrauen mit einer Prise Nationalstolz darauf, das Virus werde nicht über die Alpen gelangen. Doch ab Februar 2020 verkündet das Fernsehen immer beunruhigendere Nachrichten. Bald ist ganz Europa betroffen, und am 22. März tritt in Deutschland ein Corona-Lockdown in Kraft, nachdem der französische Staatschef bereits um 20 Uhr des 16. März einen generellen Lockdown verhängt hatte. So etwas war noch nie da gewesen.

Herkunft eines Killers

Was ist dieses berüchtigte Coronavirus oder SARS-CoV-2, das im Winter 2019 in der chinesischen Provinz Hubei auftaucht und die ganze Menschheit erzittern lässt? Es gehört zu einer großen Familie von Viren, die durch Tiere übertragen werden, und trägt den Namen »Coronavirus«, weil die Spike-Proteine auf seiner Oberfläche unter dem Mikroskop an die Zacken einer Krone erinnern. SARS-CoV-2 ist bereits das siebte Coronavirus, das im Menschen nachgewiesen wurde, verursacht aber im Gegensatz zu seinen Artgenossen nicht nur eine Triefnase.

Die Abkürzung SARS steht für schweres akutes respiratorisches Syndrom (englisch *severe acute respiratory syndrome* und bedeutet, dass das Virus eine potenziell tödliche Atemwegserkrankung verursacht. »CoV« zeigt an, dass es sich um ein Coronavirus handelt, und die Zahl 2 identifiziert es als kleinen Bruder des SARS-CoV-1, eines anderen Coronavirus, das (in diesem Fall bewiesenermaßen) aus einem chinesischen Labor entwich und die asiatische SARS-Epidemie zwischen 2002 und 2004 auslöste. Es verbreitet sich über Aerosole, die Speicheltröpfchen, die wir beim Sprechen, Husten, Niesen und sogar beim Atmen absondern. Deshalb ist es extrem ansteckend.

Sein Modus Operandi und unser Schutz dagegen

Der SARS-CoV-2-Erreger befällt die Atemwege seines Opfers und vermischt sich mit Speichel. Beim Sprechen verbreiten wir eine Wolke von virushaltigen Tröpfchen. Wenn ein gesunder Mensch sich zu lange in dieser Wolke aufhält, steckt er sich an. Deshalb sollten Sie folgende Schutzmaßnahmen beachten:

- Wenn Sie sich sicherer fühlen, tragen Sie in Innenräumen eine Maske bei engem Kontakt mit anderen, damit eventuell kontaminierte Speicheltröpfchen nicht in die Luft gelangen.
- Soziale Distanzierung *(social distancing)*: Halten Sie einen Sicherheitsabstand von ungefähr 1,5 Meter ein, um außerhalb der Aerosolwolke zu verbleiben.

Wenn wir in die Hände husten und niesen, unsere Lippen berühren, in den Augen reiben oder sogar in der Nase popeln (igitt!), gelangen Krankheitserreger an unsere Hände, und wir verteilen sie fröhlich auf alles, was wir berühren. So schützen Sie sich vor einer Schmierinfektion:

- Waschen Sie Ihre Hände gut mit Seife oder desinfizieren Sie sie mit einem der inzwischen nur zu gut bekannten Desinfektionsmittel auf Alkoholbasis.
- Reinigen Sie Gegenstände wie Gläser, Besteck und Esstisch sowie Oberflächen wie Schreibtische, Tastaturen, Türen und Türgriffe, die Sie regelmäßig berühren.

Ein trojanisches Pferd

Eine infizierte Person kann das Virus als »stiller Träger« unwissentlich übertragen und weiterhin verbreiten. Dies ist der Fall bei asymptomatischen Patienten und Menschen, die sich noch in der präsymptomatischen Phase befinden, das heißt erst später Symptome entwickeln.

Hat man das Virus einmal eingeatmet, vermehrt es sich zunächst in den Schleimhäuten von Nase und Rachen. Über seine Spike-Proteine dockt es an den Zellwänden an und schleust seine RNA in die Zelle. Die kontaminierte Zelle folgt der Bauanleitung des RNA-Codes und stellt Virusbauteile her, woraufhin sich das Virus vervielfältigen kann.

Am 11. Februar 2020 gibt die Weltgesundheitsorganisation WHO der Lungenkrankheit, die durch das in allen betroffenen Ländern identifizierte SARS-CoV-2-Virus verursacht wird, den Namen Covid-19 *(coronavirus disease 2019)*. Am 11. März 2020 stuft sie Covid-19 aufgrund seiner weltweiten Verbreitung offiziell als Pandemie ein. Das Coronavirus kann beim Menschen vier Formen der Covid-Erkrankung auslösen:

- **Asymptomatisches Covid-19:** Die infizierte Person verspürt keine oder nur so leichte Symptome, dass sie sich nicht weiter darum kümmert. Diese Form der Infektion ist an sich harmlos, dient aber dem Virus als »trojanisches Pferd«. Es kann sich unbemerkt verbreiten.
- **Covid-19 mit leichtem Verlauf:** Die häufigste Form der Krankheit, die Sie wahrscheinlich aus eigener Erfahrung kennen. Fieber, Gliederschmerzen, Erschöpfung, Durchfall, also die Symptome einer leichten Grippe. Dazu kommen aber fast immer Symptome, die Covid von der saisonalen Grippe unterscheiden, insbesondere der Geruchs- und Geschmacksverlust, der ein paar Tage, aber auch mehr als ein Jahr anhalten kann. Bei leichtem Verlauf kann man die Krankheit in den eigenen vier Wänden auskurieren, gesunder Menschenverstand und unter Umständen die Hilfe des Hausarztes reichen völlig aus.
- **Covid-19 mit moderatem Verlauf:** Aus der leichten Grippe entwickelt sich schnell eine virale Lungenentzündung mit Sauerstoffmangel im Blut. Der Patient hat das Gefühl zu ersticken und muss im Krankenhaus über eine Nasenbrille oder eine Gesichtsmaske mit Sauerstoff versorgt werden.

- **Covid-19 mit schwerem Verlauf:** Die übliche Dosierung der Sauerstoffzufuhr (immerhin neun Liter Sauerstoff pro Minute) reicht nicht mehr aus, um die Gewebe, darunter auch die des Gehirns, mit genügend Sauerstoff zu versorgen. Der Patient wird mit einem akuten Atemnotsyndrom *(acute respiratory distress syndrome, ARDS)* auf die Intensivstation verlegt.

Die »Maschinerie« der öffentlichen und privaten Krankenhäuser des deutschen Gesundheitssystems hat während der ersten Wellen vorbildlich funktioniert. Doch während die Patienten mit schwerem Verlauf adäquat behandelt wurden, hat man leichtere Formen zu oft als harmlos betrachtet und unterschätzt.

Denn gerade in diesen Fällen dauern Beschwerden wie Fieber, Husten, Atemnot, Erschöpfung, Gliederschmerzen, Engegefühl in der Brust oder Gehirnnebel häufig an oder tauchen genau dann wieder auf, wenn der Patient das Gefühl hat, auf dem Weg der Genesung zu sein. Die Rede ist von Long Covid.

Ein Buch, das Sie begleitet

Bestimmt halten Sie dieses Buch in den Händen, weil Sie – oder einer Ihrer Angehörigen – zu den Betroffenen gehören. Wir werden Sie über Ihre Symptome aufklären. Vor allem aber zeigen wir Ihnen Lösungen auf, um diese unsichtbare Erkrankung zu überwinden, die Ihre familiäre oder berufliche Umgebung oft nicht versteht.

Unser Ratgeber basiert auf dem aktuellen Stand der Wissenschaft, zu dem täglich neue Erkenntnisse hinzukommen, und es ist so vollständig wie möglich.

Nicht alle unsere Lösungsvorschläge sind durch Publikationen in bekannten internationalen Fachzeitschriften belegt. Manche sind das Ergebnis medizinischer Vernunft und unserer großen Erfahrung in der Betreuung von Sportlern und Kranken, deren körperliche Verfassung optimiert werden soll.

Und sie funktionieren, wenn auch nicht immer so schnell und einfach, wie Sie hoffen mögen. Erwiesenermaßen verbessern sie die Lebensqualität der Patienten, die unter den Langzeitfolgen einer Covid-Erkrankung (auch PASC genannt, *post acute sequelae of SARS-CoV-2)* leiden. Wir zeigen Ihnen, wie Sie wieder zu Ihrem »alten Zustand« zurückfinden. Dabei stützen wir uns auf einen ganzheitlichen (den Menschen als Ganzes betrachtenden) und multidisziplinären (die Analyse verschiedener Gesundheitsexperten berücksichtigenden) Ansatz, um Ihre funktionellen Fähigkeiten (Ihren Formzustand) zu evaluieren.

Das Wichtigste ist, dass Sie sich hundertprozentig für Ihre Rehabilitation einsetzen. Dazu gehört, dass Sie regelmäßig trainieren, die Selbsttests machen und Ihre Fortschritte im Auge behalten. Unsere Erfahrung hat gezeigt, dass Ihr Beitrag für die Genesung entscheidend ist. Zum gleichen Ergebnis kam man auch in den angelsächsischen Ländern.[1] Stecken Sie so viel Zeit und Energie wie möglich in das Unterfangen.

Je eher Sie mit einer Reha beginnen, desto größer sind die Chancen, dass Sie sich wieder völlig erholen. Aus der Praxis wissen wir, dass man nicht länger als sechs Monate warten sollte. Nach dieser Zeitspanne dauert der Genesungsprozess länger. Genau deshalb ist dieses Buch so wichtig. Es gibt Ihnen eine Gebrauchsanweisung an die Hand, damit Sie schnell reagieren können.

Unser Buch lädt Sie dazu ein, in die noch ungeschriebene Geschichte des Long Covid einzutauchen und das Abenteuer seiner ganzheitlichen Behandlung mitzuerleben. Das Long-Covid-Programm haben unsere Teams am Krankenhaus Foch in Suresnes und am Institut Médical Sport Santé in Paris, die über eine in Frankreich einzigartige Erfahrung verfügen, im Juni 2020 in gemeinsamer Arbeit entwickelt.

Das Rehabilitationsprogramm ist an individuelle Bedürfnisse angepasst, damit alle Patientinnen und Patienten wieder zu ihrer alten Gesundheit zurückfinden.

Auf den folgenden Seiten bekommen Sie nützliche Tipps von Ernährungsberatern, Fach- und Sportärzten, Physiotherapeuten und Fitnesscoachs, damit Sie Ihre Reha ohne Bedenken zu Hause beginnen können. Denn kurzfristig bieten sich oft keine anderen Möglichkeiten, weil die rasante Zunahme der Long-Covid-Fälle die ohnehin schon überbeschäftigten Fachleute mit zusätzlicher Arbeit überflutet hat.

Erfahrungsberichte werden Ihnen zeigen, dass auch viele andere Menschen mit Long Covid zu kämpfen haben. Wie diese Patienten werden auch Sie Schritt für Schritt genesen.

Dieses Buch ist allen Long-Covid-Patienten und ihren Angehörigen gewidmet. Es ist aber auch für jene Menschen gedacht, die noch an der unsichtbaren Krankheit zweifeln, weil ja »sonst alles bestens ist«.

Ihre Rekonvaleszenz mag Ihnen unendlich langwierig vorkommen. Trotzdem halten wir Long Covid nicht für eine chronische Krankheit. Wenn Sie sich mit aller Kraft für Ihre Genesung einsetzen, können Sie sich mit Genugtuung als Überlebenden betrachten. Hier ist das Kampflied, das Sie zum Krieger für Ihre Gesundheit, zum *rehab warrior* macht.

> *At first I was afraid, I was petrified*
> *Kept thinking I could never live without you by my side*
> *But then I spent so many nights thinking how you did me wrong*
> *And I grew strong*
> *And I learned how to get along*
> *And so you're back*
> *From outer space*
> *I've got all my life to live*
> *And I will survive*[2.]
>
> Gloria Gaynor, I Will Survive

DER LEIDENSWEG DER LONG-COVID-PATIENTEN

Matthieu ist 29 Jahre alt. Er hat sich im Oktober 2020 angesteckt. Anfangs verschrieb ihm sein Hausarzt einfach Paracetamol. Aber mit der Zeit verschlimmerte sich sein Zustand. Matthieu achtete zunächst selbst nicht darauf, erst massivere Beschwerden alarmierten ihn.

»Ich hatte die klassischen Symptome: Halsschmerzen, Husten, 38,5 Grad Fieber und Müdigkeit. Das Fieber war ein Warnzeichen für mich. Ich habe mir bei Ärzten Ferndiagnosen eingeholt, den PCR-Test gemacht und herausgefunden, dass ich Covid-19 hatte. Zur Behandlung habe ich Paracetamol genommen. Ich wurde für ein paar Tage krankgeschrieben und arbeitete während der Quarantäne im Homeoffice. Meine Partnerin hat sich testen lassen: negativ. Auch wenn wir Vorsichtsmaßnahmen ergriffen hatten und in getrennten Zimmern schliefen, ist es wirklich überraschend, dass sie sich nicht angesteckt hat! Bei zwei PCR-Tests fand sich keine Spur des Virus.

Die Wochen vergingen, und ich war immer noch etwas müde. Ich habe aber nicht darauf geachtet. Anfang Dezember 2020 fühlte ich mich total erschöpft. Der Arzt in der Nähe meines Arbeitsorts tippte auf ein Post-Covid-Syndrom. Er verschrieb mir ein Multivitamin-Mineralstoff-Präparat, Vitamin D und Gelée Royale und schrieb mich für zwei Tage krank. Als ich nach dem Weihnachtsurlaub meine Arbeit wieder aufnahm, hatte ich Konzentrationsprobleme und war weniger leistungsfähig, konnte unmöglich mehrere Aufgaben gleichzeitig erledigen.

Jedes Mal fand ich eine Ausrede: Ach, ich bin aus diesem oder jenem Grund müde. Aber schließlich fand ich keine Erklärungen mehr für meine Erschöpfung.

Anfang März 2021 suchte ich dann meinen Hausarzt auf. In der Meinung, es handle sich um ein Burn-out, hat er mir ein paar Tage Ruhe verordnet. Bei einer zweiten Konsultation hat er mich an den Covid-Rehadienst des Krankenhauses Foch verwiesen. Zuerst musste ich eine Thorax-Computertomografie, einen Herzultraschall und einen Covid-19-Antikörpertest machen und sämtliche Daten zum Krankheitsverlauf angeben. Über die Plattform Omnidoc erhielt ich dann Zugang zum Covid-Rehadienst. Doktor Barizien hat meine Krankenakte überprüft, und nun konnte ich den Fragebogen zu den Post-Covid-Symptomen ausfüllen. Dieser Vorgang hat mehrere Tage gedauert, weil es so viele Dokumente auszufüllen gab, die mein behandelnder Arzt (der einen Account auf der Plattform hat) dann online stellte.

Erst ab April 2021 wurde ich vom Rehadienst der Klinik Foch betreut und schöpfte neues Zutrauen. Ich fürchtete, die Projekte nicht weiterführen zu können, die ich als Maschinenbauingenieur leitete.

Am 9. April habe ich mit der Reha begonnen. Die Erschöpfung war nicht mein einziges Problem, ich litt auch unter schweren kognitiven Störungen. Ich wurde von einem Pneumologen, einer Ernährungsberaterin, einem Physiotherapeuten und einer Psychologin betreut. Anhand eines Belastungstests bestimmte man meinen Herzrhythmus, das Volumen der ein- und ausgeatmeten Luft sowie meine maximale Leistungsfähigkeit. Die Resultate lagen unter den für Männer meines Alters erwarteten Werten und spiegelten meinen Gesundheitszustand genau wider: Ich leide eindeutig an Long Covid.

Die Psychologin hat mich aufgrund der kognitiven Störungen einer Neuropsychologin zugewiesen. Man ließ mich eine PET-Untersuchung machen, bei der eine radioaktive Substanz gespritzt wird, die sich im Körper verteilt. Ein Computer erzeugt dann Bilder vom Gehirn, die zeigen, ob bestimmte Bereiche nicht mehr aktiv sind. Ende April stellte man bei mir mehrere solche träge Bereiche fest. Das erklärte meine Probleme beim Arbeiten. Der Arzt empfahl mir eine Therapie und stellte mir eine allmähliche Besserung in Aussicht. Also begann ich nach einer neurokognitiven Untersuchung eine Reha bei einem auf Neurologie spezialisierten Logopäden. Ich war beruhigt, weil meine Probleme jetzt einen Namen hatten. Dank kognitiver Rehabilitation und Belastungstraining würde ich die Erschöpfung und die anderen Beschwerden überwinden.«

Nicht mehr leben können
WIE ZUVOR

Der erste Lockdown in Deutschland wird am 22. März 2020 verhängt und dauert bis zum 4. Mai. Während dieser sieben Wochen lebt das Land wie unter einer Käseglocke. In den eigenen vier Wänden eingeschlossen, mit Angst im Bauch, organisiert sich jeder, so gut er kann, und arbeitet im Homeoffice, während die Kinder Homeschooling haben oder den ganzen Tag herumwuseln. Wer an einer leichten Form von Covid-19 erkrankt, erholt sich langsam zu Hause unter der Bettdecke, aber für viele wird sich der Alltag am Ende des Lockdowns als katastrophal erweisen.

Die Freude, endlich wieder hinauszukönnen, verfliegt schnell. Erschöpfung, Kopf- und andere Schmerzen oder Konzentrationsstörungen machen es unmöglich, den gewohnten Alltag wieder aufzunehmen. Viele Menschen konsultieren nach Aufhebung des Lockdowns ihren Arzt oder suchen wegen starker Schmerzen sogar die Notaufnahme auf.

Betroffene klagen über so viele verschiedene Symptome, die scheinbar nichts miteinander zu tun haben, dass die Ärzte mit ihrem Latein am Ende sind. Es kommt vor, dass Patienten allzu schnell als überängstlich, arbeitsfaul oder überspannt abgetan werden. Das Unbekannte verwirrt die Ärzte genauso wie ihre Long-Covid-Patienten, die sich vor allem während der ersten Welle alleingelassen fühlen. Ihr Leidensweg beginnt.

Die überwiegende Mehrheit der Menschen, die im Laufe der ersten Welle erkrankt sind, berichten von grippeähnlichen Symptomen wie Unwohlsein, Fieber, Verdauungsproblemen, Durchfall, große Müdigkeit und Frösteln. Dieser Zustand dauert zwischen drei Tagen und bis zu drei Wochen an. Dazu kommen Gliederschmerzen, die mit Muskelschwäche einhergehen.

Im Anfangsstadium äußert sich die Krankheit demnach wie ein grippaler Infekt, der häufig von Geschmacks- und Geruchsverlust begleitet ist. Danach geht es den Patienten allmählich besser, aber bald folgt ein Rückfall mit leichteren oder schwereren Symptomen. Wenn diese auch nach einem Monat noch nicht abgeklungen sind, spricht man von Long Covid.

Man weiß noch sehr wenig über diese Infektionskrankheit, auch wenn die Forschung ständig Fortschritte macht und jede Woche neue Publikationen erscheinen. Die Entwicklung der Krankheit bleibt mysteriös. Die Symptome sind vielfältig und von unterschiedlichem Schweregrad. Neben Lungen- und Herzbeschwerden treten Bauchschmerzen (zum Beispiel aufgrund von Verdauungsstörungen oder Lebererkrankungen), Hautkrankheiten sowie neurologische Funktionsstörungen auf. Manche Patienten verlieren für Tage oder Monate ihren Geruchs- und Geschmackssinn. Es ist noch unklar, warum manche Kranke Post Covid entwickeln und andere nicht. Gibt es körperliche Risikofaktoren, sind manche Menschen aufgrund ihres Stoffwechsels besonders anfällig? Oder ist Long Covid genetisch bedingt? Unterscheiden sich die Symptome je nach Variante des Virus? Man bräuchte Scharen von Patienten, um über komplette Datensätze zu verfügen.

Entstehungsgeschichte: Die ersten Long-Covid-Patienten

Im Mai 2020 scheinen manche Menschen einen Rückfall zu erleiden. Die gleichen Beschwerden wie während ihrer Covid-Erkrankung im März oder April treten wieder auf. Starke Gliederschmerzen, Schmerzen im Brustkorb und Atemnot bei der geringsten Anstrengung, ja sogar Fieberschübe. Richtigerweise konsultieren sie einen Arzt. Und das Ergebnis fällt beruhigend und beunruhigend zugleich aus.

Der PCR-Test ist negativ, es ist also keine neue Virusinfektion vorhanden, Laboruntersuchungen und Thorax-Röntgenbilder zeigen keine Auffälligkeiten, und das Elektrokardiogramm schließt Gott sei Dank einen Herzinfarkt aus. Aber angesichts des negativen Befunds aller Untersuchungen werden die Patienten mit Paracetamol und bestenfalls ein paar beschwichtigenden Worten abgespeist: »Das ist nicht schlimm, ruhen Sie sich aus, das geht vorbei.« Aber das beruhigt die Patienten nicht, weil die Angst vor dem Unbekannten genauso groß ist wie die vor der Krankheit.

Wer sind die Long-Covid-Patientinnen und -Patienten?

Eine im März 2021 in der Fachzeitschrift *Nature Medicine* erschienene internationale Studie zeigt, dass 13,3 Prozent aller Covid-Erkrankten an Symptomen leiden, die länger als 28 Tage anhalten. Frauen und Menschen mit einem hohen Body-Mass-Index sind häufiger betroffen.[3]

Während der ersten Welle lagen vorwiegend Männer über 75 Jahren, die unter Bewegungsmangel, Übergewicht und Herz-Kreislauf-Vorerkrankungen litten, auf der Intensivstation. Ganz anders sieht es bei den Long-Covid-Patienten aus.

Die meisten von ihnen sind tätige, normalgewichtige Menschen unter 60 Jahren ohne Vorerkrankungen – also die »aktiven Kräfte« des Landes, Väter und Mütter, Leute, die voll im Berufsleben stehen. Die Kohortenstudie French Covid, die bis zum 17. März 2021 4310 Patienten beobachtet hat, sagt aus, dass 60 Prozent der Covid-19-Patienten sechs Monate später immer noch mindestens ein Symptom aufweisen, ein Viertel von ihnen sogar drei oder mehr. Zwei Prozent mussten erneut ins Krankenhaus. Außerdem wird aus der Studie ersichtlich, dass ein Drittel der Patienten, die nach sechs Monaten noch unter Beschwerden leiden, ihre Arbeit noch nicht wiederaufgenommen haben.[4]

Worüber klagen Long-Covid-Patienten?

Schon die ersten Long-Covid-Patienten klagten über unzählige Beschwerden, im medizinischen Jargon »Symptome« genannt. Daran hat sich bis heute kaum etwas geändert. Jene, die ihren Arzt oder die Notaufnahme aufsuchen, listen eine ganze Palette von Krankheitszeichen auf, die auf den ersten Blick keinen medizinischen Zusammenhang erkennen lassen: extreme Erschöpfung, Atemnot schon beim Sprechen oder bei der geringsten Anstrengung, Engegefühl und Schmerzen im Brustkorb, Glieder- und Muskelschmerzen nach normalen Alltagsaktivitäten, Kopfschmerzen, Schwindel, Nackenschmerzen, Durchfall, Sodbrennen, Hautausschläge und Gehirnnebel. Ärzte sind dazu ausgebildet, Krankheiten zu diagnostizieren, insbesondere jene, die für ihre Patienten lebensbedrohlich sind. Angesichts der Long-Covid-Symptome hört jeder gute Arzt die Alarmglocken klingen. Sie könnten auf potenziell schwere Krankheiten hindeuten, die es unbedingt auszuschließen gilt:

VON DEN SYMPTOMEN ZU DEN SYNDROMEN

Eine Diagnose beruht normalerweise auf dem Versuch, einen Zusammenhang zwischen verschiedenen Symptomen herzustellen und so einen Hinweis auf eine bekannte Krankheit zu erhalten.

Anschließend sucht der Arzt anhand von klinischen Untersuchungen und Zusatzuntersuchungen wie Labortests und medizinischer Bildgebung nach einem objektiven Nachweis für die Erkrankung eines Organs.

Long Covid ist auf der ganzen Welt zu einer Art zweiter, nicht akuter Pandemie geworden. Man versucht nun, die auftretenden Symptome zu gruppieren. Bestimmte Konstellationen ergeben dann ein Syndrom, das Ausdruck einer bestimmten Form der Krankheit ist.

- Bei Atemnot: Asthma, Lungenembolie, Pneumothorax, Lungenentzündung, Lungenfibrose.
- Bei Kopfschmerzen, Schwindel und neurokognitiven Störungen: Schlaganfall, Enzephalitis (Gehirnentzündung), Meningitis (Hirnhautentzündung).
- Bei Verdauungsproblemen: Magengeschwür, Bauchspeicheldrüsenentzündung, virale Magen-Darm-Erkrankung.
- Bei Schmerzen im Brustkorb: Infarkt, Perikarditis (Herzbeutelentzündung), Myokarditis (Herzmuskelentzündung).

Mit Bluttests und mehr oder weniger ausgeklügelten medizinischen Bildgebungsverfahren kann notfallmäßig abgeklärt werden, ob eine möglicherweise schwere Erkrankung vorliegt.

Manchmal kann eine SARS-CoV-2-Infektion eine Vorerkrankung reaktivieren, die sich dann als Symptom von Long Covid präsentiert. So kann Covid-bedingte lange Bettlägerigkeit bei entsprechender Veranlagung bisweilen eine Lungenembolie auslösen. Aber mangels objektiver Beweise werden solche Diagnosen meistens gar nicht gestellt.

Der Weg zur Long-Covid-Diagnose

Zunächst muss eine Reihe Untersuchungen vorgenommen werden, um andere Erkrankungen, Komplikationen und die Dekompensation einer Vorerkrankung auszuschließen. Erst wenn die Alarmglocken verstummt sind, kann die Diagnose Long Covid gestellt werden.

Laboruntersuchungen

- Blutbild: rote und weiße Blutzellen, Blutplättchen.
- Nierenfunktion: Blutionogramm, Harnstoff, Serumcreatinin.
- Leberfunktion: Transaminasen, Gamma-GT. So kann zum Beispiel überprüft werden, ob die Leber normal funktioniert oder ob Covid-19 eine Hepatitis ausgelöst hat.
- Entzündung: CRP[5], Ferritinämie. Daran ist zu erkennen, in welchem Grad die körpereigenen Abwehrkräfte in Gang gesetzt wurden.
- Endokrinologie: Nüchternblutzucker, TSH[6]
- SARS-CoV-2-Antikörpertest: Zum Nachweis einer vergangenen Coronavirusinfektion bei zuvor ungeimpften Personen.
- Kardiologie: Troponin, D-Dimere. Damit kann überprüft werden, ob das Herz von der Infektion betroffen war und ob ein Infarkt oder eine Lungenembolie vorgelegen haben.

Der behandelnde Arzt verschreibt je nach Krankheitsbild weitere Untersuchungen mittels bildgebender Verfahren: MRT des Gehirns, CT-Angiografie.

Wenn sich bei einem der Labortests Abweichungen finden, kann der Arzt eine bestimmte Pathologie für die Symptome verantwortlich machen und Long Covid ausschließen. Er ist nun in der Lage, andere Krankheiten oder ernsthafte Folgeerkrankungen (zum Beispiel Infarkt oder Lungenembolie) zu diagnostizieren, die eine rasche Behandlung erfordern. Es ist wie bei Ginger Ale und Bier: Sieht aus wie Long Covid, und die Symptome klingen danach, ist aber trotzdem etwas anderes. Kommen hingegen bei den Tests keine Anomalien ans Licht, bestätigt sich der Verdacht auf Long Covid. Manche Ärzte, Internisten, Spezialisten für Infektionskrankheiten, Kardiologen, Pneumologen oder Rehabilitationsärzte krempeln ihren ohnehin schon übervollen Arbeitsalltag um, weil sie diese neue Krankheit besser verstehen möchten. Sie betreuen die jungen Patienten, die auch mehrere Monate nach ihrer Corona-Erkrankung noch leiden.

Die von der Obersten Gesundheitsbehörde Frankreichs (HAS) empfohlenen Untersuchungen

Notieren Sie in der Tabelle, welche Untersuchungen Sie gemacht haben.

Zusatzuntersuchungen	Durchgeführt		Datum	Normaler Befund	Patho-logischer Befund	Zusatz-untersu-chungen
	Ja	Nein				
PCR-Test SARS-CoV-2						
SARS-CoV-2-Antikörpertest						
Erste Thorax-Computertomografie						
Herzultraschall						
Elektrokardiogramm						
Thorax-Computertomografie nach drei Monaten						
Lungenfunktionstests						
Standard-Laboruntersuchungen						
Ferritinwerte						
Troponin						
D-Dimere						
CRP						

Die Entstehung des
LONG-COVID-PROGRAMMS

Wie viele andere Krankenhauseinrichtungen nimmt die Klinik Foch in Suresnes Menschen auf, die mittelschwer oder schwer an Covid-19 erkrankt sind. Jeder potenziell schwere Covid-Fall durchläuft den Notdienst, dessen Reanimationsteam seinen Personalbestand inzwischen verdreifacht hat.

Long-Covid-Patienten hingegen haben keine Symptome, die eine erneute Krankenhausaufnahme notwendig machen, und beginnen ihren Genesungsprozess zu Hause. Die Notfallmediziner und die Reanimationsteams der Klinik Foch berichteten, dass Anstrengung die Atembeschwerden und Schmerzen der Patienten verstärkte. Aus diesem Grund kamen wir zum Schluss, dass diese Patienten nicht auf einer Tragbahre der Notfallstation, also im Ruhezustand, untersucht werden sollten, sondern dass das Resultat eines Gehtests oder eine Belastungsprobe auf dem Fahrradergometer viel aufschlussreicher wäre.

Das war die Geburtsstunde des Long-Covid-Programms. Die Abteilung für funktionelle Rehabilitation der Klinik Foch untersucht schon seit 2015 die körperliche Verfassung von Krebspatienten, die sich einer Operation unterziehen müssen, auf die manchmal begleitend eine Bestrahlung oder Chemotherapie folgt. Pate für diesen innovativen Ansatz stand ein kanadisches Programm, das Prof. Francesco Carli, Anästhesist und Ausbilder an der McGill-Universität in Montreal, entwickelte: das perioperative Programm (peri operative program, POP). Das multidisziplinäre Konzept zur Erfassung und zum Wiederaufbau der körperlichen Leistungsfähigkeit hat seine Wirksamkeit bereits unter Beweis gestellt und ist auf dem besten Weg, zu einem Eckstein der perioperativen Pflege (der Versorgung vor, während und nach der Operation) von Krebskranken zu werden.

Da die Asthenie von Long-Covid-Patienten dem Erschöpfungszustand von Krebspatienten sehr nahekam, konnte man auch deren körperliche Verfassung mit der gleichen Methode bewerten. Es überrascht also keineswegs, dass die Abteilung für funktionelle Rehabilitation der Klinik Foch auch sie vom perioperativen Programm von Prof. Carli profitieren lässt.

Was bei Laboruntersuchungen und statischer Bildgebung verborgen blieb, kam so bei Belastungstests ans Licht.

Das Profil der Long-Covid-Patienten

Schon in den ersten Monaten stellte sich ein Profilbild des typischen Long-Covid-Patienten heraus. Während auf der Intensivstation mehrheitlich Männer über 75 Jahren mit Übergewicht und kardiovaskulären Begleiterkrankungen liegen, haben Long-Covid-Patienten nur eine leichte Form von Covid-19 durchgemacht. Es handelt sich hauptsächlich um Frauen und Männer unter 60 Jahren, die weder übergewichtig sind noch an kardiovaskulären Vorerkrankungen leiden. Bereits bei den ersten Auswertungen offenbarten sich drei Hauptprofile: mangelernährte Patienten mit eingeschränkter körperlicher Leistungsfähigkeit; unter Stress oder Angststörungen leidende Patienten; unter Langzeitfolgen leidende Patienten.

Mangelernährte Patienten mit eingeschränkter körperlicher Leistungsfähigkeit

Diese Patienten haben während ihrer akuten Covid-Erkrankung, oft schon in den ersten zwei Wochen, zwischen fünf und zehn Prozent Gewicht verloren und nicht wieder zugenommen. Das geht sehr schnell: Wenn jemand 60 Kilogramm wiegt, bedeutet ein Verlust von zehn Prozent des Körpergewichts, dass er sechs Kilogramm abnimmt. Ernährungswissenschaftler bezeichnen dies als schwere Mangelernährung. Ursache des Gewichtsverlusts ist, dass bei akuten Infektionskrankheiten dem Körper zur Fieberbekämpfung Wasser entzogen und gleichzeitig Muskelmasse abgebaut wird. Es ist also nicht schwer zu verstehen, dass diese Patienten aufgrund des Muskelschwunds schnell ermüden.

Unter Stress oder Angststörungen leidende Patienten

Diese Menschen saugen den emotionalen Stress in ihrer Umgebung wie Schwämme auf. Nun ist man natürlich vor dem Hintergrund einer weltweiten Pandemie, wo täglich die Zahl der Toten, der Patienten auf der Intensivstation und der Tausenden Infizierten verkündet wird, enormem Stress ausgesetzt. Es ist verständlich, dass die Ansteckung mit Covid-19 vielerlei Ängste auslöst: Man könnte daran sterben, seine Angehörigen anstecken, Folgeschäden davontragen, den Arbeitsplatz verlieren oder nicht mehr fähig sein, sich um seine Kinder zu kümmern. Angst und Sorge nehmen immer mehr Raum ein, bis schließlich der Zusammenbruch folgt. Es ist eine Art »pandemisches Burn-out«.

An Langzeitfolgen (PASC) leidende Patienten

Diese Patienten leiden unter Funktionsstörungen des Herz-Kreislauf-Systems, des Verdauungs- oder des neurokognitiven Systems, obwohl keine Organverletzungen feststellbar sind. Die meisten Long-Covid-Patienten leiden an Symptomen, die in mehrere der folgenden Kategorien gehören:

- Atmungsstörungen
- Herzstörungen
- Verdauungsstörungen
- neurokognitive Störungen
- Haut-, Gefäß- und Wärmeregulationsstörungen

Dank der Gruppierung der Symptome in mehrere Kategorien konnten sich die Ärzte auf eine Beschreibung von Long-Covid einigen. Praktisch immer vorhanden sind Erschöpfung und Geschmacks- und Geruchsstörungen. Die Suche nach dem Zusammenhang zwischen den verschiedenen Kategorien führte bereits ab Ende Juli 2020 auf die Spur der autonomen Dysfunktion (beschrieben in Teil I, Kapitel 7).

In Teil I dieses Buches nehmen wir alle von Patienten angegebenen Symptome unter die Lupe, die als Covid-Langzeitfolgen anerkannt wurden, seit das Expertenteam der obersten Französischen Gesundheitsbehörde am 10. Februar 2021 einen Leitfaden zur Diagnose und Behandlung von Long-Covid bei Erwachsenen publiziert hat.[7]

Eine neue Seite aufschlagen oder wie Long-Covid-Patienten wieder in Form kommen

Das Long-Covid-Programm bietet Patienten die Möglichkeit, ihre Belastungsfähigkeit durch selbstständiges und auf sie zugeschnittenes Training schrittweise wieder aufzubauen, bei Bedarf unter Supervision eines Physiotherapeuten.

Ausgehend vom Formzustand des Patienten werden realistische Ziele festgelegt, die er schrittweise erreichen soll. Das Programm berücksichtigt die vier bekannten Faktoren, die für jede sportliche Leistung entscheidend sind:

- Mentales Wohlbefinden
- Gesunde Ernährung
- Guter Schlaf
- Körperliches Wohlbefinden

Bevor der Patient das Aufbautraining beginnt, werden seine funktionellen Fähigkeiten und sein Umfeld anhand einer multidisziplinären Bestandsaufnahme ausgewertet. Auf dieser Basis entsteht ein speziell auf den Betroffenen zugeschnittenes Programm, das diesen dazu bringt, sein Verhalten zu ändern und so seinen Formzustand zu verbessern.

An der Klinik Foch dauert die Bestandsaufnahme drei bis vier Stunden. In dieser Zeit füllt der Patient zahlreiche Fragebogen aus, unterhält sich mit vier verschiedenen medizinischen Fachkräften (einem Arzt, einem Physiotherapeuten, einer Diätassistentin und einer klinischen Psychologin) und wird einer Reihe von körperlichen Untersuchungen unterzogen, damit seine Muskelkraft und seine kardiorespiratorische Ausdauer beurteilt werden können.

Unterhaltung mit einem Psychologen

Ziel der Unterhaltung ist, den psychologischen Zustand des Patienten zu beurteilen; seine Stimmung (Thymusfunktion), seine Angst (wie er mit dem Alltagsstress umgeht) und eine mögliche Depression, die durch die Covid-Erkrankung verschlimmert oder ausgelöst worden ist.

Ausgehend von einem Fragebogen, den der Patient im Wartezimmer selbstständig ausfüllt, konzentriert sich die Psychologin im Gespräch auf vier Fragestellungen:

- Über welche psychologischen Ressourcen verfügt der Patient? Braucht er psychologische Betreuung, und wenn ja, welcher Art (zum Beispiel Verhaltenstherapie, kognitive Therapie, Hypnotherapie)?
- Leidet der Patient an neurokognitiven Störungen, die eine ausführlichere Untersuchung bei einem Neuropsychologen nötig machen?
- Sollte der Patient einen Spezialisten konsultieren, weil er an einer posttraumatischen Belastungsstörung leidet, eine schwere Depression zu entwickeln droht oder die aktuelle Situation seine bereits vorhandene emotionale Fragilität dekompensieren könnte?
- Ist eine Untersuchung oder die Behandlung von Schlafproblemen nötig?

Gespräch mit einer Diätassistentin

Manche Long-Covid-Patienten verlieren aufgrund von hohem Fieber und Durchfällen, die Muskelschwund (Sarkopenie) und Dehydrierung verursachen, zwischen fünf und zehn Prozent ihres Körpergewichts. Die Überprüfung der Gewichtsverteilung mithilfe einer Körperanalysewaage und die Auswertung eines Ernährungstagebuchs, das jeder Patient im Wartezimmer ausfüllt, geben Auskunft über den Verlauf dieser Gewichtsänderung. Die Diätassistentin erstellt dann das Ernährungsprofil des Patienten, beurteilt seinen Ernährungszustand und vereinbart mit ihm, wie er Muskelmasse auf- oder Fettmasse abbauen kann. Sie händigt dem Patienten ein Begleitheftchen aus, in dem er anhand von Beispielen sieht, wie er sein Essverhalten ändern kann. Das Gespräch hat also folgende Ziele:

- Beurteilung des Ernährungszustands des Patienten
- Festlegung der Ziele zur Veränderung der Gewichtsverteilung
- Hilfsmittel zur Veränderung des Essverhaltens

Wenn die Situation zu komplex ist, wird dem Patienten geraten, eine Ernährungsberatung außerhalb der Klinik aufzusuchen.

Erstellen einer Muskelbilanz mit einem Physiotherapeuten

Im Verlauf der Untersuchung wertet der Physiotherapeut den Zustand des Muskelapparats und die Kondition aus und bestimmt den Schwierigkeitsgrad der Übungen, die der Patient im Rahmen des Programms zu Hause durchführen soll.

Die Muskelkraft wird hauptsächlich anhand bekannter Techniken, die von allen Rehabilitationszentren anerkannt werden, bestimmt.

- **Handgriffstärke *(handgrip strength test)* und Extensionskraft des Quadrizeps:** Zur Messung der Greifkraft drückt der Patient einen Griff, der mit einem Dynamometer ausgerüstet ist; beim Quadrizepstest sitzt der Patient mit gebeugtem Knie und streckt dann das Bein gegen einen Widerstand durch. Das Dynamometer zeigt die erzeugte Kraft an. Beim Vergleich mit den von Geschlecht, Alter, Größe und Gewicht abhängigen Normwerten wird klar, ob ein objektiver Kraftverlust vorliegt. Mithilfe von Messungen lassen sich auch die Fortschritte mitverfolgen, die der Patient im Verlauf der Rekonvaleszenz beim Wiederaufbau der Muskelmasse erzielt.
- **Gehtest:** Der Patient absolviert den sogenannten 6-Minuten-Gehtest. Dabei soll er einen ausgemessenen Flur so oft wie möglich auf- und abgehen. Nach sechs Minuten berechnet der Physiotherapeut die zurückgelegte Distanz. Der Test gibt nicht nur Auskunft über die kardiorespiratorische Ausdauer, sondern auch über die Sauerstoffsättigung im Blut des Patienten, der während der Belastung einen Pulsoximeter trägt. Weist ein Long-Covid-Patient im Ruhezustand oder unter Belastung eine Sauerstoffentsättigung auf, muss ein Lungenfacharzt abklären, ob eine Lungenfibrose vorliegt.
- **Liegestütze:** Der Physiotherapeut legt den Schwierigkeitsgrad der Kräftigungsübungen fest, die der Patient im Rahmen des Covid-Rehaprogramms ausführen soll. Zur Stärkung der Arm- und Schultermuskulatur sind Liegestütze vorgesehen. Dabei gibt es drei Level: Liegestütze gegen die Wand (Level 1, leicht), Liegestütze an einem Tisch (Level 2, mittel-

schwer), Liegestütze auf dem Boden mit abgelegten Knien (Level 3, schwierig). Nach Abschluss der Muskelbilanz kennt der Patient sein Level und weiß, wie viele Sätze jeder Übung er während des Covid-Rehaprogramms dreimal wöchentlich machen muss.

Spiroergometrie auf dem Fahrrad und Arztgespräch

Am genausten kann ein Facharzt die funktionelle Leistungsfähigkeit von Long-Covid-Patienten ermitteln, indem er eine Spiroergometrie durchführt. Zunächst nimmt der Arzt eine kardiologische Anamnese vor und notiert, welche Medikamente der Patient einnimmt. Dann lässt er ihn eine 15- bis 20-minütige »Fahrradtour« machen. Zunächst klebt er dem Patienten Elektroden auf die Brust und rüstet ihn mit einem digitalen Sauerstoffgerät und einer Blutdruckmanschette aus. Der Proband sieht nun ein bisschen wie ein Weihnachtsbaum aus. Der Arzt setzt ihm auch eine Maske auf, die Mund und Nase bedeckt und während der Belastung den Sauerstoffverbrauch und die Produktion von Kohlendioxid misst.

Der Test beginnt mit einer Ruhephase, auf die ein Valsalva-Manöver[8] mit einer 15-sekündigen Apnoe[9] durch verschlossene Atemwege folgt. So könnte eine Abweichung der Herzfrequenz um mehr als zehn Schläge festgestellt werden, ein erstes Anzeichen für eine kardiale Dysautonomie.

Nun wird eine Spirometrie ausgeführt, die klärt, ob eine restriktive oder obstruktive Ventilationsstörung vorliegt, die auf ein vermindertes Atemvolumen oder Asthma hindeuten würde.

Erst jetzt beginnt die eigentliche Spiroergometrie, bei der jede Testperson mit dem Fahrrad eine ihrem Leistungsvermögen angepasste Steigung bewältigen muss, bis sie ihre Belastungsgrenze erreicht. Während des Tests überwacht der Arzt die Sauerstoffsättigung im Blut, die Herzfrequenz und den Blutdruck. Außerdem beobachtet er, wie der Patient seine Atmung der kontinuierlich steigenden Belastungsintensität anpasst: So lässt sich ein Hyperventilationssyndrom bestätigen. Die Untersuchung fördert nicht nur kardiologische Störungen zutage, die beim Ruhe-EKG unbemerkt blieben, sondern auch das Syndrom der »kleinen Lungen«. Und sie bestimmt den Intensitätsgrad des Aufbautrainings.

Am Ende dieser halbtägigen Bestandsaufnahme hält der Patient eine Diagnose oder zumindest Anhaltspunkte in der Hand. Vor allem aber kann er von einem multidisziplinären Ansatz profitieren; manchmal werden ihm medikamentöse Behandlung, Physiotherapie, psychologische Begleitung oder Ernährungsberatung verordnet. Er erhält einen Termin für eine zweite Bilanz nach Ablauf zweier Monate.

Long Covid ist nur mit einigem Aufwand zu diagnostizieren, und mit der Krankheit den Alltag zu bestreiten, ist schwierig. Ende 2020 hat das französische Gesundheitsministerium unter dem Druck von Ärzten und Patienten nach monatelangen Anlaufschwierigkeiten die oberste Gesundheitsbehörde HAS damit beauftragt, ein Behandlungsprotokoll zu erstellen. Im Dezember eingeschaltet, veröffentlicht die Behörde seit Februar 2021 Empfehlungen für eine umfassende Abklärung der Kranken. Sie rät zu »einfühlsamem Zuhören« und stellt den Allgemeinärzten zehn Merkblätter zur Verfügung, die ihnen bei der Behandlung ihrer Patienten helfen sollen.

»Es gibt immer noch zu viele verzweifelte Kranke«, betont Pauline Oustric, die Präsidentin von #Après J20, einer Patientenorganisation, die sich bei den Gesundheitsbehörden Gehör verschaffen will. Bei der Behandlung tappte man ziemlich lang im Dunkeln, weil sich die Allgemeinärzte auf die Behandlung der akuten Phase von Covid-19 konzentrierten. Viele unter ihnen kennen weder die Empfehlungen der HAS noch die Protokolle, die regelmäßig an die Virusvarianten und die Entwicklung der Krankheit angepasst werden. Dabei sollten die Ärzte unbedingt immer auf dem neusten Stand sein.

Die HAS betont, wie wichtig die Rehabilitation der Atemwege sowie der Belastungsaufbau sind. Das IMSS und die Klinik Foch in Suresnes gehörten zu den Pionieren eines multidisziplinären Behandlungsansatzes in Frankreich, der eine umfassende Beurteilung des Gesundheitszustands, des Leistungsvermögens und der Beschwerden des Patienten ermöglicht. Das Long-Covid-Programm war ursprünglich eine Bestandsaufnahme, wurde dann aber zu einem Selbsthilfe-programm, mit dem Long-Covid-Patienten ihr psychologisches Wohlbefinden steigern, ihren Ernährungszustand verbessern und ihre körperliche Leistungsfähigkeit wieder aufbauen können. Wir stellen Ihnen das Covid-Rehaprogramm im zweiten Teil dieses Buches vor. Zuerst wollen wir aber den vielfältigen Symptomen des Long Covid auf den Grund gehen.

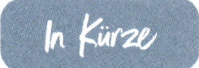

- Angesichts der vielfältigen Symptome von Long-Covid-Patienten müssen als Erstes schwere Komplikationen (etwa eine Lungenfibrose, ein Schlaganfall, eine Lungenembolie oder eine Myo- oder Perikarditis) sowie die Dekompensation einer bereits vorhandenen Krankheit sicher ausgeschlossen werden können. Als Patient müssen Sie die oben beschriebenen Labortests, minimalen bildgebenden Verfahren und Tests von Lunge und Atemwegen machen. Fallen all diese Untersuchungen negativ aus, können Sie beruhigt sein: Schwere Komplikationen liegen nicht vor. Wahrscheinlich gehören Sie in die Kategorie Long Covid.
- Die häufigsten Beschwerden bei Long Covid sind Kurzatmigkeit bei der geringsten Anstrengung, Muskelschmerzen und körperliche, psychische sowie kognitive Erschöpfung. Man spricht von »unsichtbarer Beeinträchtigung«, weil man das Long-Covid-Syndrom nicht sieht und zurzeit nicht belegen kann.
- Eine multidisziplinäre Bestandsaufnahme zeigt, was der einzelne Patient braucht, um seine funktionelle Leistungsfähigkeit wieder aufzubauen. Dabei kommen Psychologen, Diätassistentinnen, Physiotherapeuten und Ärzte zum Einsatz.
- Das Covid-Rehaprogramm folgt einem genauen Plan, muss aber auf Ihre Bedürfnisse zugeschnitten und Ihrem Tempo angepasst werden. Es ist Ihr Schlüssel zur erfolgreichen Rückkehr in den Alltag.

Teil 1
VIELFÄLTIGE SYMPTOME

1

MYSTERIÖSE MÜDIGKEIT

Flavie fühlt sich total erschöpft. Sie ist 41 Jahre alt, hat vier Kinder, und ihr Leben ist durch Corona komplett aus den Fugen geraten. Angesteckt hat sie sich im März 2020, und auch ein Jahr später verspürt sie noch eine extreme Müdigkeit.

»Ich war körperlich stark angegriffen und eingeschränkt. Ich litt unter Atemnot und musste 14 Tage lang das Bett hüten. Einen Monat lang hatte ich jedes Mal, wenn ich versuchte, aus dem Haus zu gehen, Schwächeanfälle und fiel in Ohnmacht. Schon fünf Minuten zu Fuß bedeuteten eine Überanstrengung.

Langsam ging es mir besser. Ich bin Psychologin und habe wieder angefangen, Sitzungen mit Patienten abzuhalten. Zwischen Mai und Juni bin ich wieder in die Praxis zurückgekehrt, aber ich hatte mit Problemen zu kämpfen, war müde. Ich kam zwar zurecht, spürte jedoch gleichzeitig, dass ich mir zu viel zumutete, auch wenn ich noch arbeiten konnte. Ende Juni kam der Zusammenbruch. Danach musste ich 14 Tage pausieren: Ich verspürte ein allgemeines Unwohlsein, eine unermessliche Müdigkeit, die immer mehr überhandnahm. Im Juli habe ich die Arbeit wieder aufgenommen. Den ganzen Sommer über schlief ich tagsüber zwei Stunden. Ich hatte keine Energie mehr und fühlte mich ausgebrannt.

Da ich schon früher immer versucht habe, fit zu bleiben, habe ich gegen meine Müdigkeit angekämpft. Ich ging laufen. Bis im Oktober konnte ich von einer Herzrehabilitation profitieren: schnelles Gehen und Ausdauertraining. Das hatte eine positive Auswirkung auf meine Atmung. Aber ich war äußerst besorgt im Hinblick auf den Schulbeginn. Ich fühlte mich kraftlos. Dennoch musste ich durchhalten, für meine Kinder im Alter von 3, 7, 9 und 14 Jahren, denen ich helfen musste, sich für die Schule fertig zu machen.

Ende September hatte ich wieder einen Zusammenbruch. Es traten neue Symptome auf: kognitive Probleme, Schmerzen im Brustkorb, Erstickungsgefühle, unruhiger und wenig erholsamer Schlaf, Einschlafprobleme und Erschöpfung. Ich war erneut arbeitsunfähig, und nach Anstrengungen verschlechterte sich mein Zustand. Die früheren Symptome kehrten zurück. Ich begann, alle meine Tätigkeiten über den Tag zu verteilen: Nach dem Duschen war ich so erschöpft, dass ich mich hinlegen musste. Ich hatte mehrere Rückfälle nach kleinen Anstrengungen, zum Beispiel nach dem Ausräumen des Geschirrspülers. Im November war ich wieder so weit, dass ich die Kinder von der Schule abholen konnte. Aber im Dezember trat erneut eine Verschlechterung ein. Ich konnte nicht mehr allein auf die Kinder aufpassen und brauchte einen Babysitter. Man durfte nicht mehr mit mir sprechen, weil es mir auch seelisch nicht gut ging. Dezember und Januar habe ich mich in meinem Zimmer verkrochen. Kurz vor Weihnachten trat eine leichte Besserung ein.

Diese Anhäufung von Beschwerden blieb nicht ohne Folgen: Von Januar an konnte ich mich nicht mehr bewegen wie zuvor.

An manchen Tagen schaffte ich es gerade noch, vom Bett aufzustehen. Ich konnte nur zehn Minuten gehen, für mehr ging es mir zu schlecht.

Im Februar hat mir mein Arzt einen Rollstuhl verschrieben, damit ich mehr als ein paar Meter zurücklegen konnte. Ich hatte vier Monate lang abgekapselt gelebt, deshalb war der Rollstuhl eine große Hilfe.

Ich hatte Schwindelgefühle mit Hypotonie. Ich leide unter Herzrhythmusstörungen: Nach Anstrengung fällt meine Herzfrequenz tendenziell bis auf 40 ab, statt dass sich mein Herzschlag beschleunigt. Ich hatte starke Schmerzen im Brustkorb und Herzrasen. Es pochte in meiner Brust, als ob mir gleich das Herz stehen bleiben würde. Ich hatte das Gefühl, ich sei von einem Laster überfahren worden, man drücke mir die Rippen zusammen, ein Elefant säße auf meiner Brust.

In den schlimmsten Zeiten hat mich mein Mann gefüttert und auf die Toilette begleitet. Sogar das Kauen fiel mir schwer.

Heute mache ich kontinuierlich Fortschritte. Aber manchmal kehren die Symptome zurück. Kommt ganz drauf an. Urplötzlich fühle ich mich wieder abgeschlagen, wie nach einem Kurzschluss. Ich hatte schon Schwindel, Tinnitus, Brustkorbschmerzen und sogar Krampfanfälle, die eine Notaufnahme erforderten.

Mit dem Long-Covid-Programm ist meine Toleranzschwelle für Anstrengung wieder gestiegen. Ich kann die Kinder für die Schule bereit machen, muss mich aber danach etwas hinsetzen. Ich bin von Natur aus ein sehr aktiver Mensch und will immer alles schnell und möglichst effizient erledigen.

Auch kognitive Probleme belasten mich, ein Aufmerksamkeitsdefizit. So etwas kannte ich nicht, im Gegenteil, ich war sehr effizient und man hatte mich sogar als hochintelligent eingestuft. Heute schaffe ich nicht mehr zwei Dinge gleichzeitig. Früher hörte ich beim Kochen Radio. Das ist mir jetzt zu viel. Alles ist kompliziert geworden.

Mein Kurzzeitgedächtnis ist gestört und ich habe mich schon oft verwirrt gefühlt. Plötzlich fragte ich mich, was ich eigentlich auf der Straße wollte. Erinnerungslücken, die ein paar Sekunden dauerten. Einmal wusste ich nicht mehr, warum ich auf dem Gehsteig stand, als mir einfiel, dass ich ja die Kinder von der Schule abholen musste! Ich verwechselte Wörter: »Kappe« statt »Kapuze«, habe einen Pokemon statt eines Poke-Salats bestellt und habe meine Socken in den Mülleimer statt in den Wäschekorb geworfen.

Ich verlor den Faden. Fing etwas an und ging dann zu etwas anderem über, weil ich vergessen hatte, dass ich noch nicht fertig war. Das hat das Familienleben getrübt. Diese Aufmerksamkeitsstörungen dauern immer noch an.

Es geht mir besser, wenn ich sparsam mit meiner Energie umgehe. Ich führe zum Beispiel nur ein einziges Telefongespräch am Tag, ich versuche zu vermeiden, dass sich mentale und körperliche Anstrengung summieren. Manchmal verknüpfe ich beides, und prompt geht es schief. Ich brauche Pausen zwischen den Aktivitäten, zum Beispiel nachdem ich meine Herzkohärenz-

Übungen gemacht habe. Aus dem Haus gehe ich nur in Begleitung. Wenn es mir nicht gut geht, nehme ich für den Rückweg den Rollstuhl mit. Bei Anstrengung verlangsame ich das Tempo. Für eine Strecke, die ich früher in zehn Minuten zurücklegte, brauche ich zurzeit eine halbe Stunde.

Ich haushalte so gut wie möglich mit meinen Kräften, um nicht zu schnell zu ermüden. Als ich letzte Woche zu einem Belastungstest in die Klinik gegangen bin, habe ich den Rollstuhl mitgenommen, um problemlos wieder nach Hause zu kommen. Und nach solcherlei Anstrengungen verbringe ich meine Zeit im Bett. Meinen Kindern verspreche ich, dass ich nie aufgeben werde und wir eines Tages wieder zusammen laufen gehen. Ich weiß nicht, ob sie das beruhigt. Sie haben sich an die Situation gewöhnt, aber sie sind beunruhigt, vor allem die Jüngste, die erst drei ist. Ich fühle mich jetzt besser, aber mein Zustand ist noch nicht stabil.«

Das Stigma der andauernden
ERSCHÖPFUNG

Wenn es ein Symptom gibt, das allen Betroffenen gemeinsam ist, dann ist es die Erschöpfung. Sämtliche Patienten beschreiben sie als die Langzeitfolge, die sie am meisten beeinträchtigt und stigmatisiert. Sowohl sie selbst als auch ihre Umgebung akzeptieren zwar, dass jemand nach einer Krankheit oder Strapazen müde ist. Aber eine Erschöpfung, für die es keine Erklärung gibt, wird für Betroffene schnell einmal unerträglich. Dazu kommt, dass ihnen ihre Umgebung nicht ganz glaubt oder sie sogar selbst dafür verantwortlich macht.

Ist der Marathonläufer am Ende des Wettkampfs ausgepumpt und der Partylöwe nach einer Nacht ohne Schlaf todmüde, zeigen alle Verständnis, ja mancher beneidet sie sogar. Unsere Kinder im Teenageralter sind schon morgens müde, und vor allem dann, wenn es den Tisch abzudecken oder das Zimmer aufzuräumen gilt. Nach einer Chemotherapie ist ein Krebskranker aufgrund der schädlichen Nebenwirkungen physisch erschöpft und gleichzeitig auch psychisch, weil er um sein Leben kämpft. Aber ein Depressiver fühlt sich ebenso erschöpft, obschon seine Prognose nicht lebensbedrohlich ist. Wie Sie sehen, lässt sich gar nicht so einfach definieren, was hinter dem Begriff »Erschöpfung« steckt.

Das chronische Fatigue-Syndrom

Das chronische Fatigue-Syndrom (CFS) ist kennzeichnet durch eine beeinträchtigende Erschöpfung, die nicht auf eine körperliche Anstrengung zurückgeht, länger als sechs Monate andauert und mit körperlichen und neuropsychologischen Symptomen verbunden ist, die auch bei anderen Krankheiten auftreten: kognitive Defizite, Schlafstörungen, Arthralgien (Gelenkschmerzen), Myalgien (Muskelschmerzen), Kopfschmerzen, verschiedene Verdauungsstörungen und schmerzhafte Schwellungen der Lymphknoten. Der Verlauf ist unterschiedlich und besteht in einem Auf und Ab von Besserungen und Rückfällen, deren Häufigkeit und Dauer unvorhersehbar ist. Da es keine spezifischen Biomarker und Laboruntersuchungen oder spezielle diagnostische Bildgebungsverfahren zur Diagnosesicherung gibt, beruht die Diagnose des chronischen Fatigue-Syndroms auf dem Vorhandensein einer Reihe von klinischen Symptomen und dem Ausschluss von anderen Krankheiten, die die Erschöpfung erklären könnten.[10]

Der Energiemangel, der die Betroffenen in ihrem Alltag stark einschränkt, ist während der Genesung von einer beliebigen Krankheit häufig ein paar Monate lang zu beobachten. Aber bei manchen Betroffenen hält der Zustand an, sie leiden auch nach mehr als sechs Monaten unter ungewöhnlicher Ermüdbarkeit. Dann spricht man von chronischer Erschöpfung oder sogar von chronischem Fatigue-Syndrom. Zahlreiche Ärzteteams sind auf der Suche nach den Ursachen und Behandlungsmöglichkeiten für diesen Erschöpfungszustand, allerdings mit wenig Erfolg.[11] Manchmal lösen ihre Theorien sogar heftige Diskussionen aus, wie kürzlich im Zusammenhang mit der Lyme-Borreliose.

Wie die Long-Covid-Patienten und -Patientinnen haben wir alle schon unter Erschöpfung gelitten, aber ist es so einfach, diesen Zustand seinem Arzt genau zu erklären, um Hilfe zu bekommen? Der Arzt seinerseits muss die unerlässlichen Fragen stellen, auf die er ganz unterschiedliche Antworten bekommen wird:

- Seit wann fühlen Sie sich erschöpft?
- Wie oft am Tag, in der Woche fühlen Sie sich erschöpft?
- Welcher Art ist Ihre Erschöpfung?
- Gibt es Momente, in denen Sie sich nicht erschöpft fühlen?
- Haben Sie herausgefunden, welche Faktoren Ihre Erschöpfung verstärken?
- Fühlen Sie sich körperlich, psychisch oder nervlich erschöpft?
- Und die unausweichliche Fangfrage: Wie gut schlafen Sie? Leiden Sie unter Schlaflosigkeit?

All diese Fragen sind nicht einfach zu beantworten. Und das ist sehr verstörend. Beinahe schon wie bei *Knock oder Der Triumph der Medizin* von Jules Romains: »Ist es nun ein Jucken oder doch eher ein Kribbeln?«.

Der Fragebogen zu Chalders Fatigue-Skala

Das Expertenteam der HAS hat die sogenannte Chalder's Fatigue Scale[12] (dargestellt auf den folgenden Seiten) als zuverlässigsten Fragebogen beurteilt. Dieser Fragebogen setzt sich zusammen aus Elementen, die die physische Erschöpfung bewerten, und solchen, die die mentale Erschöpfung beurteilen. Es gibt zwei Messverfahren, um eine Asthenie (Kraftlosigkeit) so gut wie möglich erfassen zu können: die bimodale Auswertung und die Auswertung nach der sogenannten Likert-Skala. Letztere ist am aussagekräftigsten und kommt daher bei der Auswertung Ihrer Antworten zum Einsatz.

Auf der Likert-Skala erhalten Sie für die Antworten in der ersten Spalte 0 Punkte, für die Antworten in der zweiten Spalte 1 Punkt, für die Antworten in der dritten Spalte 2 Punkte und für die Antworten in der vierten Spalte 3 Punkte. Ein Gesamtergebnis von 29 oder mehr Punkten deutet auf ein chronisches Fatigue-Syndrom hin, aber auch schon 27 und mehr Punkte entsprechen einer krankhaften Erschöpfung.[13]

Die Ursachen
EINES CFS FINDEN

Ist einmal der Schweregrad Ihrer Fatigue bestimmt, beginnt die Suche nach einer von vielen möglichen medizinischen Ursachen. Dazu gehören endokrinologische Erkrankungen (Schilddrüsenunterfunktion, Unterzuckerung aufgrund von Diabetes), Entzündungen oder Autoimmunkrankheiten, infektiöse oder neurologische Krankheiten, Krebserkrankung oder iatrogene Erkrankungen (Nebenwirkungen von Medikamenten). Die Liste ist so lang, dass sie einem medizinischen Lexikon zu entstammen scheint, und genau das ist das Problem.

Die Klassifizierung der möglichen Ursachen

Um in der Vielfalt der Symptome die Orientierung nicht zu verlieren, klassifiziert man die möglichen Ursachen in einige große Kategorien.

Postinfektiöse Erschöpfung
Die Erschöpfung nach einer Virusinfektion ist bekannt. Wir alle kennen jemanden, der monatelang erschöpft war, bis er wieder zur alten Form fand. Zum Beispiel nach einer Mononukleose (Epstein-Barr-Virus), einer Hepatitis (Picornavirus A, B, C), einer Lungenentzündung (Zytomegalievirus, CMV), Aids (humanes Immundefizienzvirus) oder einer Gürtelrose (Herpes zoster).

Immunologische Erschöpfung
Viele Infektiologen suchen nach inadäquaten Immunreaktionen, die die Erschöpfung erklären können, die jener von Patienten mit Autoimmunerkrankungen so ähnelt. Leider gibt es bis heute keinen handfesten Beweis für den Zusammenhang zwischen chronischer Erschöpfung und einer Störung des Immunsystems.

Endokrinologische Erschöpfung
Störungen der Hypothalamus-Hypophysen-Nebennierenrinden-Achse und des autonomen Nervensystems verursachen eine unverhältnismäßige Ausschüttung von Stresshormonen. Die häufigsten Störungen sind Diabetes mellitus Typ 1 (Insulinmangel), Schilddrüsenüberfunktion (Basedow-Krankheit) aufgrund von Mangel an Schilddrüsenhormonen und Hypocortisolismus aufgrund von Mangel an Cortisol oder DHEA-S (das Steroidhormon Dehydroepiandrosteron-Sulfat).

Metabolische Erschöpfung
Es handelt sich um ein Ungleichgewicht zwischen der Quantität und Qualität der Nährstoffzufuhr und ihrem Verbrauch durch den Organismus.

Diese Art der Müdigkeit kommt häufig bei Sportlern vor, die eine unausgewogene vegane Ernährungsweise pflegen oder unter Essstörungen leiden. Der Mangel an Glukose (Unterzuckerung), Kalium, Kalzium, Magnesium und den Vitaminen A, D, E, B_6, B_9 und B_{12} können Ursache für chronische Erschöpfung bei an sich gesunden Menschen (die keine Erkrankungen haben) sein.

Chalder-Fragebogen

Symptome	Weniger als üblich	Nicht weniger als üblich	Mehr als üblich	Sehr viel mehr als üblich
1. Fühlen Sie sich müde?			2	
2. Müssen Sie sich häufiger ausruhen?				3
3. Fühlen Sie sich schläfrig?		1		
4. Haben Sie Schwierigkeiten, Dinge in Angriff zu nehmen?			2	
5. Fehlt es Ihnen an Energie?			2	
6. Haben Sie weniger Muskelkraft?				3
7. Fühlen Sie sich schwach?			2	
8. Fällt es Ihnen schwer, sich zu konzentrieren?			2	
9. Haben Sie Schwierigkeiten, klar zu denken?			2	
10. Versprechen Sie sich häufig, wenn Sie reden?		1		
11. Haben Sie Schwierigkeiten, sich etwas zu merken?			2	

Auswertung

Beantworten Sie die Fragen. Für alle Antworten in der ersten Spalte erhalten Sie 0 Punkte, für die in der zweiten 1 Punkt, für die in der dritten 2 Punkte und für die in der vierten 3 Punkte.

Ihr Chalder/Likert-Ergebnis: _____22_____

Interpretation

- 22 bis 26 Punkte: mäßige Erschöpfung
- 27 bis 29 Punkte: krankhafte Erschöpfung
- mehr als 29 Punkte: extreme Erschöpfung (chronisches Fatigue-Syndrom)

Beim zweiten und dritten Ergebnis sollte ein klinischer Psychologe hinzugezogen werden.

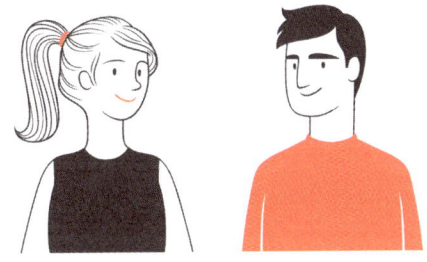

Neurologische Müdigkeit

Jede akute oder chronische neurologische Erkrankung bringt eine Störung der Produktion der Neurotransmitter mit sich. Das Gleichgewicht dieser Botenstoffe bestimmt unsere gute oder schlechte Stimmung.

- Dopamin und Serotonin sind die sogenannten Glückshormone, die unsere Stimmung – depressiv oder glücklich – beeinflussen können.
- Adrenalin und Noradrenalin sind die Neurotransmitter der Aktivität, die uns Tatkraft verleihen oder Stress bescheren.

Genetische Müdigkeit

Die Theorie, dass die schlechte Stressanpassung im Zusammenhang mit einer genetisch bedingten Autoimmunreaktion[14] steht, schien vielversprechend, kann zurzeit aber nicht belegt werden.

Psychologische Müdigkeit

Gefühle, Motivation und sozial-familiäre Beziehungen helfen uns, alltägliche Stresssituationen zu bewältigen. Für die Erhaltung des seelischen Gleichgewichts unpassende Bewältigungsstrategien stören die psychische Homöostase und schmälern die Fähigkeit, sich an Stress anzupassen.[15] Dies ebnet chronischen Angststörungen und oft auch Depressionen den Weg. Zur Bekämpfung der Erschöpfung gibt es zwei Behandlungsvorschläge, die aber genau das Gegenteil der erwünschten Reaktion bewirken:

- Ruhe: Das Leistungsvermögen vermindert sich noch mehr.
- Aktivität: Es entsteht eine Belastungsintoleranz.

Medizinische Abklärung

Ihr Arzt wird eine Laboruntersuchung verschreiben, um eine mögliche Ursache für die Müdigkeit zu finden. Zu einem späteren Zeitpunkt kann er, falls nötig, eine eingehendere Untersuchung in Betracht ziehen. Die erste Untersuchung zur Abklärung der Müdigkeit umfasst nach Empfehlung der HAS folgende Tests:

- Hämogramm (großes Blutbild, Blutsenkungsgeschwindigkeit – BSG)
- Nierenfunktion (Blutionogramm, Harnstoff, Serumcreatinin),
- Leberfunktion (Transaminasen, Gamma-GT)
- Entzündung (CRP, Ferritinämie)
- Endokrinologie (Blutzucker in nüchternem Zustand, TSH)
- SARS-CoV-2-Serologie (wenn noch nie auf Covid getestet wurde)

Die Laboruntersuchungen können je nach vorherrschenden klinischen Symptomen vertieft werden:

- Wenn Muskelschmerzen im Vordergrund stehen: Muskelenzyme (Kreatin-Phosphokinase – CPK, Laktatdehydrogenase – LDH), um eine Muskelkrankheit auszuschließen.
- Wenn Gliederschmerzen im Vordergrund stehen: rheumatologische Serologie (Rheuma-faktoren, extrahierbare nukleäre Antigene – ENA).
- Wenn der Energieverlust im Vordergrund steht: Cortisol (8 Stunden), THS und freies T4, DHEA-S (Dehydroepiandrosteron), Vitamin B_9 und Vitamin B_{12}.
- Wenn Schlafstörungen im Vordergrund stehen: Neurotransmitter im Urin.
- Wenn Hautverletzungen oder vaskuläre Anomalien im Vordergrund stehen: antineutro-phile zytoplasmatische Antikörper (ANCA), Serumproteinelektrophorese, natürlich vor-kommende Autoantikörper, Komplementfaktoren.

Wie zu erwarten, zeigen diese Laboruntersuchungen bei den Long-Covid-Patienten keine Ab-weichungen oder sind nur Anzeichen einer Vorerkrankung, die manchmal durch Covid-19 wieder reaktiviert wird und auch als solche behandelt werden muss. Sie erklären die chronische Fatigue nicht.

Was die Long-Covid-Patienten am meisten belastet, ist das Empfinden, keine Besserung zu verspüren. Es ist ihnen ein Rätsel, warum ihre Beschwerden und das Gefühl, ständig müde zu sein, sie in ihrem Alltag immer noch so einschränken. Ist das auch bei Ihnen der Fall? Dann wer-den wir gemeinsam an Ihrer Genesung arbeiten. Als praktizierende Ärzte interessieren wir uns nicht in erster Linie für den Mechanismus der Krankheit. Am meisten liegt uns daran, die Be-schwerden unserer Patientinnen und Patienten zu behandeln und deren Allgemeinzustand zu verbessern. Es ist dann Aufgabe der Forscher, herauszufinden, was letztlich Long Covid auslöst, und uns auf Behandlungsansätze hinzuweisen. Während wir auf diese Ergebnisse warten, zei-gen wir Ihnen, wie Sie Ihre Lebensweise der Situation anpassen und besser mit dem alltäglichen Stress zurechtkommen, um schneller gesund zu werden:

- Ernähren Sie sich gesund.
- Optimieren Sie Ihre Regeneration.
- Bewegen Sie sich so viel, wie es Ihre Kraft zulässt.
- Nehmen Sie Ihre Arbeit und Ihr Sozialleben schrittweise und Ihrer Leistungsfähigkeit ent-sprechend wieder auf.

Das achtwöchige Covid-Rehaprogramm baut genau auf diesen Prinzipien auf. Medizinische Fachkräfte werden Ihnen bei der Umsetzung helfen, aber vor allem müssen Sie in sich gehen und die neue Lebensweise strikt einhalten. Sie erspart Ihnen überflüssigen Stress, erhöht Ihr Genesungspotenzial und verhilft Ihnen zu einer neuen Bewältigungsstrategie, Coping[16] genannt. Das Programm soll Ihnen helfen, mit der überwältigenden Erschöpfung, die alle Patientinnen und Patienten schildern, besser zurechtzukommen. Sie zwingt manche 30-Jährige jeden Tag zu einem zwei- bis dreistündigen Mittagsschlaf, obwohl sie auch nachts neun bis zehn Stunden schlafen.

Bevor man sich wieder bewegen kann, muss allerdings erst einmal die Atmung wieder richtig funktionieren. Kurzatmigkeit bei der kleinsten Anstrengung ist ein anderes Hauptsymptom von Long Covid, mit dem wir uns im nächsten Kapitel beschäftigen werden.

In Kürze

- Erschöpfung ist eines der häufigsten und am stärksten beeinträchtigenden Symptome von Long Covid.
- Anhand von Blutuntersuchungen muss eine erkenn- und heilbare Ursache für die endokrinologische, autoimmunologische, metabolische oder neurologische Erschöpfung ausgeschlossen werden.
- Sie müssen gegen die Inaktivität ankämpfen, die Ihnen Ihr Zustand aufzwingt, gleichzeitig aber auch Erholungszeiten einhalten. Das Kennenlernen eines neuen »Selbst« führt über die Kenntnis der Faktoren, die Ihren Zustand verschlimmern, vor allem aber auch jener, die zu einer Besserung führen.
- Die Forschung erprobt die Verwendung von Medikamenten gegen diese postinfektiöse Erschöpfung; manche darunter, beispielsweise die Kortikoide, sind einfach einsetzbar und bekannt, andere teurer und ihre Verwendung komplexer, wie gewisse Immunsuppressiva. Auf keinen Fall dürfen Sie Medikamente ohne ärztliche Betreuung einnehmen.
- Beginnen Sie einstweilen mit dem Covid-Rehaprogramm. Es wird bald Früchte tragen, selbst wenn Sie länger als andere brauchen, um zu Ihrer vorherigen Form zurückzufinden.

2

AUSSER ATEM

Frédérique hat sich im Oktober 2020 mit dem Coronavirus angesteckt.
Sie ist Lehrerin und hat das Virus wahrscheinlich am Gymnasium erwischt:
Fast alle Schüler einer ihrer Klassen erkrankten nach einem Sporttag in der
Halle. Frédérique ist 40 Jahre alt und war vorher perfekt in Form, sportlich
und sehr aktiv. Sie ging jede Woche reiten, bestritt einen Wettkampf nach
dem anderen und lief Marathon. Mit ihrem Mann unternahm sie gern
Fahrradtouren und sie gingen schwimmen. Sie genoss das Leben in vollen
(Atem-)Zügen. Dann kam Corona. Und ihr Leben hat sich komplett verändert.

»Man hat mir erklärt, meine Covid-Erkrankung sei moderat verlaufen, da ich nicht im Kranken-haus, geschweige denn auf der Intensivstation war. Aber ich habe wegen Atembeschwerden zweimal die Notaufnahme aufgesucht.

Atmen ist mittlerweile ein Problem für mich. Die Atmung ist wirklich das, was mir am meisten zu schaffen macht. Ich erkenne meinen Körper nicht wieder, weil das Atmen nicht mehr automatisch funktioniert.

Die Symptome, unter denen ich leide, wurden mir erläutert: Dyspnoe (Atemnot) bei Belastung, ein Fremdkörpergefühl in der Lunge, das mir das Atmen erschwert. Diese Be-schwerden, die bei Belastung zunehmen, zehren an mir.

Mein Bett zu machen erschöpft mich, und ich bekomme nach ein paar Handgriffen Atem-not. Wenn ich liege, werde ich schon beim Aufsetzen müde. Deshalb gehe ich zwei- bis drei-mal pro Woche zur Physiotherapie, was mir sehr guttut. Ich lerne wieder zu atmen. Ein Glück, dass man mich in der Klinik Foch im Rahmen einer langfristigen Nachsorge betreut. Seit dem Tag, als ich meine Therapie in der Abteilung von Dr. Barizien begann, fühle ich mich besser. Die Hausärzte sind überfordert. Meiner wusste überhaupt nicht weiter. In der Klinik Foch hört man mir zu, und das Behandlungskonzept wirkt wie ein frischer Luftzug.

Ich habe Erklärungen bekommen, die mich beruhigt haben. Der Arzt hat mir verständlich gemacht, dass dieselbe Hirnregion wie bei der Parkinsonkrankheit vom Virus beeinträchtigt wurde. Dort wird das autonome Nervensystem gesteuert. Bei gesunden Menschen funktio-niert dank diesem System alles automatisch. Aber durch die Krankheit ist es gestört, Atmen ist zu einer komplizierten Sache geworden. Ich habe den Eindruck, ein schweres Gewicht laste auf mir. Ich verspüre ein Brennen, als ob man mir die Lungen mit einem Schweißgerät bearbeiten würde. Diese Empfindung dauert mehrere Stunden an, bevor sie sich langsam legt.

Fast immer bekomme ich starke Schmerzen im Brustkorb, sobald ich mich anstrenge. Wenn ich am Morgen renne, weil wir sonst zu spät in die Schule kommen, verspüre ich dieses schmerzhafte Brennen in den Lungen. Ich habe in der Klinik Foch Indoorcycling mit elf Schwierigkeitsgraden gemacht, um meine Belastbarkeit wieder aufzubauen. Ich brauche fünf Tage, um mich wieder davon zu erholen, und habe Schmerzen in den Lungen. Für jede Anstrengung bezahle ich einen hohen Preis. Meine Arme und bald auch der ganze Körper beginnen zu kribbeln. Wenn ich nicht rechtzeitig aufhöre, habe ich einen Schwindelanfall, der unterschiedlich lang andauert. Mein Blutdruck ist von normalerweise 117 auf 70 oder 80 gesunken. Ich habe den Eindruck, kurzatmig zu sein. Zum Glück kann ich dank der Atemphysiotherapie die Dauer des Ausatmens verlängern. Der Therapeut bringt mir bei, die Hyperventilation zu regulieren, damit es mir nicht schwarz vor den Augen wird.

Meine Organe sind gesund. Genau das verwirrt die Ärzte, die manchmal nicht verstehen, was mit mir los ist. Ich habe kapiert, dass die Verbindung zwischen dem Hirn und den verschiedenen Organen nicht mehr klappt, und ich spüre, dass alles aus dem Gleis geraten ist.

Alle unwillkürlichen Prozesse wie die Atmung geschehen nicht mehr automatisch. Das Gehirn muss erst wieder lernen, die Lungen zum Atmen zu bringen. Am Tag hyperventiliere ich, nachts hingegen geschieht es, dass die Sauerstoffsättigung in meinem Blut abfällt. Das nennt man Entsättigung. Ich wache deshalb nachts auf und glaube zu ersticken. Ein Pulsoximeter misst den Sauerstoffgehalt in meinem Blut und zeigt die Entsättigung an. Das ist sehr beunruhigend. Anfangs hat mich diese Atemnot sehr verunsichert.

Neben den Atemproblemen habe ich Konzentrationsschwierigkeiten und Gedächtnisstörungen. Es kommt vor, dass ich in einem Zimmer stehe und mich einen Moment lang verwirrt frage, was ich dort will. Früher hatte ich beim Abendessen keine Schwierigkeiten, den Gesprächen zu folgen. Heute komme ich bei komplizierteren Unterhaltungen nicht mehr mit, ich erfasse nicht, worum es geht.

Auch meine Verdauung funktioniert nicht mehr. Ich glaube, das geht vielen Betroffenen so. Ich bin hungrig, möchte essen. Aber nach zehn Bissen kriege ich nichts mehr herunter, ich habe das Gefühl, ein Brotbrocken verstopft mir den Mageneingang, und es wird mir übel. Ich habe neun Kilo abgenommen! Ich bin 1,68 Meter groß und wog 54 Kilo. Nun wiege ich nur noch 45 Kilo. Ich habe es mit Medikamenten gegen Übelkeit versucht, aber das hat nichts genützt. Inzwischen verzichte ich auf zu fettige, zuckerhaltige und schwere Nahrungsmittel und verteile die Mahlzeiten über den Tag. Ich schätze mich glücklich, dass ich den Gewichtsverlust stoppen konnte. Von einer anderen Long-Covid-Patientin habe ich den folgenden Ausdruck übernommen: Wir sind die »Kriegsversehrten« des Covid. Wir sind nicht tot, aber unser Leben hat sich radikal verändert.

Das Aufbautraining im Rahmen der Nachsorge beinhaltet auch eine längerfristige Behandlung mit Kortikoiden (Entzündungshemmern). Meine Schmerzen in der Lunge sind trotzdem nicht verschwunden. Ich bin mir bewusst, dass sich die Ärzte in Bezug auf die Long-Covid-Behandlung noch in einer Versuchsphase befinden. Seit Kurzem gehe ich auch zur Logopädin, um meine Konzentrationsfähigkeit zu verbessern. Ich soll lernen, mein Gedächtnis zu steuern, damit ich leichter wieder zu meinem alten Leben zurückfinde.«

Atemwegsbeschwerden
UND IHRE BEHANDLUNG

Kurzatmigkeit bei Anstrengung, Hyperventilation, dysfunktionale Atmung, all das sind Long-Covid-Symptome. Man ist noch weit davon entfernt, die Mechanismen zu verstehen, die für ihr Fortbestehen verantwortlich sind.

Atemnot oder Dyspnoe

Unter den Symptomen, die Sie mehrere Monate lang stören und beeinträchtigen können, spielt die Atemnot (oder Dyspnoe, um den üblichen medizinischen Fachbegriff zu gebrauchen) eine große Rolle.

Leider werden diese Atembeschwerden oft nicht richtig diagnostiziert, weil sie sich mit dem Erschöpfungszustand nach einer Covid-Erkrankung überschneiden. Durch die verspätete Diagnose wird das Problem auch mit Verzögerung behandelt, was wiederum eine langsamere Besserung zur Folge hat.

Vielleicht haben Sie unter Belastung den Eindruck zu ersticken, als ob der Sauerstoff Ihre Lungen nicht füllen könnte. Oder Sie fühlen sich wie ein Fisch außerhalb des Wassers, manchmal sogar im Ruhezustand. Zu Unrecht schreibt man diesem Gefühl oft Angst oder Ängstlichkeit zu. Es kann schon bei der kleinsten Anstrengung eine völlig unverhältnismäßige Beschleunigung der Herzfrequenz auslösen.

Mehr als die Hälfte der Patienten leidet unter Dyspnoe, die manchmal Schwankungen unterworfen ist. Sie tritt entweder bei Ruhe oder bei Anstrengung auf, wobei sie nicht zwingend direkt mit der Belastung zusammenhängt. In diesem Fall verspüren Sie eher Luftmangel und haben den Eindruck, nicht tief genug einatmen zu können.

Nehmen Sie all diese Beschwerden ernst und suchen Sie möglichst schnell einen Arzt auf. Je früher die Behandlung anfängt, desto schneller lösen Sie das Problem.

Der behandelnde Arzt muss zuerst die Ursachen für Ihre Atemnot ausfindig machen: Hängt sie direkt mit dem Coronavirus zusammen oder wurde sie durch Komplikationen wie eine Lungenembolie oder eine Herzerkrankung ausgelöst?

Die Untersuchung zeigt auch das Ausmaß der Atemnot, sodass später Ihre Fortschritte und die kontinuierliche Rückkehr zu einem normalen Leben objektiv beurteilt werden können. Wie gesagt, ein Großteil der Long-Covid-Patienten leidet unter Dyspnoe. Zum Beispiel hat eine von französischen Forschern in der Fachzeitschrift *Clinical Microbiology and Infection* veröffentlichte Studie gezeigt, dass ungefähr 60 Prozent der Patienten noch mehr als sechs Monate nach ihrer Erkrankung Symptome hatten, vor allem wenn sie einen Krankenhausaufenthalt hinter sich hatten.[17]

Die Bestimmung der Sauerstoffsättigung (sie spiegelt die Kapazität der roten Blutkörperchen wider, Sauerstoff zu binden und ihn im Blut über die Blutgefäße zu transportieren) ist äußerst wichtig. Der Arzt misst sie mit einem kleinen Gerät, Pulsoximeter genannt, im Ruhezustand und bei Belastung. So kann anhand von Zahlen objektiv festgestellt werden, ob Ihre

Covid-Erkrankung Langzeitfolgen verursacht hat. Bei einer Sauerstoffsättigung unter 95 Prozent (merken Sie sich diesen Wert!) muss bei Patienten ohne bereits bekannte Atemwegserkrankungen unbedingt abgeklärt werden, ob eine Nebenursache für die Atemnot vorliegt.

Das Hyperventilationssyndrom

Hyperventilation ist ein weiteres respiratorisches Symptom, das häufig vorkommt und Sie stark belasten kann. Leider erfolgt die Diagnose oft erst verspätet. Ihr Arzt muss als Erstes andere Erkrankungen wie Lungenembolie oder Infarkt ausschließen und Sie einer Befragung unterziehen. Dazu kann der Nijmegen-Fragebogen (dargestellt auf den folgenden Seiten) herangezogen werden. Manchmal verwendet man auch Provokationstests, zum Beispiel Belastungstests. Es gibt Behandlungsmöglichkeiten, um die Störung unter Kontrolle zu halten oder sogar zum Verschwinden zu bringen. Allerdings spielt Stress eine maßgebliche Rolle und muss folglich ebenfalls behandelt werden.

Eine akute Krise kann sehr beunruhigend sein: Sie beginnt abrupt und verursacht ein Erstickungsgefühl, die Atemfrequenz beschleunigt sich stark. Es können Schmerzen auftreten, die denjenigen von Angina pectoris (»Enge der Brust«) ähneln und die Atemnot noch verstärken. Kribbeln auf beiden Seiten des Körpers oder die Empfindung von Stromschlägen in den Armen oder Fingern (Parästhesien) sind häufig. Im Extremfall kann es bis zur Tetanie oder zur Ohnmacht kommen.

Die chronische Form kommt am häufigsten vor, ist aber schwieriger zu diagnostizieren, weil sie oft nur als Begleiterscheinung chronischer Müdigkeit auftritt.

Um dieses Syndrom zu behandeln, wenden Physiotherapeuten die Technik des *rebreathing* mit einer Papiertüte oder einem Schlauch an.

Ursache der Hyperventilation ist oft, dass die Atemmuskulatur nicht korrekt eingesetzt wird. Dann müssen Sie in der Rehabilitation Ihr Zwerchfell trainieren, um wieder die Kontrolle über Ihre Atemfrequenz zu erlangen. Allerdings dauert es mehrere Wochen, bis sich die ersten Resultate zeigen.

Lungenschädigungen als Spätfolge

Ihre Lungen sind eines der Hauptangriffsziele des SARS-CoV-2-Virus. Die Infektion kann eine Lungenentzündung auslösen, das Virus beschädigt das Lungengewebe. Verschiedene bildgebende Verfahren machen die entstandenen Schäden sichtbar, die Ihr Arzt oder der Radiologe unter dem Begriff »Milchglastrübung« bestens kennt.

Diese Verletzung ist theoretisch während der ersten zehn Tage der Erkrankung am ausgeprägtesten, auch wenn Sie keine pulmonalen Symptome wie Husten oder Atemnot haben. Normalerweise verschwinden die Läsionen innerhalb von ungefähr zehn Tagen, aber es kommt vor, dass die Lunge schlecht heilt und nicht mehr so gut funktioniert wie zuvor. Aufgrund der Narben (oder Fibrosen) hat sie an der Elastizität verloren, die sie braucht, um sich auszudehnen und wieder zusammenzuziehen. Es ist, als wenn man sich in den Finger schneidet: Bei manchen Menschen ist nach ein paar Tagen nichts mehr zu sehen, während sich bei anderen eine ausgeprägte Kruste bildet oder sich im Vergleich zu vorher sogar die Farbe oder Hautstruktur verändert. Bei der Lunge kann dasselbe passieren. Bestimmt können Sie sich gut vorstellen, wie sich das schon im Ruhezustand, vor allem aber bei Belastung, die eine zusätzliche Lungenleistung erfordert, auswirkt. Die von Frau Prof. Marie-Pierre Revel vom Krankenhaus Cochin in Paris geleitete Studie STOIC[18] zum Thema Thorax-CT bei Covid-19 bestätigt die gute Diagnose- und Prognoseleistung des Thorax-CT bei Covid-Patienten.

Die Narben im Inneren der Lungen verändern nicht nur deren mechanisches Funktionieren (Elastizität), sondern behindern auch den Durchfluss der Gase (hauptsächlich des Sauerstoffs). Das Virus beschädigt die Wand der Lungenbläschen, in denen der Gasaustausch stattfindet. Die Lungen werden schlechter belüftet und nehmen weniger Sauerstoff auf.

Die Verschlechterung der Lungenfunktion steht oft in direktem Zusammenhang mit dem Schweregrad der ursprünglichen Covid-Erkrankung. Nach einem Krankenhausaufenthalt kann sie mehr als sechs Monate andauern.

Blutgerinnsel in den Lungengefäßen

Covid-19 ist ein Risikofaktor für thromboembolische Erkrankungen. Anders ausgedrückt begünstigt er Venenentzündungen und Lungenembolien, das heißt die Bildung von Blutgerinnseln, die die Beinvenen und vor allem die Lungenarterie verstopfen. Es handelt sich um lebensbedrohliche Komplikationen, die Betroffene stark beeinträchtigen. Die Beine schwellen an und schmerzen, es tritt ausgeprägte Atemnot auf und die Sauerstoffversorgung des Körpers ist erschwert. Die Hauptursachen dieser Gerinnselbildung sind die mit dem Virus verbundene Entzündung und eine gesteigerte Aktivierung der Blutgerinnung in den Gefäßen. Bei 15 bis 30 Prozent der Patienten und Patientinnen, die auf der Intensivstation behandelt wurden, trat eine Lungenembolie auf. Aber das Risiko scheint auch bei leichteren Verläufen, die keinen Krankenhausaufenthalt erforderten, zu bestehen.

Nach einer Lungenembolie (wenn das Gerinnsel sich in der Lunge befindet) kann die Atemnot mehrere Monate andauern.

Isolierte dysfunktionale Atmung

Manchmal kommt nach einer Infektion mit SARS-CoV-2 eine isolierte dysfunktionale Atmung vor. Was versteht man unter dysfunktionaler Atmung? Es ist, als wenn Sie die unbewusste Kontrolle über Ihre Atmung verloren hätten. Normalerweise ist Atmen ein Reflex, Sie atmen, ohne daran zu denken. Nach einer Covid-Erkrankung ist das nicht mehr so einfach. Oft tre-

Nijmegen-Fragebogen

Mit diesem Fragebogen kann die durch das Hyperventilationssyndrom ausgelöste Atemnot diagnostiziert werden. Pneumologen und Physiotherapeuten, die mit unter Ateminsuffizienz leidenden Patienten arbeiten, kennen dieses Syndrom bestens.

Bewerten Sie jedes Symptom mit einer Punktzahl zwischen 0 und 4. Versuchen Sie, möglichst objektiv zu sein. Wenn Sie den Fragebogen fertig ausgefüllt haben, addieren Sie die Punktzahl in jeder Spalte.

Symptome	Nie	Selten	Manchmal	Oft	Sehr oft
	0	1	2	3	4
Nervliche Anspannung			2		
Unfähigkeit durchzuatmen			2		
Verlangsamte oder schnellere Atmung			2		
Kurzatmigkeit			2		
Herzrasen			2		
Kalte Extremitäten			2		
Schwindel		1			
Angst	0				
Engegefühl in der Brust			2		
Schmerzen in der Brust	0				
Verschwommenes Sehen	0				
Kribbeln in den Fingern	0				
Steife Arme und Finger	0				
Verwirrtheitsgefühl		1			
Völlegefühl im Magen			2		
Kribbeln um den Mund	0				
Teilsumme					

Auswertung

Addieren Sie die Zahlen in jeder Spalte und zählen Sie anschließend die Teilsummen zusammen, um Ihr Resultat zu erhalten.

Ihr Resultat: _____ 18 _____

Wenn Sie mehr als 26 Punkte erreicht haben, leiden Sie unter dysfunktionaler Atmung. Wahrscheinlich haben Sie ein Hyperventilationssyndrom. Für eine sichere medizinische Diagnose haben Sie die Wahl zwischen folgenden zwei Untersuchungen:

- Lungenfunktionstests mit Blutgasanalyse (BGA) bei einem Lungenfacharzt oder in einem Krankenhaus
- Physiotherapeutische Auswertung mit Provokationstest und Kapnometrie (ein nicht invasives Verfahren, um den Kohlendioxidgehalt in der ausgeatmeten Luft kontinuierlich zu überwachen)

Beginnen Sie schon mit rehabilitativen Maßnahmen bei einem speziell ausgebildeten Physiotherapeuten, bevor Sie die definitive Diagnose erhalten. Sie müssen das Problem schnell angehen, weil das Hyperventilationssyndrom einer der Hauptgründe für Ihre Atemnot und Ihre Beschwerden darstellt.

Zu lernen, wie Sie eine beginnende Hyperventilation erkennen und selbst Gegenmaßnahmen ergreifen können, wird Ihnen im Alltag eine wertvolle Hilfe sein.

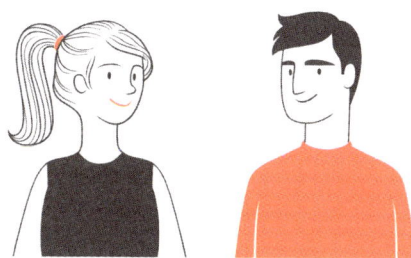

ten Atembeschwerden auf (häufiges Seufzen, das Gefühl, die Atmung nicht steuern zu können, Schwierigkeiten oder Engegefühl beim Einatmen, Schmerzen im Brustraum). Beim Belastungstest äußert sich eine dysfunktionale Atmung dadurch, dass kein System mehr erkennbar ist: Zum Beispiel nimmt das Atemvolumen bei kleinen Belastungen unverhältnismäßig zu, oder es treten irreguläre Veränderungen der Atemfrequenz auf. Dysfunktionale Atmung kann sogar bei Patienten mit leichtem Krankheitsverlauf beobachtet werden. Die prädiktiven Faktoren und Ursachen dieses Phänomens sind unklar, aber es kann sein, dass das Atemzentrum im Gehirn beschädigt ist. Durch Atemübungen kann der Patient wieder lernen, richtig zu atmen und sich zu entspannen.

Bis die Atmung wieder problemlos funktioniert, kann es unterschiedlich lang dauern. Die Gründe dafür sind nicht bekannt. Aber die gute Nachricht ist, dass sich Ihr Gesundheitszustand bei einer ganzheitlichen und maßgeschneiderten Behandlung kontinuierlich und normalerweise innerhalb von ein paar Monaten bessert.

DIE MMRC-ATEMNOT-SKALA

- **Grad 0: Verspürt keine Atemnot, außer bei schweren körperlichen Anstrengungen.**

- **Grad 1: Verspürt Atemnot bei schnellem Gehen oder beim Bergaufgehen mit leichter Steigung.**

- **Grad 2: Geht wegen Atemnot auf flachem Gelände langsamer als Gleichaltrige oder muss bei eigenem Tempo anhalten, um durchzuatmen.**

- **Grad 3: Hält nach einer Gehstrecke von 100 Metern oder ein paar Minuten Gehen auf flachem Gelände zum Atmen an.**

- **Grad 4: Zu kurzatmig, um das Haus zu verlassen, oder Atemnot beim An- und Ausziehen.**

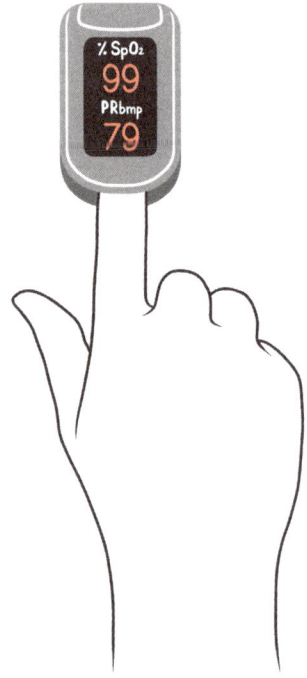

Um eine dysfunktionale Atmung quantitativ bestimmen zu können, muss man die Parameter der Atmungsfunktionen auswerten und messen. Bei diesen Untersuchungen, den Lungenfunktionstests, wird oft zusätzlich Blut abgenommen, um eine Blutgasanalyse (BGA) durchzuführen.

Ein erstes Resultat liefert bereits eine andere Untersuchung: die Spirometrie. Durch die Reihenuntersuchungen im Rahmen des Long-Covid-Programms kam das Syndrom der »kleinen Lungen« ans Licht.

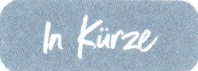

In Kürze

- Das Fortbestehen von Atemnot bei Anstrengung ist ein sehr häufiges Long-Covid-Symptom. Glücklicherweise ist nur selten eine Schädigung des Lungengewebes dafür verantwortlich.
- Lassen Sie von einem Pneumologen eine Spirometrie oder Lungenfunktionstests (LFT) durchführen, um auszuschließen, dass eine schon zuvor bestehende Asthmaerkrankung reaktiviert wurde. Letztere lässt sich mit Asthmasprays gut behandeln.
- Hyperventilation und das Syndrom der »kleinen Lungen« sind die häufigsten Atemwegsbeschwerden bei Long Covid und werden anhand einer »Atmungsrehabilitation« bei einem speziell ausgebildeten Physiotherapeuten behandelt.
- Ein schlechtes Stressmanagement verstärkt Atemnot oft. Sie sollten deshalb lernen, die Situationen zu erkennen, in denen sich die Dyspnoe verschlimmert, und sie mithilfe von Herzkohärenz-Übungen zu bewältigen.
- Das Belastungstraining soll Ihnen auch helfen, Ihre Atmung bei zunehmender Anstrengung zu kontrollieren.

Spirometrie:
Ein Beispiel

Bei einer Spirometrie werden die Atmungskapazitäten bestimmt. Das Resultat dieser einfach durchführbaren Untersuchung macht klar, ob Lungenfunktionstests (LFT) nötig sind. Letztere erfordern aufwendigere Geräte.

Der Patient wird gebeten, so tief wie möglich einzuatmen und dann die Luft so rasch und kräftig wie möglich wieder auszuatmen, als ob er eine Kerze ausblasen oder wie der Wolf im Märchen von den drei Schweinchen das Holzhaus umpusten wollte. Anschließend werden verschiedene grundlegende Parameter gemessen:

- Die inspiratorische Vitalkapazität (IVC): das in Litern gemessene Luftvolumen, das maximal eingeatmet werden kann
- Die forcierte Vitalkapazität (FVC): das in Litern pro Sekunde (L/s) gemessene Luftvolumen, das mit maximaler Geschwindigkeit ausgeatmet werden kann
- Die Einsekundenkapazität (FEV$_1$): das in Litern gemessene Atemvolumen, das mit voller Kraft innerhalb der ersten Sekunde ausgeatmet werden kann
- Der Peak-Flow-Wert (PEF): die maximale Atemstromstärke, die so schnell wie möglich ausgeatmet werden kann und in Litern pro Sekunde (L/s) gemessen wird

Diese Parameter bringen zum Ausdruck, ob die erschwerte Atmung restriktiv ist, das heißt der Effizienzverlust muskulärer Ursache ist, oder obstruktiv, das heißt bronchialen Ursprungs wie bei Asthma und Rauchen.

Hier ein Beispiel einer Spirometrie, durchgeführt bei einem 52-jährigen, sportlichen Mann, der 1,78 Meter groß ist und 78 Kilogramm wiegt.

	Normwert	Gemessener Wert	Gemessener Wert/Normwert
IVC (Liter)	4,75	2,02	42 Prozent
FVC (Liter)	4,55	2,59	57 Prozent
FEV$_1$ (Liter/Sekunde)	3,66	2,13	58 Prozent
PEF (Liter/Sekunde)	8,66	4,83	55 Prozent

Die Resultate zeigen, dass die gemessenen Werte nur zwischen 40 und 60 Prozent der Normwerte für eine Person dieses Alters und dieser Statur betragen. Man kann also sagen, dass die Lungen dieses Mannes im Vergleich nur halb so leistungsfähig sind. Das erklärt, warum er bei der geringsten Anstrengung außer Atem kommt. Die Besonderheit dieser klinischen Daten, die bei Long-Covid-Patienten sehr häufig anzutreffen sind, ist, dass sie gleichzeitig für restriktive und obstruktive Erkrankungen sprechen. Außerdem ist der Reversibilitätstest mit Salbutamol negativ, was Asthma ausschließt. Wir haben es also mit dem Syndrom der »kleinen Lungen« zu tun, das die Patienten beschreiben.

3

WENN DAS HERZ PLÖTZLICH SCHNELL ERMÜDET

Anne ist Journalistin. Ihr Büro befindet sich auf der fünften Etage, und vor der Krankheit nahm sie die Treppenstufen im Eiltempo. Heute schafft sie das nicht mehr und benutzt den Aufzug. Sie hat sich im Juli 2020 mit Corona angesteckt und ihre Arbeit erst im Oktober wieder aufgenommen. Immer noch ist sie am Limit. Die 47-Jährige hat sich nach Corona plötzlich verändert. Unter ihren Augen liegen Schatten, ihr halblanges braunes Haar umrahmt ein eingefallenes, schmales Gesicht. Die Augenringe lassen ihre Mandelaugen kleiner wirken. Im Januar 2021, sechs Monate nach der Ansteckung, hat sie sich langsam erholt, aber es gab weiterhin Phasen, in denen alle Fortschritte wieder verschwunden schienen.

»Ich mache das Long-Covid-Programm, das für all jene konzipiert wurde, die wie ich unter Long Covid leiden. Wenn man nach drei Monaten nicht genesen ist, gilt man als Long-Covid-Patientin. Das ist bei mir der Fall: Ich bin immer noch nicht wirklich vom Coronavirus geheilt. Nach einer Untersuchung in der Klinik Foch habe ich einen Termin beim Kardiologen im Jean-Bouin-Stadion neben dem Parc des Princes in Paris, weil ich so kurzatmig bin. Und erschöpft. Ich habe den Eindruck, ständig müde zu sein. Ich schaffe es nicht, mich körperlich zu betätigen, weil mir mein rechtes Bein so wehtut. Nur mit übermenschlicher Anstrengung schaffe ich die Rehaübungen. Technik spielt dabei eine große Rolle, beim Lauftraining wird meine Herzfrequenz genau berechnet. Bei dieser intensiven Aktivität muss mein Herz sich anstrengen.

Langsam komme ich wieder zu Kräften. Und mein Herzschlag ist weniger unregelmäßig. Vorher hatte ich das Gefühl, mein Herz schlage so stark, dass es gleich meinen Brustkorb durchbohren werde. Aber ganz habe ich mich noch nicht erholt. Ich hoffe, dass ich eines Tages wieder mein altes Herz zurückhabe. Ich habe immer noch große Schwierigkeiten, die drei Etagen meines Wohnblocks hinaufzusteigen. Aber ich will unbedingt Fortschritte machen, auch weil ich als Mama einer 15-Jährigen einfach die Kraft brauche, um meine Aufgaben als Hausfrau und Mutter zu bewältigen.«

Beschwerden des
HERZ-KREISLAUF-SYSTEMS

Das Coronavirus hat eine Vorliebe für Ihr Herz und Ihre Herzzellen. Es kann also Dysfunktionen erzeugen, die starke Auswirkungen auf Ihren Alltag haben und Sie unter Umständen in Gefahr bringen: Symptome sind zum Beispiel Schmerzen in der Brust (aufgrund einer Entzündung oder Mikroinfarkten) und Herzrhythmusstörungen.

Schmerzen im Brustraum

Der Schmerz kann in ganz verschiedenen Formen auftreten. Am häufigsten beklagen sich Patientinnen und Patienten über ein Engegefühl in der Brust, das manchmal dem bei Herzinfarkten ähnelt. Manche verspüren ein Gewicht auf dem Brustbein, einen dumpfen Druck oder ein Stechen oder sogar eine Art elektrische Entladung im Rippenbereich. Vor allem das Einatmen schmerzt und fällt deshalb schwer. Die Ursache dieser Schmerzen ist noch nicht geklärt.[19]

Im Übrigen kann sich hinter einem einzigen Symptom eine ganze Reihe von Beschwerden verbergen. Was als Schmerz in der Brust wahrgenommen wird, kann mit Herzrasen, der Angst vor Hyperventilation während einer Anstrengung oder manchmal auch mit einer tatsächlichen Schädigung des Herzmuskels zusammenhängen.

Schmerzen im Brustraum lösen immer Angst aus; die Angst, an einem Herzinfarkt zu sterben oder einen plötzlichen Herztod zu erleiden. Dieser Aspekt verstärkt den Schmerz, und so entsteht ein Teufelskreis, der einer Besserung so lange im Weg steht, bis der Arzt ein Risiko ausgeschlossen hat. Oft sind es genau diese Thoraxschmerzen, die Betroffene dazu veranlassen, einen Kardiologen aufzusuchen.

Die Engegefühle und Beschwerden in der Brust können sowohl im Ruhezustand als auch bei Belastung vorkommen, ganz spontan ohne Auslöser oder manchmal schon bei der kleinsten Anstrengung. Dies ist sehr belastend für die Betroffenen.

Angina pectoris ist das Erste, was man bei Schmerzen in der Brust befürchtet. Bei dieser Erkrankung sind die Arterien durch Cholesterinablagerungen verstopft, die verhindern, dass Sauerstoff in den Herzmuskel gelangt. Wenn die Arterien komplett verschlossen sind, kommt es zum Infarkt. Warnsignal sind Schmerzen bei Anstrengung. Sie entstehen, weil durch die Verengung der Arterien die Sauerstoffzufuhr während der Belastung ungenügend ist.

Treten die Schmerzen in Zusammenhang mit einer Covid-Erkrankung auf, haben sie mit dieser Pathologie rein gar nichts zu tun. Im Allgemeinen weisen die Arterien der Long-Covid-Patienten keine Besonderheiten auf, es sei denn, sie litten schon vorher an einer Herzerkrankung. Die Symptome werden deshalb nicht unbedingt durch Anstrengung ausgelöst. Das Gefühl, ein Gewicht auf dem Brustkorb zu haben, ist für Long-Covid-Patienten typisch, egal, ob sie sich gerade sportlich betätigen oder vor dem Bildschirm sitzen.

TROTZ ZAHLREICHER OFFENER FRAGEN IST EINE BEHANDLUNG MÖGLICH

Für viele Symptome der Viruserkrankung Covid-19 wurde bisher keine Erklärung gefunden, obwohl die Forschung ständig Fortschritte macht.

Wir Ärzte stellen Hypothesen auf, aber es gibt noch viele Zweifel bezüglich der Pathophysiologie des Coronavirus. Trotzdem kann man die Erkrankung behandeln. Es gibt ein unter den Gesundheitsfachleuten weitverbreitetes Sprichwort, das auf den Punkt bringt, was uns antreibt: »Lieber eine Krankheit, die man nicht versteht, aber heilen kann, als eine, die man versteht, aber nicht heilen kann.«

Kardiale Symptome

Kardiovaskuläre Symptome können sich zu jedem Zeitpunkt des Krankheitsverlaufs zeigen. Ein Symptom, das besonders im Anfangsstadium häufig auftritt, ist Herzrasen: Das Herz schlägt wie verrückt, bis zum Hals, als ob es aus der Brust springen wollte. Und das, ohne dass Sie sich körperlich anstrengen. Von diesen Herzrhythmusstörungen sind 20 Prozent der Patienten betroffen, die einen Krankenhausaufenthalt hinter sich haben.

Zwei Arten von Herzrhythmusstörungen

Es gibt Herzrhythmusstörungen, die ihren Ursprung in den Vorhöfen haben, und solche, die in den Herzkammern (Ventrikel) entstehen und zusätzliche Herzschläge (ventrikuläre Extrasystolen) auslösen können. Dieser unregelmäßige Herzschlag fühlt sich für den Patienten wie ein Dolchstoß ins Herz an. Das kann fünfmal, aber auch fünfhundertmal am Tag vorkommen. Der beschleunigte Herzschlag und der lokal auftretende stechende Schmerz beunruhigen die Patienten.[20]

Was passiert

Das Coronavirus greift Ihre inneren Steuerzentralen an. Eine davon ist das autonome Nervensystem, das Ihre Herzfrequenz reguliert und anpasst. Es besteht aus zwei Teilen:

- dem sympathischen Nervensystem, das dazu dient, Ihren Herzschlag zu beschleunigen. Es wird unter anderem durch die Produktion von Adrenalin reguliert, einem der Hormone, die Ihre Herzfrequenz und Ihren Blutdruck erhöhen, wenn Sie schnell reagieren müssen (zum Beispiel um einer Gefahr zu entkommen).

- dem parasympathischen Nervensystem, das durch den *Nervus vagus* reguliert wird. Er funktioniert wie eine Bremse und kann Ihre Herzfrequenz wieder absinken lassen, beispielsweise nach einer Anstrengung. Wenn er überaktiv ist, kann es zur sogenannten vasovagalen Synkope (Ohnmacht) kommen. Patienten, denen es ständig schwummerig ist, gehen durch die Hölle. Eine Rehabilitation, durch die sie sich schrittweise wieder an Anstrengung gewöhnen, ist unbedingt nötig, um diese »vasovagale Bremse« zu deaktivieren.

Das Coronavirus stört den Präzisionsmechanismus des vegetativen Nervensystems. Die Herzfrequenz im Ruhezustand, die normalerweise zwischen 60 und 80 Schlägen pro Minute liegt, kann auf 90 bis 120 Schläge pro Minute steigen. Ihr Herz schlägt also im Ruhezustand in einem Tempo, auf das es normalerweise bei einer mäßigen Anstrengung kommt. Bei Long-Covid-Patienten tritt eine Deregulierung dieses Mechanismus ein, die das Herzrasen im Ruhezustand verursacht.

Mediziner nennen diese Deregulierung, die sich auf den Blutdruck oder die Herzfrequenz auswirkt, posturales orthostatisches Tachykardiesyndrom (POTS).

Was man gegen
HERZSTÖRUNGEN TUN KANN

Unser Long-Covid-Programm ist aus den im Laufe der Monate gewonnenen Erfahrungen und den Publikationen und Forschungsergebnissen von Ärzteteams entstanden. Aufbautraining und ein den Bedürfnissen der einzelnen Patienten angepasstes Konzept bringen die Symptome Schritt für Schritt zum Verschwinden.

Es ist eine Art Wettkampf gegen eine Krankheit, die man erst nach und nach kennenlernt. Dieser Wettkampf dauert seine Zeit und erfordert eine minutiöse Vorbereitung, die volle Aufmerksamkeit und Scharfsinn verlangt. Als Ärzte sollten wir ruhig zugeben, dass unser Wissen begrenzt ist, unseren Patientinnen und Patienten aber auch immer Hoffnung geben, eine Ausgangstür, einen Weg zur Besserung aufzeigen. Wir wollen ihnen die Wahrheit nicht verschweigen, sondern sie auf der Basis unseres derzeitigen Kenntnisstands und unserer Erfahrung mit Zuversicht begleiten. Unser Know-how ist seit dem Anfang der Pandemie kontinuierlich gewachsen.[21] Die Tatsache, dass wir die Ursache für ein Symptom nicht kennen, hindert uns nicht daran, es zu behandeln. Man muss nicht wissen, wie die Mauer gebaut wurde, um sie einzureißen.

Die Auswirkung des Virus auf das Herz ist noch unbekannt

Man weiß, dass das SARS-CoV-2-Virus sich an bestimmte Rezeptoren bindet, unter anderem an das Angiotensin-konvertierende Enzym (ACE). Das Hormon Angiotensin spielt eine Rolle bei der Regulierung der Herzfunktion. Der Rezeptor ACE kommt besonders in der Zellmembran des Herzmuskels und der Lungen vor, was erklärt, warum Covid-Patienten vor allem Atemwegs- und Herzbeschwerden haben. Das Virus bindet an den Rezeptor und befällt die Zelle, manchmal zerstört es sie sogar. Es kann zu einer Entzündung kommen. Dieser Prozess führt zu einer mehr oder minder schweren Störung der betroffenen Organe, zum Beispiel zu Atemnot, Ersticken oder Herzschmerzen.

Oberste Priorität: Die Herzuntersuchung

Unter den verschiedenen Abklärungen im Vorfeld des Long-Covid-Programms bildet eine komplette Herzuntersuchung den Eckstein, auf dem die Rehabilitation aufbaut. Die Resultate des Herz-Check-ups bestimmen das Anfangsniveau Ihres Wiederaufbautrainings. Sowohl Ihre körperliche als auch Ihre seelische Genesung hängen nämlich zu einem großen Teil davon ab, dass Sie sich wieder an Belastung gewöhnen.

Zusammen mit den anderen Untersuchungen bringt der Herz-Check-up mögliche Organstörungen ans Licht und belegt eine der für Covid-19 typischen Problematiken: die Dysautonomie. Dieses hässliche Wort bezeichnet eine Störung des autonomen Nervensystems, auf die wir in Kapitel 7 des ersten Teils noch einmal ausführlicher zurückkommen. Sie ist verantwortlich dafür, dass die Herzfrequenz und manchmal auch der Atemrhythmus Unregelmäßigkeiten aufweisen, die nicht im Verhältnis zu den realen Belastungen stehen oder sogar im Ruhezustand vorkommen.

Was gehört zu einer Herzuntersuchung?

Beim ersten Termin überprüft der Herzspezialist Ihre kardiologischen Symptome und forscht nach einer möglichen Ursache. Dazu müssen Sie sich den gleichen Untersuchungen wie ein Spitzensportler unterziehen.

Das Ruhe-Elektrokardiogramm

Die Sache sieht ein bisschen nach elektrischem Stuhl aus, aber keine Angst, das EKG ist nicht gefährlich! Sie liegen auf einem Untersuchungstisch und der Kardiologe klebt Ihnen Elektroden auf Brust und Extremitäten, um die elektrische Aktivität Ihres Herzens aufzuzeichnen. Dabei leitet er nicht etwa Elektrizität durch Ihren Körper, sondern misst diejenige, die Ihr Herz produziert. Anhand der Auswertung kann er Herzrhythmus und -aktivität im Ruhezustand bestimmen.

Bei dieser Untersuchung wird die Herzfrequenz ohne Belastung gemessen. Bei Long-Covid-Patienten weiß man, dass die Frequenz überdurchschnittlich erhöht sein kann, was man als Tachykardie bezeichnet.

Wenn die Kurve des EKG bestimmte Abweichungen aufweist, deutet dies möglicherweise auf eine vom Virus verursachte Erkrankung des Herzmuskels hin, eine Myokarditis, das heißt eine Herzmuskelentzündung. Man kann sich das wie bei einer Bronchitis vorstellen: Ein Virus siedelt sich in den Bronchien an und lost eine Entzündung aus, von der Sie entweder komplett genesen oder Narben davontragen. Genauso verhält es sich mit dem SARS-CoV-2-Virus. Es kann das Herz angreifen und dort eine Entzündung verursachen, die Funktionsstörungen zur Folge hat. Manchmal bringt das EKG auch gewisse Ursachen für Ihr Herzrasen ans Licht, zum Beispiel Extrasystolen.

EXTRASYSTOLEN

Die elektrische Aktivität des Herzens gleicht einer Sinfonie. Der Dirigent gibt den Takt an, und die Herzzellen folgen wie die Orchestermusiker dem vorgegebenen Rhythmus. Diesem Bild entsprechend entsteht eine Extrasystole dann, wenn der Paukenspieler aus dem Takt fällt. Es kann sich um einzelne Paukenschläge handeln oder, wenn der Musiker die Partitur nicht mehr versteht, um ganze Abfolgen. Dies führt zum Gefühl von Herzrasen.

Der Herzultraschall

Der Kardiologe nimmt bei einer Echokardiografie Ihr Herz von allen Seiten unter die Lupe. Er beobachtet, wie es sich zusammenzieht, und stellt gleichzeitig die Auswurffraktion insgesamt als auch jene in den verschiedenen Herzhöhlen fest. Außerdem überprüft er, ob das Virus manche Herzwände beschädigt hat und sie sich deshalb im Vergleich zu den anderen schlechter kontrahieren.

Während der Untersuchung misst der Arzt auch den Lungendruck, um zu überprüfen, ob eine pulmonale Erkrankung (Lungenembolie) sich auf die Herztätigkeit auswirkt.

Die Spiroergometrie

Diese Untersuchung soll den Faktor ausfindig machen, der die Hauptverantwortung für die Störung trägt und auf den sich folglich die Rehabilitation konzentrieren wird. Der Test prüft den ganzen Transportweg des Sauerstoffs, vom Mund bis in die peripheren Muskeln, und kontrolliert gleichzeitig die Herz- und Lungenfunktion des Patienten.

Für gewöhnlich bittet Sie der Kardiologe, Sportbekleidung zu tragen. Sie setzen sich auf ein Fahrradergometer, und der Arzt klebt Ihnen Elektroden auf, um die Belastbarkeit des Herz-Kreislauf-Systems zu messen. Er legt Ihnen eine Blutdruckmanschette um, mit der er Ihren Blutdruck im Ruhezustand und dann während der Anstrengung ermittelt. Schließlich setzt er Ihnen eine Maske auf, die Ihre Atemtätigkeit von Anfang an und bis zur Erreichung der maximalen Belastungsstufe aufzeichnet.

Sobald Sie ausgerüstet sind, misst der Kardiologe Ihre verschiedenen Parameter im Ruhezustand. Dann geht es los. Sie fangen an, in einem vorgegebenen Tempo zu radeln, und zwar gegen einen auf Höhe der Pedale befestigten Widerstand. Der Kardiologe erhöht den Intensitätsgrad kontinuierlich.

Der Test soll Sie an Ihre Belastungsgrenze führen. Er kann aufgrund der Long-Covid-Erkrankung dementsprechend unangenehm sein: Das Atmen fällt schwer, die Muskeln brennen schon nach kurzer Belastung und Sie haben das Gefühl, Ihr Herz spiele verrückt.

Diese Untersuchung ist entscheidend, weil der Arzt dabei die Hauptursache für Ihre Leistungseinschränkung identifizieren und das Aufbautraining je nachdem auf die Herz-, Muskel- oder Atemprobleme ausrichten kann, auch wenn während des Covid-Rehaprogramms alle drei Komponenten mehr oder weniger intensiv trainiert werden.

Falls die Herzuntersuchung besondere Auffälligkeiten zum Vorschein bringt, kann der Kardiologe Ihnen eine Kardio-MRT (Magnetresonanztomografie) oder ein Langzeit-EKG (bei dem Sie 24 Stunden lang ein kleines Aufzeichnungsgerät tragen, das Ihren Blutdruck misst) verschreiben. Nach Abschluss der Untersuchungsreihe schneidet man das Programm des Belastungsaufbaus auf Ihre Bedürfnisse zu (Teil II, Kapitel 1 und 2).

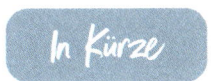

In Kürze

- Herzprobleme machen eine Untersuchung bei einem Kardiologen absolut notwendig.
- Die Befragung durch den Arzt wird zeigen, ob bei Ihnen Vorerkrankungen oder Risikofaktoren wie Tabakrauchen oder Diabetes, die kardiologische oder vaskuläre Komplikationen verursachen können, vorhanden sind. Diese müssen berücksichtigt werden.
- Der Kardiologe macht auch eine umfassende klinische Untersuchung: Ruhe-EKG, Herzultraschall und Spiroergometrie zur Beurteilung der Leistungsfähigkeit von Lunge und Herz-Kreislauf-System.
- Die Untersuchung ermöglicht eine individuelle Behandlung, da das Konzept den festgestellten Problemen angepasst werden kann.

4

NICHTS RIECHT UND SCHMECKT MEHR

Chloé ist 25. Sie arbeitet in einer Werbeagentur. Mit viel Humor schildert sie den Verlust ihres Geruchssinns, der ihr wie ein Albtraum vorkam.

»Ich habe zwei Tage nach dem Lockdown, am 19. März, meinen Geschmacks- und Geruchssinn verloren. Mit Sicherheit habe ich mich am Arbeitsplatz angesteckt, meine Vorgesetzte wurde am 15. März positiv getestet, und vier Tage später hat es mich erwischt!

Damals sprach noch niemand über Störungen des Geschmacks- und Riechvermögens. In der Anfangszeit der Pandemie war in der Öffentlichkeit nur von Symptomen wie Atmungsproblemen und Fieber die Rede. Bei mir begann die Krankheit mit Schmerzen und Schleim im Hals. Meine Nase war nicht verstopft. Dann kamen Kopfschmerzen und nach zwei bis drei Tagen Muskelschmerzen in Bauch und Beinen dazu. Fieber hatte ich keines, ich habe jeden Tag gemessen. Zu jener Zeit war mein Leben ziemlich abenteuerlich. Mein Freund und ich waren gerade zusammengezogen. Das war etwas völlig Neues, wir hatten noch nie unter demselben Dach gelebt, obwohl wir uns schon seit acht Jahren kannten. Ich war also gerade dabei, ein neues Leben anzufangen. Das geriet durch ein Ereignis, das eine Genießerin wie mich ziemlich erschütterte, gründlich durcheinander.

Ich hatte für den Aperitif eine Zucchini-Quiche gemacht. Als ich sie in kleine Stücke schnitt, sagte ich zu meinem Freund: ›Sie ist mir nicht geraten, sie riecht nach nichts.‹ (Ich vermisste den Duft von frisch Gebackenem.)

Mein Freund antwortete: ›Doch, sie sieht gut aus.‹

In diesem Moment hatte ich keine Ahnung, was mir geschah. Auch im weiteren Verlauf des Abends merkte ich nichts. Als ich am nächsten Morgen aufwachte, vermisste ich den gewohnten, angenehmen Geruch des Federbetts. Ich sprang aus dem Bett. Im Internet tippte ich ›Geschmack und Geruch‹ sowie ›Coronavirus‹ ein. Doch außer Kehlkopfkrebs fand ich nichts. Erst als mich meine Mutter an diesem Morgen anrief, erfuhr ich, dass das Coronavirus eine Anosmie verursachen kann. Danach stürzte ich sofort zum Kühlschrank und nahm den Camembert heraus: Ich roch ihn nicht! Genauso ging es mir im Badezimmer mit der Zahnpasta.

Ich rief also den Arzt an, der mir mitteilte: ›Wir sprachen gerade darüber. Möglicherweise haben Sie den Geschmacks- und Geruchssinn verloren. Aber keine Sorge, nach einer Woche ist der Spuk vorbei.‹

Als Nächstes verlor ich den Appetit. Ich roch nichts, also tat ich keine Soße an den Salat. Ich habe in einer Woche vier Kilo abgenommen und hatte sogar einen Schwächeanfall, weil ich viel zu wenig aß.

Meine Ungeduld nahm zu. Es schien mir unerträglich, ohne Düfte zu leben. Die Tage vergingen, der Geschmack kam nicht wieder. Es war, als ob das Leben seine Farben oder ich mein Augenlicht verloren hätte. Ich hatte das Gefühl, fast blind zu sein, der Kontakt zum Leben war mir abhandengekommen. Vor allem ein Gedanke bedrückte mich: ›Es ist schrecklich, ich werde nicht mehr ins Restaurant gehen und nichts mehr schmecken. Das ist kein richtiges Leben mehr.‹ Ich sah meinen Freunden zu, wie sie genüsslich einen Pudding aßen. Selbst verzichtete ich darauf. Wozu hätte ich ihn auch essen sollen? Wenn die anderen sich vor meinen Augen eine Pizza einverleibten, bestellte ich keine. Essensdüfte und Leckereien nicht mit den anderen teilen zu können, deprimierte mich. Ich war verzweifelt, gab aber die Hoffnung nicht auf, dass sich alles wieder normalisieren würde. Damals hatte man noch nicht gehört, dass bei manchen Menschen der Geruchssinn nie mehr zurückkehrte oder dass dieser Zustand über ein Jahr andauern konnte. Und dann, eines Morgens, geschah es. Ich trug Parfüm auf und sagte mir: ›Verdammt, da war doch was!‹ Ich meinte, etwas gerochen zu haben, aber der Duft verflog rasch. Ich gab auf und dachte nicht mehr daran. Beim Mittagessen nahm ich ganz leicht den säuerlichen Geschmack einer Tomate wahr. Es war ein Wunder. Ganz langsam kam das Riechvermögen zurück, ich roch gewisse Speisen und vor allem das Deo, Parfüm. Alles, was einen starken Duft hatte.

Als ich aus der Quarantäne entlassen wurde, habe ich mich am 11. Mai 2020 testen lassen. Der Test hat gezeigt, dass ich Covid-19 hatte. Mein Freund hat sich ebenfalls testen lassen: Er hatte keine Antikörper, obwohl wir im selben Zimmer schliefen.

Mein Geschmackssinn ist zurückgekehrt, und ich habe wieder vier Kilo zugelegt. 18 Monate später spüre ich keine Nachwirkungen mehr. Bloß Angst, dass das Phänomen wieder auftauchen könnte: Man kennt die Langzeitfolgen von Corona noch nicht genau. Wer weiß, ob das alles noch mal von vorn losgehen kann.«

Der Verlust des Geruchssinns:
VON EINER LEICHTEN BIS ZUR SCHWEREN FORM

Der vorübergehende Verlust des Geruchssinns ist eines der typischsten Merkmale von Covid-19 und findet sich bei mehr als der Hälfte der Betroffenen. Laut mehreren Studien weisen 50 bis 90 Prozent der leicht und 10 bis 15 Prozent der schwer Erkrankten dieses Symptom auf.[22] Ursache dafür ist, dass das Virus ins Riechepithel (das sich im oberen Bereich der Nase befindet) und dessen Riechzellen eindringt. Diese haben die Aufgabe, Geruchsstoffe aufzunehmen, sie in elektrische Signale umzuwandeln und an den Riechkolben im Gehirn weiterzuleiten.

Die beschädigten Zellen werden zur Zielscheibe unseres Immunsystems. Bei der Hälfte der Patienten kehrt der Geruchssinn innerhalb von zwei bis drei Wochen von selbst zurück.[23] Nach sechs Monaten leiden nur noch fünf Prozent der Betroffenen unter Geruchsverlust und nach einem Jahr nur noch zwei Prozent. Das Wiedererlangen des Geruchssinns kann mehr als zwei Jahre in Anspruch nehmen, nach dieser Zeitspanne ist die Wahrscheinlichkeit einer deutlichen Besserung nur noch gering. Für Betroffene ist es sehr schwierig, mit dieser Beeinträchtigung zu leben.

Tatsächlich hat das Riechvermögen von allen Sinnen den größten Einfluss auf unser Gefühls-leben. Gerüche sind mit intensiven Emotionen verbunden. Der Duft des Haars unserer Kinder oder der Hauch von Parfüm, der unser Liebster zurücklässt: Alles, was wir mit dem Geruchssinn wahrnehmen, holt uns ins Leben zurück, gibt uns das Gefühl, lebendig zu sein. Die Anosmie (kompletter Verlust des Geruchssinns) ist ein klassisches Symptom bei vielen (der Hälfte) Co-vid-19-Patienten und heilt üblicherweise nach drei Wochen. Aber der Verlust des Geruchssinns kann fortbestehen, wenn das Virus in der Riechschleimhaut eine anhaltende Entzündung aus-löst. Diese Störung ist für Long-Covid-Patienten ein echtes Handicap, weil sie körperlich und seelisch darunter leiden.

Behandlungsmöglichkeiten

Über die Behandlung der Riechstörungen im Zusammenhang mit Covid-19 ist man sich noch nicht einig. Vom Spülen der Nasenhöhle mit Kochsalzlösung wurde ursprünglich abgeraten, weil das Risiko bestehe, dass das Virus sich so auf die unteren Atemwege ausbreitet. Doch es scheint nun, dass die Spülungen dafür sorgen, dass das Virus sich weniger an die Nasen- und die Riech-schleimhaut binden kann und folglich das Risiko reduzieren, dass es durch die Nasenschleimhaut dringt. Die Wirksamkeit der Nasenspülungen wurde außerdem bei anderen Viruserkrankungen bewiesen.

Deshalb empfehlen wir Ihnen zum gegenwärtigen Zeitpunkt, die Nase mit einer Kochsalz-lösung zu spülen, die mit Spurenelementen angereichert ist. Fangen Sie innerhalb der ersten zwei Wochen nach Auftauchen des Symptoms an und machen Sie zwei Monate lang damit wei-ter. Dasselbe gilt für alle, die nach einer Covid-Erkrankung an chronischem Schnupfen leiden.

Üblicherweise behandelt man einen postviralen Geruchsverlust mit oralen Kortikosteroiden (beispielsweise nach Grippe, Coronavirus, Epstein-Barr-Virus). Davon wurde zu Beginn der Pan-demie abgeraten, aus Angst, die Medikamente könnten die Krankheit verschlimmern. Doch inzwischen sind drei europäische Studien[24] zur Überzeugung gelangt, dass orale Kortikoide in Tablettenform gegen Anosmie nach einer Covid-Erkrankung wirken, wenn sie zwei bis drei Wochen nach dem Auftauchen des Symptoms verschrieben werden. Die oralen Kortikoide be-günstigen die Rückkehr des Riechvermögens und scheinen das Risiko einer Parosmie (eine redu-zierte Geruchswahrnehmung, bei der ständig ein unangenehmer Geruch wahrgenommen wird) zu reduzieren. Experimente haben gezeigt, dass eine siebentägige Therapie mit Kortikoiden die Covid-Erkrankung nicht verschlimmert.

Die Behandlung beginnt ein bis zwei Wochen nach der infektiösen Phase der Krankheit, wenn Myalgie (Muskelschmerzen), Arthralgie (Gelenkschmerzen), Husten, Fieber oder Dyspnoe ab-genommen haben. Nach dieser Frist bringt sie nicht mehr viel, weil die Entzündung des Riech-

Geruchs- und Geschmackssinn

Selbsttest zum

Beginnen wir mit einem Selbsttest zur Beurteilung Ihres Geschmacks- und Riechvermögens. Er ist in den Informationsblättern *»Réponses rapides«* mit den Empfehlungen der HAS zu finden, die den Gesundheitsfachleuten seit Februar 2021 zur Verfügung stehen.

Schmecken Sie beim Kosten einen Unterschied ...	Ja	Nein
zwischen zwei verschiedenen Obstsorten?		
zwischen zwei verschiedenen Fleischsorten (Lamm und Hühnchen)?		
zwischen Fleisch und Fisch?		
zwischen Kaffee und Tee?		
Erkennen Sie den Geschmack von Schokolade?		

Anzahl der mit Ja beantworteten Fragen: _____

Schnuppern Sie an diesen vier Nahrungsmitteln und bewerten Sie die Qualität des wahrgenommenen Geruchs, indem Sie die zutreffende Punktzahl zwischen 0 (überhaupt kein Geruch) und 10 (der normale Geruch) ankreuzen.

Lebensmittel	0	1	2	3	4	5	6	7	8	9	10
Vanilleschote											
Gewürznelke											
Weinessig											
Currypulver											

Anzahl der Antworten mit mehr als 5 Punkten: _____

Wenn Sie beim Geschmackstest überwiegend mit Ja geantwortet haben und die Mehrheit der Resultate beim Geruchstest über 5 Punkten liegt:

- Machen Sie sich keine Sorgen, die Störung Ihres Geschmacks- und Riechvermögens hält sich in Grenzen.
- Beginnen Sie mit dem Geruchs- und Geschmackstraining Smell-Reha (beschrieben in Teil II, Kapitel 11).
- Spülen Sie zweimal am Tag die Nasenhöhlen mit angereicherter Kochsalzlösung.
- Besprechen Sie mit Ihrem Arzt die Möglichkeit einer siebentägigen Behandlung mit Kortikoiden.

Wenn Sie beim Geschmackstest überwiegend mit Nein geantwortet haben, die Mehrheit der Resultate beim Geruchstest unter 5 Punkten liegt und Ihr Geruchsverlust schon länger als zwei Monate andauert oder schlimmer wird:

- Konsultieren Sie einen Hals-Nasen-Ohren-Arzt, der Ihnen ein spezifisches MRT verordnen wird.
- Beginnen Sie unverzüglich mit dem Geruchstraining Smell-Reha (beschrieben in Teil II, Kapitel 11).
- Spülen Sie zweimal am Tag die Nasenhöhle mit angereicherter Kochsalzlösung.
- Führen Sie Ihre übliche Behandlung fort, falls Sie unter Allergien leiden.

kolbens abgeklungen ist. Allerdings kann eine Behandlung mit Kortikoiden zu einem späteren Zeitpunkt einen Verlust des Geruchssinns als Langzeitfolge von Covid-19 günstig beeinflussen.

Es handelt sich um starke Medikamente, die Ihnen Ihr Arzt verschreiben kann, wenn keine Kontraindikationen vorliegen.

Die Schlüssel ZUR REGENERATION

Wenn Sie ihren Geruchssinn verloren haben, müssen Sie schnell mit einem Riechtraining beginnen. Damit ist gemeint, dass Sie das Zusammenspiel der Sinne, von der Wahrnehmung des Geruchs bis zu seiner Umwandlung in elektrische Signale, wieder einüben. Im Gehirn muss eine Verknüpfung entstehen zwischen dem, was dieses elektrische Signal in Ihrem kognitiven Gedächtnis auslöst, und dem, was es in Ihrem emotionalen Gedächtnis auslöst. Dank Marcel Proust und seiner Madeleine-Szene wissen wir, wie eng Gefühle mit Geruchs- und Geschmackssinn verbunden sind.

Bei Anosmie beschränkt sich die Wahrnehmung von Nahrungsmitteln auf die grundlegenden Geschmacksrichtungen süß, salzig, sauer, bitter und umami (den Geschmack von Proteinen). Wie immer in der Medizin ist die Realität häufig komplexer als die allgemeinen Gesetzmäßig-

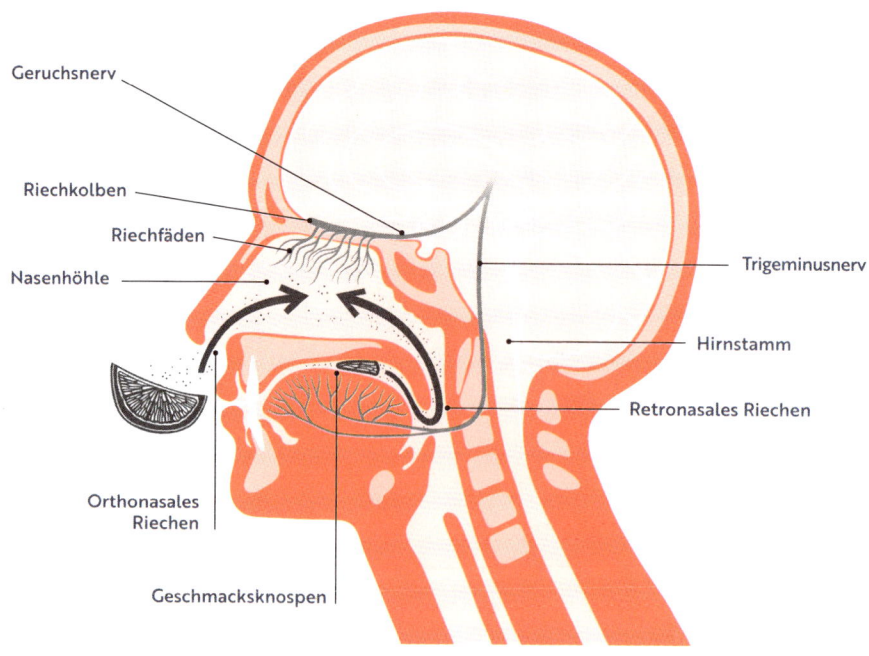

keiten, die man aus der größtmöglichen Anzahl Fälle abzuleiten versucht. Das Aroma eines Nahrungsmittels setzt sich zusammen aus seinem Geschmack (wahrgenommen durch die Geschmacksknospen auf der Zunge) und seinem Duft, der beim Einatmen durch die Nase (direktes oder orthonasales Riechen), aber auch im oberen Teil des Nasenraums (retronasales Riechen) wahrgenommen wird. Vier Fünftel der Geschmacksempfindungen (was man schmeckt) werden durch retronasales Riechen wahrgenommen. Deshalb müssen Sie beim Riechtraining die Nahrungsmittel, an denen Sie riechen, auch kosten.

Die Mehrheit der Gerüche wird nur über den Geruchsnerv wahrgenommen, der sich an der Schädelbasis befindet, andere gleichzeitig über den Geruchsnerv und den Trigeminusnerv, der die Zunge innerviert. Deshalb müssen der Geruchsnerv und der Trigeminusnerv unversehrt sein, damit Sie die Schärfe von Pfeffer oder Ingwer, das Brennen von Chili, das Prickeln von Champagner und Limonaden oder die Frische von Minze richtig wahrnehmen können.

Wie das Riechtraining funktioniert

Ein paar Minuten am Morgen und am Abend reichen aus für unser einfaches Smell-Rehatraining, das Sie im 11. Kapitel des zweiten Teils finden. Es beruht auf alltäglichen Gerüchen und den visuellen, geschmacklichen und emotionalen Assoziationen, die sie auslösen. Es läuft in drei Phasen ab:

- Assoziationen herstellen: ein Nahrungsmittel mit den fünf Sinnen erkennen
- Unterscheiden lernen: zwei Nahrungsmittel vergleichen
- Geruch und Geschmack blind erkennen: das Nahrungsmittel verbergen

Am Ende jeder Woche ziehen Sie Bilanz, indem Sie mit allen Lebensmitteln der Woche gleichzeitig trainieren. Nach Abschluss des Covid-Rehaprogramms machen Sie wieder den Selbsttest, um Ihre Fortschritte zu überprüfen. Beim Training müssen drei Prinzipien befolgt werden: Regelmäßigkeit, Veranschaulichung und Ausdauer.

- **Regelmäßigkeit:** Sie müssen zweimal pro Tag mit einfachen Produkten trainieren. Am schlimmsten ist, dass Sie die Gerüche nicht mehr wahrnehmen, die Teil des Alltags sind: den Kaffee am Morgen, Ihr Lieblingsparfüm, die Gewürze, mit denen Sie kochen, aber auch den Geruch Ihrer Kinder – selbst wenn Sie manchmal auf den Gestank der schmutzigen Socken unter dem Bett Ihres pubertierenden Sprösslings verzichten könnten. Es ist wichtig, mit diesen alltäglichen Gerüchen zu üben, weil sie als erste zurückkehren.
- **Veranschaulichung:** Es ist entscheidend, die gerochenen Dinge auch zu sehen. Manche Methoden empfehlen ein Riechtraining mit geschlossenen Augen, aber das bringt nichts, ja ist sogar kontraproduktiv. Bei dieser Methode lernen Sie, den physikochemischen Geruch wahrzunehmen, können ihn aber anschließend nicht erkennen, weil Sie ihn nicht zuordnen können. Das ist etwa so, als wenn man die Wörter einer Fremdsprache auswendig lernt, ohne sie zu verstehen. Ineffizient, frustrierend und deprimierend, genau das Gegenteil einer wirksamen Rehabilitation. Jahrzehntelange Erfahrung mit neurokognitiver Rehabilitation nach Schlaganfällen und neurodegenerativen Krankheiten hat uns gelehrt, wie

wichtig es ist, auf andere Sinne zurückzugreifen, die Übungen immer wieder zu machen und dabei die Emotionen einzubeziehen, um ein erst vor Kurzem erworbenes Defizit wettzumachen.

- **Ausdauer:** Das selbstständige Training muss so lange durchgeführt werden, bis das Riechvermögen vollständig zurückgekehrt ist, auch wenn das mehrere Monate in Anspruch nimmt. Sie können ein kleines Ritual daraus machen oder Ihre Familie einbeziehen, indem Sie es für die Kinder zu einem Spiel machen. Die Riechgymnastik braucht Zeit, und manche Gerüche wie Lavendel oder Eukalyptus kehren später zurück, weil man nur selten mit ihnen in Kontakt kommt und die entsprechenden Rezeptoren weniger häufig stimuliert werden. Denken Sie daran, dass Sie einen Geruch in der ersten Zeit nur kurz wahrnehmen. Werden Sie regelmäßig damit konfrontiert, identifizieren Sie ihn immer schneller und riechen ihn länger.

Ein konkretes Beispiel

- Ich wähle ein bekanntes Nahrungsmittel, zum Beispiel eine Orange.
- Ich betrachte und berühre sie: Sie ist orangefarben; ihre Schale fühlt sich unregelmäßig an.
- Ich spreche ihren Namen laut aus: »Das ist eine Orange.«
- Ich atme ihren Duft ein: Sie riecht nach Zitrusfrucht.
- Ich probiere sie: Sie ist süß und leicht sauer.
- Ich betrachte sie nochmals und spreche ihren Namen erneut aus: »Das ist eine Orange.«
- Ich verknüpfe eine angenehme Erinnerung damit, zum Beispiel, wie meine Tochter heute Morgen gelacht hat, als sie mich mit der Orange spielen sah.

GESCHMACKSVERLUST

Die Hälfte der Covid-19-Patienten verliert den Geschmackssinn. Bezeichnend ist, dass sie das Gefühl beschreiben, Karton zu essen. Dieser Geschmacksverlust unterscheidet sich vom Verschwinden der Aromen, das typisch ist für Patienten mit Geruchsverlust. Letztere nehmen den Geschmack von Schokolade oder Banane hauptsächlich deswegen nicht richtig wahr, weil sie die Lebensmittel nicht riechen können.

Das Training des Geschmackssinns läuft gleichermaßen ab wie die Riechgymnastik. Mindestens zweimal pro Tag legt man sich Stücke von süßen, salzigen, sauren oder bitteren (beispielsweise Grapefruit) Lebensmitteln auf die Zunge. Die Störung des Geschmacksvermögens dauert in der Regel nicht lange, und uns sind bisher keine Fälle bekannt, bei denen der komplette Geschmacksverlust über lange Zeit andauerte.

Braucht es medizinische Begleitung?

Haben Sie Ihren Geruchssinn erst vor Kurzem (vor zwei bis drei Wochen) verloren? Dann konsultieren Sie Ihren Arzt. Er kann Ihnen orale Kortikoide verschreiben, um das Risiko einer Parosmie zu vermindern und die Genesung zu beschleunigen. Anschließend können Sie mit dem selbstständigen Training beginnen.

Dauert der Verlust des Geruchssinns hingegen schon mehr als drei Wochen an, bringt der Besuch beim Hausarzt oder bei einem Spezialisten für HNO nicht viel. Nur in Fällen, bei denen das Problem bereits mehr als zwei Jahre besteht, muss ein HNO-Arzt mittels eines MRT des Riechkolbens nach einer möglichen neurologischen Störung suchen. Diese Untersuchung wird durch einen Riechtest zur Bestimmung des Schweregrads der Störung ergänzt. Zusätzlich zum Riechtraining Smell-Reha (beschrieben in Teil II, Kapitel 11) können Nahrungsergänzungsmittel wie Zink, Vitamin A, Vitamin B$_9$ und Vitamin B$_{12}$ empfohlen werden. Bestimmte Antioxidantien (Alpha-Liponsäure) oder Caroverin scheinen der Rückkehr des Geruchssinns bei postviralen Anosmien förderlich zu sein. Die Forschung zu diesem Thema ist noch im Gang.

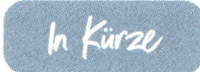

In Kürze

- Jeder Verlust von Geschmacks- und Geruchsvermögen, der mehr als zwei Wochen andauert, muss spezifisch behandelt werden, und zwar mit oralen Kortikoiden und Nasenspülungen mit Kochsalzlösung, die mit Spurenelementen angereichert wurde.
- Das Andauern des Verlusts von Geschmacks- und/oder Geruchsvermögen über mehr als zwei Monate macht ein selbstständiges Training wie Smell-Reha (Teil II, Kapitel 11) nötig. Dieses dauert acht Wochen, manchmal auch mehr, wenn der Geruchssinn noch nicht vollständig zurückgekehrt ist. Auch wenn die Zeitspanne seit Auftauchen der Störung zwischen einem Monat und einem Jahr beträgt, ist ein Besuch beim HNO-Arzt nicht nötig, solange keine anderen Störungen vorliegen, die auf eine Verletzung der Geschmacks- oder Geruchsnerven hindeuten.
- Geruchs- und Geschmacksverlust, die schon ein oder zwei Jahre andauern, erfordern ergänzende Untersuchungen bei einem HNO-Spezialisten, um nach einer neurologischen Ursache der Störungen zu forschen.

5

WIE NEBEL IN MEINEM KOPF

Jean-Yves ist 38 Jahre alt und von Beruf Ingenieur. Früher spielte er ab und zu Tennis, den Arbeitsweg legte er mit dem Fahrrad zurück und hatte jeden Tag 18 Kilometer auf dem Zähler. All dies hat sich im März 2020 geändert. Und aus heiterem Himmel litt er unter Problemen wie Gedächtnisverlust, die eine Rückkehr ins normale Leben schwierig machten.

»Ich bin Mitte März 2020 erkrankt. Seither habe ich periodisch starke Schmerzen, durchschnittlich alle zwei bis drei Wochen. Sie treten zyklisch auf. In diesen Phasen bin ich müde oder verspüre starke Schmerzen in den Oberschenkeln, manchmal tun mir auch die Waden weh. Ich fühle mich dann total erschöpft und habe Atemprobleme: Bei der kleinsten Anstrengung gerate ich außer Atem. Diese Phasen dauern höchstens eine Woche. Aber sie sind ziemlich heftig.

Dazwischen leide ich unter Konzentrationsschwierigkeiten und ermüde viel schneller als normal. Die Rückfälle belasten mich sehr, und die Gewissheit, dass der nächste unausweichlich bevorsteht, deprimiert mich. Ich habe versucht, über meinen Formzustand Buch zu führen, aber die Intensität ist bei jedem Schub anders. Da habe ich die Idee aufgegeben, das zyklische Verhalten der Krankheit zu dokumentieren.

Im Juni 2020 war ich erneut krank, diesmal war die Episode heftiger als die erste. Mein Hals war wie zugeschnürt, ich litt unter Atemnot, als ob mir ein Sandsack auf dem Brustbein ständig die Brust zusammenpresste. Ab Ende des Sommers kehrten die Beschwerden in regelmäßigen Abständen zurück, und bis heute, ein Jahr danach, hat sich nichts geändert.

Das Engegefühl im Thorax, als ob ich ein Gewicht auf der Brust hätte, taucht vor allem während dieser Krisenphasen auf. Die Rückfälle bringen mich zur Verzweiflung, sie schlagen mir aufs Gemüt: Seit zwei Monaten nehme ich Antidepressiva. Ich habe den Mut verloren, weil sich diese Situation schon so lange hinzieht.

Wenn ich eine größere Anstrengung unternehme, tun mir die Oberschenkel schrecklich weh. Ich habe ganz einfach keinen ›Saft‹ mehr in den Oberschenkeln und leide unter Belastungsschmerzen. Beim Treppensteigen ziehe ich mich mit den Armen hoch. Erst ein möglichst heißes Bad bringt mir danach Erleichterung. In den Momenten, in denen ich so starke Schmerzen habe, schlafe ich ein- bis zweimal am Tag und lege zusätzlich eine Wärmflasche unter das Federbett: Die Wärme lässt mich die Schmerzen vergessen.

Wenn ich die schlechte Phase hinter mir habe, leide ich unter Konzentrationsschwierigkeiten, kann nicht richtig nachdenken. Ich kriege nicht viel auf die Reihe. Das Antidepressivum hilft mir. Der Arzt hat mir Fluoxetin verschrieben, es wirkt sich positiv auf den kognitiven Aspekt aus. Ich litt darunter, nichts erledigen zu können, und unter meiner Vergesslichkeit. Zum Beispiel bereitete es mir Mühe, beim Kochen die Abfolge der verschiedenen Schritte einzuhalten. Ich erinnere mich nicht an völlig banale Dinge. Einmal wollte ich mir einen Tee machen und habe ein zweites Mal Wasser in die Tasse gegossen.

Der Arzt diagnostizierte eine Depression bei mir. Da bin ich in Tränen ausgebrochen. Früher wäre mir das nie passiert. So eine schlechte Zeit habe ich noch nie erlebt. Ich bin Energie-Ingenieur. Das ist ein intellektuell anspruchsvoller Job. Zurzeit bin ich krankgeschrieben, ich packe das nicht mehr. Anfangs war die Unternehmensleitung großzügig, aber seit März dieses Jahres bin ich arbeitsunfähig.

Die kognitive Störung neutralisiert auch die Intelligenz: Ich hatte Schwierigkeiten, einen halbseitigen Text konzentriert zu lesen und den Inhalt zu verstehen. Das Arbeiten fiel mir äußerst schwer, meine Leistungsfähigkeit war auf zehn Prozent gesunken. Ich hatte während der ersten Welle Corona, damals gab es noch keine Long-Covid-Behandlungen, von denen ich einen Nutzen hätte ziehen konnte. Später habe ich mich einer Reihe von Untersuchungen unterzogen. Es wurden ein Gehirn-Scan, Bluttests und ein Herzultraschall gemacht. Eine neurophysiologische Untersuchung sollte zeigen, ob die Verbindung zwischen Muskeln und Nerven normal funktionierte, und ein Belastungstest machte klar, dass ich keine Kraft mehr hatte. Bald werde ich mich impfen lassen. Das gibt mir etwas Hoffnung.

Ich werde eine Long-Covid-Behandlung in Anspruch nehmen und endlich eine Nachsorgebetreuung bekommen. Mein Zustand dauert schon eineinhalb Jahre an, und ja, ich träume davon, wieder in den Besitz meiner früheren Leistungsfähigkeit zu gelangen. Es scheint endlos, dieses regelmäßige Auf- und Ab von schlechten Phasen und besseren Momenten, in denen ich hoffe, dass das alles eines Tages aufhört. Bloß wann?«

Ein Auf und Ab
MIT VIELSCHICHTIGEN SYMPTOMEN

Long-Covid-Patienten leiden unter Angst, Perspektivlosigkeit, Gedächtnislücken und anderen Störungen. Ihre Gefühlszustände sind komplex und hängen mit ihrer Krankheit zusammen. Mit der Zeit verflechten sich verschiedene Dinge und lassen sich nicht mehr trennen. Unter diesen Bedingungen ist es schwierig, die psychischen Symptome, die mit dem emotionalen Zustand und der für Long Covid typischen Erschöpfung zusammenhängen, von neurokognitiven Störungen zu unterscheiden.

Manchmal verursacht das SARS-CoV-2-Virus eine neurologische oder psychiatrische Erkrankung oder bringt eine bereits bestehende zutage. Außerdem sind psychische Symptome schwieriger festzustellen als organische, nicht zuletzt, weil sie mit dem körperlichen Zustand und der Krankheitserfahrung der Betroffenen gekoppelt sind. Eine weitere Schwierigkeit besteht darin, dass sich Long Covid oft zyklisch verhält und bessere sich mit schlechteren Phasen abwechseln.

Neurokognitive Störungen

Viele Symptome, die im Zusammenhang mit einer Covid-19-Infektion auftreten, sind neuropsychologischer Art. Mehr als ein Drittel (38,6 Prozent) der Patienten, die unter einer coronabedingten Lungenerkrankung leiden, entwickeln auch neurologische Symptome, manchmal sogar schon bevor Atemwegsbeschwerden auftauchen.[25] Häufig sind kognitive Störungen, die die intellektuellen Fähigkeiten beeinträchtigen: Verwirrtheit, schweres dysexekutives Syndrom, Aufmerksamkeits- oder Sprachstörungen. Von dieser Art Problemen erzählt Flavie, Patientin der Klinik Foch (Teil I, Kapitel 1), bei der besonders das Kurzzeitgedächtnis betroffen ist.

Mehrere Studien haben Aufmerksamkeitsdefizite und Störungen der exekutiven Funktionen (Arbeitsgedächtnis, Flexibilität)[26] dokumentiert. Kann das SARS-CoV-2 wie andere Coronaviren das zentrale Nervensystem (ZNS) infizieren? Die neurologischen Störungen, zu denen auch Kopfschmerzen, Geschmacks- und Riechverlust gehören, laden dazu ein, sich mit dieser Frage zu befassen.

Es gibt mehrere Forschungsansätze, die sich mit der Häufigkeit, dem Ausmaß und der internationalen Verbreitung der neuropsychologischen Störungen befasst haben. Hier ein Überblick über die bis heute, fast zwei Jahre nach dem Beginn der Pandemie, verfolgten Hypothesen.

- **Störung des vegetativen Nervensystems:** Eine neurovegetative Dystonie verhindert die Regulierung der »automatischen« Körperfunktionen, insbesondere der Atmung und der Verdauung. Das könnte erklären, warum das Atmungssystem aus dem Gleichgewicht kommt und manche Patienten hyperventilieren.
- **Entzündung:** Wenn der Organismus das Eindringen eines Coronavirus bekämpft, löst er eine komplexe Immunreaktion aus. Bei den Covid-19-Infektionen tritt ein Zytokinsturm auf, von dem man weiß, dass er die Hirnfunktion beeinträchtigt.[27]
- **Oxidativer Stress:** Ausführliche Untersuchungen über die Störungen des Metabolismus bei Covid-19 heben hervor, wie sich oxidativer Stress auf die Regulierung der Immunantwort und das Gleichgewicht unter den Neurotransmittern auswirkt. Ihr Körper erholt sich schneller, wenn Sie gut schlafen (beschrieben in Teil I, Kapitel 1) und sich ausgewogen ernähren (beschrieben in Teil I, Kapitel 6).
- **Gefäßentzündungen:** Da manche Patienten mit schwerem Verlauf einen Schlaganfall erleiden, ist es möglich, dass viele nur leicht Erkrankte unter einer Form von zerebraler Vaskulitis leiden. Dies scheint sich dadurch zu bestätigen, dass die Zellen der Blutgefäßwände besonders viele ACE-II-Rezeptoren enthalten, an die das Coronavirus andocken kann.[28]
- **Neurotropismus:** Es kann sein, dass das Coronavirus die Schutzschranke des Nervensystems durchdringt und es infiziert. Gewisse neurologische Strukturen enthalten ebenfalls viele ACE-II-Rezeptoren, so etwa die Neuronen des vegetativen Nervensystems oder bestimmte Bereiche des Hirns (*Substantia nigra*, *Gyrus temporalis*, posteriorer cingulärer Kortex und Riechkolben).[29]

- **Corona-Burn-out:** Diese Erklärung kommt am häufigsten vor, und die Störung kann am einfachsten behandelt werden. Eine solche Pandemie hat noch niemand von uns erlebt, und ihre Konsequenzen beinhalten ein gewaltiges Stresspotenzial: ständige Ungewissheit, soziale Isolierung aufgrund von Quarantänemaßnahmen und wirtschaftliche Existenzbedrohung. Dazu kommt noch die Ratlosigkeit der medizinischen Fachkräfte, die das Krankheitsbild Long Covid nicht erklären können – eine Stressbelastung, der viele von uns noch nie ausgesetzt waren.

Eine diesbezügliche Umfrage in der Gesamtbevölkerung, das heißt unter Menschen mit und ohne Covid-19,[30] hat bei der Hälfte der Befragten Angst oder sogar eine posttraumatische Belastungsstörung festgestellt, bei bis zu 50 Prozent depressive Störungen und bei mehr als 30 Prozent psychische Probleme. Bis zu 80 Prozent der Befragten leiden unter ungewohnten Anzeichen von Stress. Es ist nicht weiter erstaunlich, dass dieser intensive und andauernde Stress die verletzlichsten Menschen trifft. Wie gesagt ist bekannt, dass das Coronavirus stressbedingte psychiatrische Störungen begünstigen kann; dies über die Schwachstelle der ACE-II-Rezeptoren und über entzündliche Prozesse im Gehirn. Diese Hypothese mag kein Grund zur Freude sein, aber sie wirkt doch eher beruhigend, weil die moderne Medizin solcherlei Störungen diagnostizieren und behandeln kann. Klinische Psychologen und Neuropsychologen können zwischen einem Übermaß an Stress und einer Depression unterscheiden. Auch kennen Allgemeinärzte und Psychiater die Medikamente, die gegen neurokognitive Störungen bei Long Covid wirken.

Angstsymptome

Diese Symptome haben eine große Spannbreite: von einem angemessenen Gefühl der Beunruhigung bis hin zu massiver Angst mit Panikattacken. Sie treten oft in Zusammenhang mit anderen Long-Covid-Beschwerden auf, hauptsächlich mit einem Engegefühl in Brust, Lungen oder Herz oder mit Atemproblemen. Die Patienten bangen in diesen Situationen oft um ihr Leben. Vielen kommt der Gedanke, ein zweites Mal, und diesmal schwerer, erkrankt zu sein, sie geraten in Panik und rufen den Notarzt. Es handelt sich aber bloß um Rückfälle, die nicht lebensbedrohlich sind und den neuen Alltag des Patienten bestimmen.

Man hört oft, eine posttraumatische Belastungsstörung sei normal nach einer Covid-19-Erkrankung. Man sollte aber unbedingt daran denken, dass ein Ereignis nie an sich traumatisch ist. Den Ausschlag gibt, wie der Einzelne das Erlebnis verarbeitet. Wie traumatisch sich die Krankheitserfahrung auswirkt, ist von Patient zu Patient verschieden, und eine Diagnose von einem Spezialisten ist wichtig. Das Überstehen einer Covid-Erkrankung kann natürlich durchaus ein Trauma bedeuten. Ganz allgemein gilt, dass das Leben mit der Pandemie Angst auslöst, auch wenn manche das abstreiten. Es ist also normal, sich gestresster als üblich zu fühlen.

Sorgen Sie für Ablenkung, um Ihre Angstgefühle zu beruhigen: Gönnen Sie sich ein bisschen Entspannung, machen Sie sich eine Freude, tun Sie Dinge, die Ihnen Spaß machen. Unterhalten Sie sich auch mit Ihrer Umgebung über das Thema (am besten in echt, und sonst halt über den Bildschirm!).

DAS PROBLEM LIEGT NICHT IM KOPF!

Angesichts der Hilflosigkeit und des Unglaubens der Ärzteschaft zu Beginn von Long Covid fühlten sich viele Patienten im Stich gelassen. Die Frage nach einer psychischen Ursache der Symptome tauchte auf, das berühmte »das Problem existiert nur im Kopf«.

Unsere Beobachtungen beseitigen sämtliche Zweifel an körperlichen Symptomen. Auslöser für die Krankheit sind nicht ausschließlich psychische Störungen. Angst reicht als Erklärung nicht aus. Das Problem liegt nicht im Kopf. Aber die Psyche reagiert auf die körperlichen Beschwerden. Die psychischen Probleme sind unsere Antwort auf einen Körper, der nicht mehr normal funktioniert.

Allerdings haben wir festgestellt, dass die meisten unserer Patienten schon vor ihrer Long-Covid-Erkrankung psychisch besonders verletzlich waren. Sie erzählten uns, dass sie belastende Lebenserfahrungen hinter sich haben, besonders anfällig sind für Stress, oder sie erwähnten Schwierigkeiten am Arbeitsplatz. Es handelt sich im Prinzip um ziemlich banale Alltagsprobleme, die aber vielleicht erklären können, warum Long Covid das Fass zum Überlaufen gebracht hat.

Depressive Symptome

Wir begegnen immer häufiger einer Symptomatik, die sich im Laufe der Zeit zu einer Depression auswächst. Was am Anfang Angst vor unbekannten Symptomen war, entwickelt sich zu ausgeprägter Erschöpfung, Antriebs- und Appetitlosigkeit, Schlafstörungen und anderen typischen Anzeichen einer depressiven Störung.

Inzwischen kennen die Long-Covid-Patienten ihre Symptome und empfinden sie deshalb im Vergleich zum Beginn als weniger bedrohlich. Aber sie sehen, wie sich ihr Zustand nur ganz langsam bessert, und machen sich Sorgen darüber, wie lange er noch andauern wird. Handelt es sich um eine Krankheit oder sind sie auf dem Weg zur Genesung?

Zur Frage, wie lange die Pandemie noch andauern wird, kommt für viele auch die Sorge um ihre Zukunft. Wir alle kennen das: Die Schwierigkeit, planen zu können, dieses Gefühl von Überdruss, der Eindruck, die Zeit stehe still. Die Leute sind reizbarer, immer gleich auf 180. Und das ist kein Wunder.

Unser Gehirn muss sich ständig an neue Regeln gewöhnen, die wir nicht beeinflussen können. Wir müssen soziale (Maßnahmen der Regierung), hygienische (Schutzmaßnahmen) oder körperliche (im Fall von Long Covid) Einschränkungen einfach hinnehmen. Sich ständig anzupassen kostet viel Energie und bedeutet für das Gehirn eine große Belastung.

Diese mentale Überforderung oder psychische Erschöpfung kann die körperliche Müdigkeit verstärken. Das Long-Covid-Programm muss deshalb in einem ersten Schritt die Gemütsverfassung bessern, damit die körperlichen Symptome wenigstens leichter verkraftet werden.

Fragebogen zur

Bewertung von Angst- und depressiven Störungen (HADS)

Der HAD-Test (Hospital Anxiety and Depression Scale) ist ein Instrument zum Screening von Angststörungen und Depressionen. Die Skala besteht aus 14 Aussagen, die je nach Grad der Zustimmung mit 0 bis 3 Punkten zu bewerten sind. Sieben Fragen beziehen sich auf die Angstdimension, sieben auf die depressive Dimension, sodass der Höchstwert jeweils 21 Punkte beträgt.

1. Ich fühle mich angespannt oder überreizt.

meistens	3
oft	2
von Zeit zu Zeit/gelegentlich	1
überhaupt nicht	0

2. Ich kann mich heute noch so freuen wie früher.

ganz genauso	0
nicht ganz so sehr	1
nur noch ein wenig	2
kaum oder gar nicht	3

3. Mich überkommt eine ängstliche Vorahnung, dass etwas Schreckliches passieren könnte.

ja, sehr stark	3
ja, aber nicht allzu stark	2
etwas, aber es macht mir keine Sorgen	1
überhaupt nicht	0

4. Ich kann lachen und die lustige Seite der Dinge sehen.

ja, so viel wie immer	0
nicht mehr ganz so viel	1
inzwischen viel weniger	2
überhaupt nicht	3

5. Mir gehen beunruhigende Gedanken durch den Kopf.

einen Großteil der Zeit	3
verhältnismäßig oft	2
von Zeit zu Zeit, aber nicht allzu oft	1
nur gelegentlich/nie	0

6. Ich fühle mich glücklich.

überhaupt nicht	3
selten	2
manchmal	1
meistens	0

7. Ich kann gemütlich dasitzen und mich entspannen.

ja, natürlich	0
gewöhnlich schon	1
nicht oft	2
überhaupt nicht	3

8. Ich fühle mich in meinen Aktivitäten gebremst.

fast immer	3
sehr oft	2
manchmal	1
überhaupt nicht	0

9. Ich habe manchmal ein ängstliches Gefühl in der Magengegend.

überhaupt nicht	0
gelegentlich	1
ziemlich oft	2
sehr oft	3

10. Ich habe das Interesse an meiner äußeren Erscheinung verloren.

ja, stimmt genau	3
ich kümmere mich nicht so sehr darum, wie ich sollte	2
möglicherweise kümmere ich mich zu wenig darum	1
ich kümmere mich so viel darum wie immer	0

11. Ich fühle mich rastlos, muss immer in Bewegung sein.

ja, tatsächlich sehr	3
ziemlich	2
nicht sehr	1
überhaupt nicht	0

12. Ich blicke mit Freude in die Zukunft.

ja, sehr	0
eher weniger als früher	1
viel weniger als früher	2
kaum bis gar nicht	3

13. Mich überkommt plötzlich ein panikartiger Zustand.

ja, tatsächlich, sehr oft	3
ziemlich oft	2
nicht sehr oft	1
überhaupt nicht	0

14. Ich kann mich an einem guten Buch, einer Radio- oder Fernsehsendung erfreuen.

oft	0
manchmal	1
eher selten	2
sehr selten	3

Auswertung

Ergebnis

Zählen Sie Ihre Punkte bei den Fragen 1, 3, 5, 7, 9, 11 und 13 zusammen.

Gesamtergebnis Angst: _____

Zählen Sie Ihre Punkte bei den Fragen 2, 4, 6, 8, 10, 12 und 14 zusammen.

Gesamtergebnis Depression: _____

Interpretation

- 7 Punkte oder weniger: keine Anzeichen für eine Depression oder Angststörung
- 8 bis 10 Punkte: mögliche Anzeichen einer Depression oder Angststörung
- 11 Punkte oder mehr: deutliche Anzeichen für eine Depression oder Angststörung

Wir empfehlen Ihnen, einen Arzt aufzusuchen, wenn Ihr Punktwert über 8 liegt, damit Sie keine Erkrankung übersehen, die einer Behandlung bedarf.

Covid-19:
EINE PSYCHISCHE BELASTUNGSPROBE

Die im März 2020 ausgebrochene Pandemie hatte von Anfang an erhebliche Auswirkungen auf unsere Psyche. Wir schauten betroffen und ungläubig zu, als die Welt plötzlich stillstand und wir uns der völlig neuen Bedrohung durch das SARS-CoV-2-Virus gegenübersahen. Die Pandemie hat uns alle verletzlicher gemacht, und wir fühlen uns im täglichen Leben ängstlicher oder deprimierter.

In der Klinik Foch nehmen wir mehrheitlich junge, aktive Patientinnen und Patienten ins Long-Covid-Programm auf. Sie haben keinen Krankenhausaufenthalt hinter sich und waren ursprünglich nicht schwer erkrankt, aber ihr Covid-19 zieht sich in die Länge. Das Fortbestehen der Beschwerden bringt eine ganze Reihe von Schwierigkeiten mit sich. Die Betroffenen sind körperlich völlig aus der Form, haben Probleme, die Arbeit wieder aufzunehmen, leiden unter kognitiven Störungen und sind natürlich auch psychisch verletzlich. Sie müssen sich an einen völlig neuen Alltag gewöhnen.

Long Covid wirkt sich psychisch genauso verheerend aus wie körperlich. Die Patienten haben den Eindruck, ihren einstigen Körper, ihre Kraft und Energie verloren zu haben, wissen nicht mehr, wie sie im Alltag funktionieren sollen, und sind ihren Symptomen hilflos ausgesetzt. Besonders schwer wiegt die Tatsache, dass die Long-Covid-Symptome mit Schwankungen und Rückfällen einhergehen, die schwer vorherzusehen sind. Das bedeutet für die Patienten eine große psychische Belastung. Sie müssen sich immer wieder neu an die körperlichen Veränderungen anpassen, was sie sehr verunsichert.

Die Krankheit kann deshalb Angst, Stress und depressive Verstimmungen auslösen, ja sogar komplexere Störungen. Im Rahmen des Behandlungsprozesses interveniert die Psychologin Joséphine Tschirhart und empfängt die Patienten zu einem individuellen Gespräch, um ein mögliches psychisches Leiden festzustellen und die Betroffenen im Bedarfsfall zu begleiten. Manche Patienten waren schon während der akuten Phase der Krankheit in der Klinik Foch in Behandlung. Manchmal mussten sie auch den Tod von Angehörigen verkraften.

Um die Frage nach den psychischen Auswirkungen von Long Covid zu beantworten, benutzt Joséphine Tschirhart einen Fragenkatalog, in dem es um die Erfahrungen des Patienten geht. Joséphine Tschirhart ist klinische Psychologin an der Klinik Foch. Sie war an der Ausarbeitung des Long-Covid-Programms beteiligt, das Betroffene wieder auf die Beine bringen soll. Wir haben es ihr überlassen, die Beschreibung der Angststörungen und depressiven Verstimmungen, den psychologischen Test sowie die Ratschläge in diesem Kapitel zu verfassen.

* Inwiefern hat Long Covid die Bezugspunkte und Gewohnheiten des Patienten im Alltag verändert?
* Wie geht der Patient bei Rückfällen mit den Symptomen um? Wie verhält er sich, wenn es ihm besser geht?
* Inwiefern wirken sich die Symptome auf die psychische Verfassung aus?
* Hat der Patient eine Vorgeschichte, was Depressionen oder Angststörungen angeht?

- Hat er verständnisvolle Menschen um sich, die ihn im Umgang mit dieser neuen Krankheit unterstützen?
- Wie hat der Betroffene die ganz speziellen Einschränkungen (reduzierte Sozialkontakte, Homeoffice, Homeschooling und so weiter) während des Lockdowns erlebt, wie geht es ihm aktuell damit?
- Über welche psychischen Ressourcen – jeder von uns hat seine eigenen – verfügt der Patient, um mit seiner Long-Covid-Erkrankung fertigzuwerden? Was hat er bisher umsetzen können?

DIE TIPPS VON JOSÉPHINE TSCHIRHART

Joséphine Tschirhart hat bei Long-Covid-Patienten Angstzustände und depressive Verstimmungen ausgemacht und schlägt Techniken vor, um diese Symptome zu mildern oder zum Abklingen zu bringen.

»Oft ist das Erste, was ich den Patienten sage, dass man nicht zu hohe Erwartungen an sich selbst stellen soll. Wir müssen das Beste aus unseren persönlichen Ressourcen machen. Es ist normal, dass sie Angst oder Traurigkeit verspüren. Es ist wichtig, sich Zeit für sich selbst zu nehmen und sich Gutes zu tun, externe angstauslösende Quellen zu reduzieren (zum Beispiel den Medienkonsum) und menschlichen Kontakt zu suchen. Wir brauchen ihn. Machen Sie beispielsweise einen Spaziergang mit einem Freund, schauen Sie sich mit Ihrer Familie einen Film an oder trinken Sie eine Tasse Kaffee oder ein Glas Wein mit Kollegen. Wichtig ist, soziale Kontakte aufrechtzuerhalten und sich nicht abzuschotten. Jeden Tag wenigstens kurz aus dem Haus zu gehen kann diesen Teufelskreis der Isolation, den die Pandemie ausgelöst hat, durchbrechen.

Ich rate meinen Patienten, trotz allem Pläne zu schmieden, auch wenn sie sie vielleicht aufgrund der epidemischen Lage oder ihres Gesundheitszustands aufschieben oder aufgeben müssen. Es können große oder kleine Vorhaben sein, Hauptsache, man schaut weiterhin in die Zukunft und gestattet sich Träume, die in der aktuellen Situation möglicherweise unrealisierbar sind.

Auch ein guter Schlaf ist wichtig, um sich physisch und psychisch zu erholen. Das gilt für die seelische Gesundheit aller Menschen.

Was unsere Long-Covid-Patienten betrifft, heißt das Schlüsselwort Anpassung. Wir hören oft von ihnen, dass sie sich zu viel zumuten, wenn es ihnen gerade besser geht, und dann dafür bezahlen. Für ein paar Tage verschlimmern sich ihre Beschwerden. Deshalb ist es wichtig, das richtige Mittelmaß zu finden: in besseren Phasen nicht in eine Art Euphorie zu verfallen und zu übertreiben und sich in schlechteren nicht völlig gehen zu lassen und gar nichts mehr zu tun. Es fällt uns schwer, Maß zu halten, wenn es uns besser geht. Aber wir tun es, weil wir verstanden haben, dass wir noch nicht gesund sind und unser Körper Zeit braucht, um sich zu erholen.

Es gilt das richtige Gleichgewicht zu finden, um bei Rückfällen unvermeidlichen Enttäuschungen und psychischen Tiefs vorzubeugen. Wir müssen uns in unserem neuen Alltag zurechtfinden, ohne uns zu übernehmen.

Die Wahrnehmung und Akzeptanz der Beschwerden spielen eine sehr große Rolle bei der Erholung von Long Covid. Je mehr Distanz wir zu unseren Symptomen haben, desto leichter fällt es uns, mit ihnen zu leben.

Bei meiner Beratung berücksichtige ich die spezifischen psychischen Probleme jedes einzelnen Patienten. Wenn jemand das Gefühl hat, er brauche eine intensivere psychologische Behandlung, weil er psychisch nicht besonders belastbar ist, und dies durch die aktuelle Situation noch verschärft wird, suchen wir gemeinsam nach einer geeigneten Therapie. Es gibt viele Möglichkeiten, beispielsweise psychotherapeutische Betreuung, kognitive Verhaltenstherapie, Hypnotherapie, speziell auf posttraumatische Belastungsstörungen zugeschnittene Therapie, Besuch bei einem Psychiater oder eine medikamentöse Behandlung.

Ich sage meinen Patienten, wie entscheidend eine möglichst gute Betreuung ist, und empfehle ihnen, sich bei Bedarf von einem Psychologen oder Psychiater unterstützen zu lassen. Ich rate ihnen dazu, so gut wie möglich auf ihre Gefühle zu hören und Hilfe in Anspruch zu nehmen, wenn sie ihren Alltag nicht mehr bewältigen können. Natürlich sind sie nicht dazu verpflichtet, aber in Coronazeiten ist die Pflege der seelischen Gesundheit genauso wichtig wie das Händewaschen!

Angst abbauen

Joséphine Tschirhart empfiehlt Herzkohärenz-Training. Diese Atemtechnik beruhigt den Organismus, der unter Stress auf Hochtouren läuft. Die Übungen sind einfach und können Angst regulieren.

- Beginnen Sie mit der Bauchatmung: Atmen Sie in den Bauch. Beim Einatmen bläht er sich auf wie ein Ballon, beim Ausatmen lässt er die Luft wieder entweichen.
- Wenn Sie sich bereit fühlen, fangen Sie an, die Luft in Ihren Lungen so vollständig wie möglich auszuatmen.

Nun können Sie zur Herzkohärenz-Übung im eigentlichen Sinn übergehen:

- Atmen Sie vier Sekunden lang ein, halten Sie die Luft eine Sekunde lang an und atmen Sie dann sechs Sekunden langsam und ohne Anstrengung aus. Wiederholen Sie diesen Vorgang fünf Minuten lang.

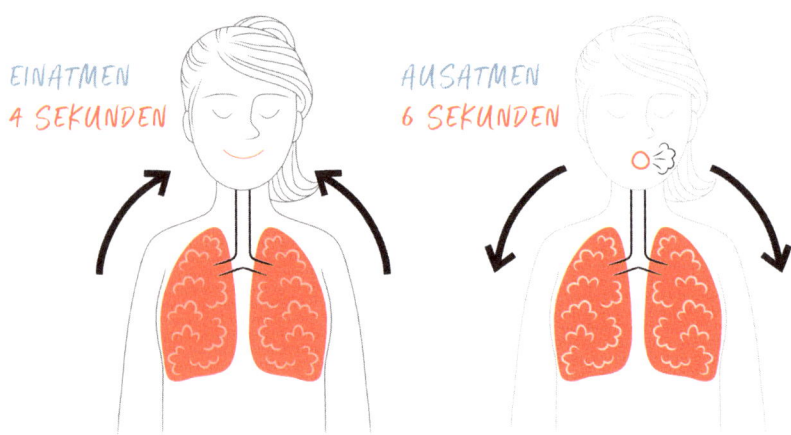

- Zum Abschluss kehren Sie zu einer normalen, entspannten Atmung zurück. Sie können sich ein angenehmes Gefühl oder Erlebnis in Erinnerung rufen oder sich einfach ein bisschen Zeit für sich selbst nehmen, bevor Sie zu Ihrer Tätigkeit zurückkehren.

Wenn Sie das Wort »Herzkohärenz« in die Internetsuche eingeben, finden Sie problemlos eine App, die Sie auf Ihr Smartphone laden können. Mit diesen Hilfsmitteln lernen Sie, durch Entspannung Angst abzubauen (siehe »Nützliche Anregungen« im Anhang).

In Kürze

- Die Covid-19-Pandemie ist für uns alle ein psychisches Trauma. Wir werden uns noch lange an diese befremdende Zeit erinnern und an die Wörter, die klingen, als ob sie aus einer anderen Epoche stammten: Pandemie, Sperrstunde, Inzidenzwert, Überlastung der Intensivstationen. Leider werden immer wieder Menschen um Angehörige trauern, die dem Coronavirus zum Opfer gefallen sind.
- Wir müssen also Sorge dafür tragen, unsere Psyche zu pflegen, wenn wir unter einem Übermaß an Angst oder verständlicherweise an einer reaktiven Depression leiden. Das ist wichtig, weil die schlechte Bewältigung von Alltagsstress sämtliche Long-Covid-Beschwerden reaktiviert, verstärkt und in Gang hält. Man weiß bis heute noch nicht, ob die Unfähigkeit, sich Stress anzupassen, neurologische Ursachen hat oder einfach auf eine Überdosis Angst zurückgeht.
- Wie auch immer, wir sollten es uns zur Gewohnheit machen, uns zu entspannen und uns Gutes zu tun, damit wir neue Kraft schöpfen können. Nur so können wir das Aufbautraining meistern, das zur Behandlung der Herz- und Atembeschwerden, die unseren Alltag so beeinträchtigen, unerlässlich ist.
- Klinische Psychologen leisten wertvolle Hilfe, denn sie können gemeinsam mit Ihnen herausfinden, was Ihre Angst auslöst und wie sie sich bekämpfen lässt.

6

IM KRIEGSZUSTAND MIT MEINEM VERDAUUNGSTRAKT

Stéphanie, 46, hatte sich im März 2020 mit dem Coronavirus angesteckt, genau wie die drei anderen Angestellten, mit denen sie sich das Büro teilte. Doch das hat sie erst später erfahren. Wie sie sich erinnert, begann alles damit, dass eine Kollegin pausenlos hustete.

»Am 3. März sind die ersten Symptome aufgetaucht, ein leichter Husten und Reflux. Dann hatte ich Schwächeanfälle und Schwindelgefühle. Nach ein paar Tagen kamen neue Symptome hinzu. Ich fühlte mich extrem schwach, wachte nachts schweißgebadet auf, obwohl ich kein Fieber hatte. Mein Bett war klatschnass!

Darüber hinaus litt ich unter Kopfschmerzen. Die nächtlichen Schweißausbrüche brachten mich auf den Gedanken, ich sei frühzeitig in die Wechseljahre gekommen. Aber mein Hausarzt schloss diese Hypothese aus: ›Sie nehmen mit der Pille Hormone zu sich, das kann nicht sein‹, sagte er. Damals konnte man auch noch keine Coronatests machen.

Meine Kolleginnen wurden wieder gesund, ich nicht. Auch zwei Monate später war ich noch nicht fit. Ich suchte meinen Hausarzt auf, der die Diagnose Covid stellte: ›Die Symptome ähneln jenen meiner Patienten, die Corona hatten.‹

Ich entgegnete ihm, ich hätte weder den Geschmackssinn verloren noch Fieber gehabt. Doch der Arzt widersprach mir: ›Ich will ehrlich zu Ihnen sein: Nicht wenige Patienten schleppen analoge Symptome mit sich herum. Es ist wahrscheinlich Covid-19.‹

Vorsichtshalber habe ich alles abklären lassen: Mononukleose, Zytomegalievirusinfektion und so weiter, aber es war alles in Ordnung. Man sprach damals noch nicht von Long Covid.

Drei Monate später hat die Krankheit Verdauungsstörungen ausgelöst, die mein Leben verändert haben: weicher Stuhl, hell wie der von Babys, die noch gestillt werden, oder Durchfall. Nach fünf Monaten, das heißt im September, hat sich alles wieder normalisiert. Um meine Erfahrungen zu teilen, war ich einer Facebook-Gruppe beigetreten, die sich mit Long Covid auseinandersetzte. Viele Teilnehmer berichteten von Magen-Darm-Störungen.

Im Januar hatte ich einen Rückfall. Ausgerechnet ich, die sich im ganzen Leben noch nie übergeben hatte, verspürte zum ersten Mal starke Übelkeit. Es war, als ob ich Gas erbrechen würde, eine Art gewaltigen Rülpsens: starker Rückfluss, der nur aus Luft bestand und unüberhörbar war. Begleitet von der Art Magenkrämpfe, die bei Übelkeit auftreten. Ich suchte die Notaufnahme auf und wurde für mehrere Tage in der Abteilung für Hepatologie und Gastroenterologie behandelt, aber ohne Erfolg. Während meines Krankenhausaufenthalts und im Laufe des Monats Januar 2021 nahm ich mehr als fünf Kilogramm ab. Ich verspürte keinen Hunger mehr, obwohl ich von klein auf verfressen war und immer so gern gegessen habe. Dann, am 24. Februar, habe ich die englische Variante bekommen. Mein Mann hat mich angesteckt, und ich hatte nicht mehr die gleichen Symptome: Diesmal lief mir die Nase, ich hatte Glieder- und Kopfschmerzen. Das einzige Symptom, das ich schon beim ersten Mal hatte, waren die nächtlichen Schweißausbrüche ohne Fieber mit ein wenig Atembeschwerden.

Mitte März 2021 habe ich meine Arbeit wieder aufgenommen. Die ersten drei bis vier Tage verspürte ich keine Müdigkeit, aber dann überkam mich für 24 Stunden eine totale Erschöpfung. Es geht auf und ab. Ich weiß nie, in welchem Zustand ich am Morgen aufwache.

Als ich wieder anfing, durfte man drei Tage hintereinander im Büro und zwei zu Hause arbeiten. Ich war sehr aktiv, machte tausend Dinge zugleich. Aber manchmal kippte ich im Büro um. Zum Glück konnte ich zwei Tage pro Woche daheim arbeiten, sonst hätte ich nicht durchgehalten.

Ich bekam keine Medikamente verschrieben, um meine Verdauungs- und Darmprobleme zu lindern. Deshalb versuchte ich es mit Probiotika. Das nützt. Aber sobald ich wieder damit aufhöre, geht es von vorn los. Man muss sie mehrere Monate lang regelmäßig einnehmen.

Da ich mich nicht gut fühlte, fing ich schweren Herzens an, auf Süßes zu verzichten, und gewöhnte mir eine gesunde Ernährung an. Und da ich normalerweise nicht genug trinke, zwang ich mich dazu, einen Liter Wasser pro Tag zu trinken.«

Verdauungsstörungen:
EINE GROSSE BEEINTRÄCHTIGUNG

Bei vielen von Ihnen hat die Infektion mit SARS-CoV-2 Fieber, Gliederschmerzen und heftige Schmerzanfälle im Bauchbereich ausgelöst. Letztere treten manchmal im Oberbauch auf, in Verbindung mit Übelkeit, Erbrechen, Sodbrennen und Appetitlosigkeit. Ein anderes Male ist hingegen die Darmtätigkeit betroffen, und es kommt zu Krämpfen, Koliken und Durchfall.[31] Die akute Phase ist vielleicht nach ein paar Tagen vorbei, aber viele haben immer noch beachtliche Verdauungsstörungen, die manchmal ein echtes Handicap darstellen.

Vielfältige Störungen

Zahlreiche Patienten berichten von Appetitlosigkeit in Zusammenhang mit Verdauungsstörungen. Im Vordergrund stehen gastroösophageale Probleme wie Säurereflux in den Mund, Sodbrennen, Völlegefühl und bei manchen der Eindruck, dass die Mahlzeit den ganzen Tag unter den Rippen auf den Magen drückt. Andere Betroffene haben eine träge Gallenblase, die Schmerzen auslöst und ihre Funktion bei der Verdauung fetter Nahrung nicht mehr erfüllt. Oft ist die Darmtätigkeit gestört: Die Speisen legen den Weg durch den Dünndarm und durch das Kolon entweder zu schnell zurück, was Durchfall verursacht, oder zu langsam, was zu Verstopfung führt.

Auch wenn jeder solche Verdauungsstörungen kennt, stellen sie ein Handicap dar, und manchmal fürchtet sich der Betroffene sogar vor den Mahlzeiten und ihren Folgen. Werden die Probleme zu lästig und durch herkömmliche Medikamente nicht gemildert, leiten manche Ärzte Bluttests oder eine Magenspiegelung in die Wege, um ein Magengeschwür ausschließen zu können, beziehungsweise eine Darmspiegelung, um eine chronisch-entzündliche Darmerkrankung (CED), Polypen oder sogar Krebs ausschließen zu können. Die Resultate dieser Untersuchungen weisen bei Long-Covid-Patienten meistens keine Besonderheiten auf.

Die Bauchschmerzen in den Griff bekommen

Bauchschmerzen und Schmerzen hinter dem Brustbein (Sodbrennen genannt) gehen häufig auf eine chronische Entzündung der Speiseröhre zurück, die durch den Reflux von Magensaft verursacht und nachts aufgrund der liegenden Position verschlimmert wird. Bestimmte Nahrungsmittel und säurehaltige Getränke lassen den Säuregehalt ansteigen, während andere zur Erschlaffung des Ösophagussphinkters führen, der den Reflux von Säure in die Speiseröhre verhindert. Man hat festgestellt, dass Personen, die an Ösophagitis (Speiseröhrenentzündung), Gastritis oder einem Magengeschwür litten, anfälliger sind für Long-Covid-Varianten, bei denen die Verdauung betroffen ist.

Die medizinische Behandlung
Zur Behandlung des schmerzhaften Säurerückflusses gibt es verschiedene medikamentöse Therapiemöglichkeiten:

- H_2-Blocker (Ranitidin)
- Protonenpumpenhemmer (Omeprazol, Esomeprazol etc.)
- Magenberuhigungsmittel (Alginatpräparate oder Antazida wie Aluminiumhydroxid und Kalziumkarbonat)
- Mittel zur Steigerung des Tonus des Ösophagussphinkters (Cisaprid)

Tipps für eine ausgewogene Ernährung und einen gesunden Lebensstil
Eignen Sie sich folgende Gewohnheiten an, um Ihre Schmerzen zu lindern:

- Essen Sie häufiger und nicht zu viel auf einmal, indem Sie je nach Bedarf Zwischenmahlzeiten einführen.
- Essen Sie im Sitzen und warten Sie mindestens zwei Stunden, bevor Sie sich hinlegen.
- Essen Sie langsam und in Ruhe, kauen Sie gründlich.
- Trinken Sie während der Mahlzeiten nichts.
- Verzichten Sie auf scharfe Gewürze und reduzieren Sie die zugesetzten Fette.

- Verzichten Sie auf zu fette Speisen (Frittiertes, Wurstwaren, Soßen etc.).
- Verzichten Sie auf pikante und zu saure Speisen (Zitrusfrüchte und ihr Saft, Tomaten, Knoblauch, Zwiebel, Paprika, Essig, Tomatensoße, Ananas, Kiwi).
- Meiden Sie zu heiße oder zu kalte Getränke.
- Verzichten Sie auf Alkohol und kohlensäurehaltige Getränke.
- Tragen Sie keine Kleidung, die in der Taille zu eng ist.
- Schränken Sie den Konsum von Tabak, Kaffee und Tee ein.

Sie können nach der Mahlzeit zur Linderung von Sodbrennen gelegentlich eine Tablette oder Lutschpastille einnehmen, welche die Magensäure neutralisiert. Aber langfristig wird Ihnen vor allem eine Veränderung der Ernährungsgewohnheiten helfen.

Veränderung der Essgewohnheiten

Die hartnäckigen Verdauungsstörungen und die Schwierigkeit, sich wieder ganz von Corona zu erholen, machen eine ausgewogene Ernährung in der Genesungsphase ganz besonders nötig. Covid-19 ist eine Infektionskrankheit, die den Katabolismus (den Abbau von Muskeln) fördert. Der Ernährungsplan muss individuell angepasst werden, denn wir alle sind einzigartig, was unsere Funktionsweise und unsere Gewohnheiten angeht.

Schneller gesund werden
MITHILFE DER ERNÄHRUNG

Diesen Teil hat die Diätassistentin Virginie Le Comte geschrieben, die im Rahmen der multidisziplinären und individualisierten Betreuung von Long-Covid-Patienten in der Abteilung für funktionelle Rehabilitation der Klinik Foch in Suresnes tätig ist.

Zu einer erfolgreichen Rehabilitation gehört auch eine gesunde und individuell angepasste Ernährung. Wichtig sind Vielfalt und Abwechslung. Essen Sie genug und sorgen Sie dafür, dass die Portionen Ihren Bedarf an Kalorien, Vitaminen, Ballast- und Mineralstoffen decken.

Corona greift den Körper an, und das betrifft eine ganz heterogene Bevölkerung: Frauen und Männer, junge und ältere, schlanke, magere oder dicke Menschen. Wir sind alle verschieden, und jeder braucht einen speziell auf ihn zugeschnittenen Ernährungsplan. Das häufigste Symptom, die Erschöpfung, nimmt bei korrekter Ernährung deutlich ab, vor allem im Zusammenhang mit einer ganzheitlichen Betreuung im Sinne des Long-Covid-Programms. Für die Patienten, die an Anosmie (Verlust des Riechvermögens) und Ageusie (Verlust des Geschmackssinns) leiden, gibt es ein spezielles Ernährungskonzept, das mit dem sensorischen und emotionalen Gedächtnis verknüpft ist. Denn die Nahrungsmittel kommunizieren mit unserer Innenwelt. Ein Diätassistent muss diese kognitiven Störungen begreifen und sie bei seinen Diätempfehlungen berücksichtigen.

Unser Ernährungsprogramm verfolgt mehrere Ziele: Es soll die postinfektiöse Entzündung begrenzen, die Abwehrkräfte stärken und die Patienten dabei unterstützen, die nötige Muskelmasse wieder aufzubauen.

In der Klinik Foch bringt die Diätassistentin den Patienten bei, ihre Ernährung unter die Lupe zu nehmen und sie wieder ins Gleichgewicht zu bringen, um zu gesunden. Dafür muss sie die Gewohnheiten und Vorlieben sowie die körperlichen und beruflichen Aktivitäten der Betroffenen kennen.

In der Sprechstunde schneidet die Diätassistentin das Thema Gewicht an: Wie hat es sich seit dem Auftreten der ersten Symptome verändert, wie viel wiegt der Patient aktuell?

Ein Gewichtsverlust von fünf oder mehr Prozent in einem Monat oder von zehn Prozent in sechs Monaten bedeutet eine moderate Unterernährung. Von schwerer Unterernährung spricht man, wenn der Gewichtsverlust zehn oder mehr Prozent in einem Monat oder 15 oder mehr Prozent in sechs Monaten beträgt.

Anschließend beurteilt die Diätassistentin das Ausmaß Ihrer psychischen oder physischen Erschöpfung sowie Ihren Stresszustand vor der Covid-Erkrankung und klärt ab, wie es mit körperlicher Betätigung aussieht.

Nach Abschluss der Untersuchung notieren Sie in einem »Ernährungstagebuch«, was Sie in den letzten drei Tagen gegessen haben. Anschließend schlägt die Diätassistentin ein therapeutisches Beratungsprogramm mit korrigierenden Maßnahmen vor, die Ihre Ernährung wieder ins Lot bringen sollen. Dabei berücksichtigt sie Ihre Vorlieben und Gewohnheiten sowie Ihre persönlichen Überzeugungen bezüglich Ernährung.

Corona hat Ihren Körper strapaziert und ausgelaugt. Ziel ist deshalb, dieses Defizit wieder wettzumachen und die Voraussetzungen für ein Aufbautraining zu schaffen. Betrachten Sie sich als Athleten, der sich auf einen Marathonlauf vorbereitet: Um Ausdauer und Muskelkraft wieder zurückzuerlangen, müssen Sie sich unbedingt gesund und ausgewogen ernähren. Nur so erhält Ihr Organismus alle Nährstoffe, die er braucht, um gut funktionieren zu können.

Das Ernährungsprogramm des Covid-Rehaprogramms

Je nach Ihrem Gewicht und den jüngsten Veränderungen haben Sie die Wahl zwischen drei Möglichkeiten:

- Das Gewicht halten
- Zunehmen
- Abnehmen

Die Zusammensetzung Ihrer Ernährung

Ihre Ernährung bildet ein Ganzes: Sie liefert Ihnen Energie in Form von Makronährstoffen (Fette, Kohlenhydrate und Proteine), aber sie trägt auch zum guten Funktionieren Ihres Organismus bei, indem sie ihn mit Mikronährstoffen, Mineralien, Vitaminen, Antioxidantien und Ballaststoffen versorgt.

Proteine

Sie spielen eine wichtige Rolle. 10 bis 20 Prozent der Proteine, die Sie zu sich nehmen, dienen dem Aufbau von Muskelmasse, der Rest als Energielieferant. Dabei spielt es keine Rolle, ob sie tierischen oder pflanzlichen Ursprungs sind.

Der Anteil von Proteinen muss 10 bis 15 Prozent der gesamten Energiezufuhr betragen. Selbstverständlich muss dieser Wert an die speziellen Bedürfnisse jeder Einzelperson (sportlich aktiver oder sitzender Lebensstil, Krankheit) angepasst werden.

Die »optimalen« Proteine finden sich in Eiern, Fisch, Fleisch, Geflügel, Tofu, Soja, Krustentieren, Käse und Milchprodukten.

Bestimmte Proteine sind reich an Tryptophan und wirken hervorragend gegen Stress. Diese Aminosäure macht die Herstellung von Serotonin möglich, dem Neurotransmitter, der für Beruhigung, Wohlbefinden und die Vorbereitung auf den Schlaf sorgt. Vor allem reduziert Serotonin Angst. Es ist auch an der Ausschüttung von Melatonin beteiligt, dem Neurotransmitter, der den Einschlafprozess steuert.

- **Tryptophanreiche tierische Proteine:** Eier, Milchprodukte, Kabeljau, Geflügel.
- **Tryptophanreiche pflanzliche Proteine:** Tofu, Kürbiskerne, Banane, schwarze Schokolade, Mandeln, Cashewnüsse.

Außerdem können die Vitamin-B-reichen Proteine die Stressfaktoren verringern und die körperliche und psychische Ermüdung einschränken. Diese Vitamingruppe ermöglicht die Freisetzung von Energie, die Zellregeneration, die Produktion von roten Blutkörperchen und das korrekte Funktionieren des Nervensystems.

Proteine, die viel Vitamine der Gruppe B enthalten, sind Milchprodukte, Geflügel, Fleisch, Fisch und Krustentiere, Eier und Getreideprodukte.

Kohlenhydrate

Sie sind sehr wichtig, weil sie im menschlichen Körper gespeichert sind und zu den zellulären Abwehrmechanismen beitragen. Vor allem liefern sie eine Menge Energie, die Sie brauchen, um Entzündungen, Schmerzen und andere Long-Covid-Symptome zu bekämpfen. Außerdem regulieren Kohlenhydrate den Stress, indem sie den Cortisolspiegel senken, der sich auf die Stressanpassung auswirkt.

Bei den leicht verwertbaren Kohlenhydraten unterscheidet man zwei Kategorien: die einfachen und die komplexen Zucker.

Auch die Ballaststoffe, die weder verwertbar sind noch Energie liefern, sind äußerst wichtig, weil sie die Verdauung regulieren. Sie sind wesentlich für die Erhaltung einer gesunden Darmflora, die dafür sorgt, dass das Immunsystem des Verdauungsapparats funktioniert.

Hauptquellen von Kohlenhydraten sind Getreideprodukte (Reis, Weizen, Mais, Nudeln, Quinoa etc.), stärkehaltige Nahrungsmittel (Kartoffeln, Süßkartoffeln), Hülsenfrüchte (Linsen, Kichererbsen, getrocknete Bohnen), frisches Obst oder Dörrfrüchte, Honig, Ahornsirup und Schokolade.

Kohlenhydrate müssen in jeder Mahlzeit enthalten sein, vor allem komplexe Kohlenhydrate, die den ganzen Tag über für die Energiezufuhr sorgen. Sie müssen 40 bis 55 Prozent Ihres Tagesbedarfs decken, maximal fünf bis zehn Prozent davon sollten Sie in Form von zugesetztem Einfachzucker zu sich nehmen.

Sie dürfen diese Gruppe von Makronährstoffen niemals aus Ihrer Ernährung verbannen, egal, ob Sie im Laufe Ihrer Covid-Erkrankung zu- oder abgenommen haben oder Ihr Gewicht halten möchten. Wenn Sie sich nicht sicher sind, wie viele Kohlenhydrate Sie konsumieren sollten, holen Sie sich Rat bei einer Diätassistentin. Sie hilft Ihnen dabei, Ihren Bedarf zu berechnen, und zwar je nach Bedürfnissen und dem Gewicht und Formzustand, den Sie anstreben.

Lipide

Lipide heißen die Fette oder Fettstoffe, die wir täglich konsumieren. Sie müssen 30 bis 40 Prozent unseres Tagesbedarfs an Energie decken.

- Sie werden in Form von Fettgewebe gespeichert, das als Energiereserve und Isoliermaterial gegen Kälte dient.
- Sie sind an zahlreichen biologischen Funktionen beteiligt (beispielsweise an der Hormonproduktion und der Vitaminaufnahme).
- Sie sind Baustoff der Zellstrukturen und gewährleisten den reibungslosen Zellstoffwechsel.
- Sie sind das Transportmittel der lebenswichtigen fettlöslichen Vitamine A, D, E und K und stellen sicher, dass der Körper sie aufnehmen kann.

Es gibt zwei Arten von Fetten:

- **Sichtbare Fette** sind auf den ersten Blick zu erkennen und man kann ihre Menge leicht bestimmen. Beispiele sind Butter, Öl, saure Sahne, Margarine.
- **Versteckte Fette** sind in kleinerer oder größerer Menge in Nahrungsmitteln wie Wurstwaren, fettem Fleisch, Käse, Soßen, gekochten Speisen und anderem enthalten.

Nicht alle Fette sind gleich. Es gibt verschiedene Arten, von denen Sie bestimmt schon gehört haben: gesättigte und ungesättigte Fettsäuren, einfach ungesättigte und mehrfach ungesättigte Fettsäuren. Zu dieser letzten Familie gehören die bekannten Omega-3- und Omega-6-Fettsäuren.

Ziehen Sie zur Vorbeugung von Herz-Kreislauf-Krankheiten pflanzliche Fette (pflanzliche Öle, Ölsaaten) den tierischen Fetten vor (fettes Fleisch, Wurstwaren, Käse).

Eine Omega-3-reiche Ernährung wirkt entzündungshemmend: Diese Fettsäuren sollten deshalb mindestens zehn Prozent der Fettzufuhr ausmachen. Die Hauptquellen von Omega-6-Fettsäuren sind: Nuss- und Rapsöl, Soja und Weizenkeime, fetter Fisch (Thunfisch, Lachs, Forelle, Hering, Sardine, Makrele), Nüsse und andere Ölfrüchte.

Vitamine, Mineralstoffe und Antioxidantien

Diese Substanzen tragen zum guten Funktionieren Ihres Körpers bei und helfen den Makronährstoffen, ihre Aufgaben wahrzunehmen. Ein Bluttest gibt Auskunft darüber, ob es Ihnen an bestimmten Mikronährstoffen mangelt.

Die richtige Zusammenstellung einer Mahlzeit zur Gewichtsstabilisierung

Ein korrekt gefüllter Teller setzt sich zusammen aus:

- 50 Prozent rohem oder gekochtem Gemüse
- 25 Prozent stärkehaltigen Nahrungsmitteln
- 25 Prozent tierischen oder pflanzlichen Proteinen

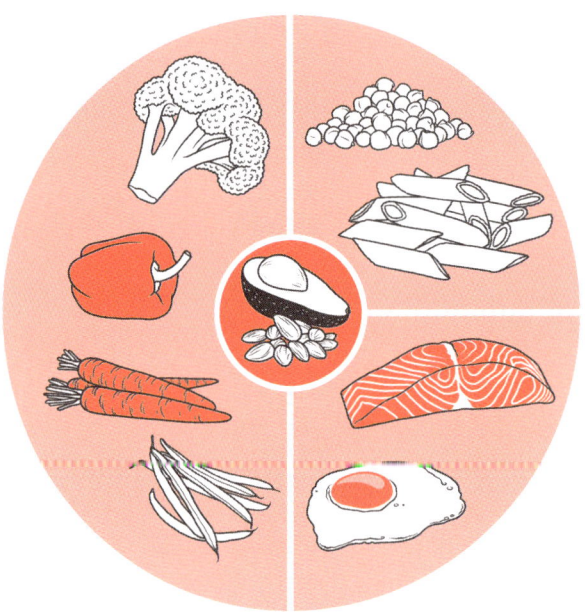

Praktische Tipps

- Essen Sie so viel saisonales Gemüse und Obst wie möglich, sie gehören zu jeder Mahlzeit, weil sie viele Ballaststoffe, Vitamine, Mineralstoffe und Antioxidantien enthalten. Bevorzugen Sie wenn möglich Ware mit kurzen Transportwegen und aus biologischem Anbau, frisch oder tiefgefroren.
- Achten Sie darauf, mittags und abends zusätzlich zum Gemüse stärkehaltige Lebensmittel zu verzehren.
- Auch 100 bis 150 Gramm Proteine sollten Bestandteil der Mahlzeiten sein. Wechseln Sie ab zwischen Fleisch, Geflügel, fettem Wildfisch, magerem Fisch, biologischen Eiern aus Freilaufhaltung und Tofu.
- Erhöhen Sie den Konsum von pflanzlichem Fett. Verwenden Sie ein gutes Öl aus erster Kaltpressung, variieren Sie die Sorte je nach Lust und Rezept: Oliven-, Raps- oder Nussöl. Ergänzen Sie die Mahlzeiten mit Ölfrüchten wie Walnüssen, Mandeln, Haselnüssen und so weiter.

- Fügen Sie ein Milchprodukt hinzu. Joghurt, Quark, Frischkäse, (keine Magermilchprodukte, bitte!) oder eine Portion Weich- oder Hartkäse (30 bis 40 Gramm).
- Trinken Sie 1,5 Liter pro Tag, bei übermäßigem Flüssigkeitsverlust (Sport, Durchfall, Verstopfung, Fieber) auch mehr.
- Schränken Sie den Konsum hochverarbeiteter Lebensmittel so stark wie möglich ein; sie verstärken die Entzündung und Ermüdung Ihres Organismus. Ziehen Sie Rohprodukte vor, die nicht industriell verarbeitet wurden.

Diese ausgewogene Ernährung ist für alle zu empfehlen, es genügt, die Portionen anzupassen. Vielleicht schaffen Sie es nicht immer, bei jeder Mahlzeit genug zu essen, weil Sie unter Appetitlosigkeit leiden oder zu erschöpft sind. Verteilen Sie in diesem Fall Ihre Mahlzeiten auf den ganzen Tag, indem Sie Zwischenmahlzeiten einführen (am Morgen, am Nachmittag, abends gegen 22 Uhr zum Beispiel), bei denen Sie Proteine und Kohlenhydrate kombinieren. Sie müssen nicht möglichst große Mengen essen, sondern dafür sorgen, dass Ihr Bedarf an Nährstoffen gedeckt wird. So kommt Ihr Organismus nach der Covid-Erkrankung wieder zu Kräften. Hier einige Beispiele für Zwischenmahlzeiten:

- Ein Becher Quark, eine Portion Kompott und ein paar Walnüsse
- Ein großes Glas Milch und eine Portion saisongerechtes, frisches Obst
- Eine Scheibe Brot mit einer Scheibe Käse und ein Stückchen Schokolade
- Ein Stück hausgemachter Obstkuchen
- Ein Chiasamen-Kokosmilch-Pudding mit einem Löffel Honig

Das Covid-Rehaprogramm sieht vor, dass Sie sich einmal am Tag sportlich betätigen (dreimal pro Woche unter Anleitung, an den anderen Tagen genügen ein Spaziergang und ein paar Kräftigungsübungen). Daher sollten Sie immer eine Zwischenverpflegung einplanen, um Energie zu tanken und Ihre Muskelmasse wieder aufzubauen.

Ziel Gewichtszunahme: Essen Sie reichhaltiger

Gehören Sie zu den Menschen, die Gewicht verloren haben? Dann müssen Sie wieder zu Ihrem Normalgewicht zurückfinden. Dazu können Sie …

- bei jeder Mahlzeit größere Portionen essen,
- reichhaltigere Gerichte essen oder
- die Anzahl der täglichen Mahlzeiten erhöhen, indem Sie mehrere Zwischenmahlzeiten einführen (Aufteilung der Mahlzeiten).

Ihr Gewichtsverlust entspricht einem Verlust an Muskelmasse, die es wieder aufzubauen gilt. Nehmen Sie deshalb mehr proteinreiche Nahrungsmittel zu sich.

Ziel Gewichtsabnahme

Manche Long-Covid-Patienten nehmen zu oder behalten ihr Übergewicht oder ihre Adipositas. Sollte das auf Sie zutreffen, empfiehlt es sich nicht, eine Diät anzufangen, solange Sie noch Symptome haben. Ihr Körper braucht Energie, um zu regenerieren, deshalb wäre ein Energieentzug gerade zu diesem Zeitpunkt ungünstig. Warten Sie, bis Sie das Covid-Rehaprogramm absolviert haben. Wenn es Ihnen besser geht, können Sie eine Diät anfangen. Trotzdem können Sie schon jetzt Ihre Ernährung mit ein paar einfachen Maßnahmen wieder ins Gleichgewicht bringen.

- Schränken Sie den Konsum zugesetzter Fette ein.
- Essen Sie möglichst wenig Frittiertes, vermeiden Sie Gerichte mit Soßen, im Handel erhältliche fettreiche und gesüßte Lebensmittel (Fertiggerichte, Feingebäck, Hefegebäck, Kuchen, Bonbons und so weiter).
- Ziehen Sie gewisse Zubereitungsarten vor: Garen im Wasser, im Ofen, in Folie, auf dem Grill, im Dampf.
- Berücksichtigen Sie die Regeln der ausgewogenen Ernährung, indem Sie auf die korrekte Zusammenstellung der Makronährstoffe auf Ihrem Teller achten.
- Vermeiden Sie es, zwischen den Mahlzeiten zu naschen.

Und vergessen Sie nicht, sich je nach Ihrer Leistungsfähigkeit körperlich zu betätigen, damit Ihre Fettmasse schwindet und Sie an Muskelmasse zulegen.

Wiegen Sie sich einmal pro Woche auf derselben Waage und unter denselben Bedingungen, um zu überprüfen, wie sich Ihr Gewicht entwickelt. Zögern Sie nicht, wenn nötig eine Ernährungsberatung in Anspruch zu nehmen, die Sie bei Ihrem Unterfangen unterstützt.

Ein paar Tricks für den Alltag

- Kochen Sie größere Mengen, um eine oder mehrere Mahlzeiten auf Vorrat zu haben. Wenn man erschöpft ist, hat man an manchen Tagen nicht die Kraft oder keine Lust zu kochen. Lassen Sie sich von der Methode des Batch Cooking inspirieren und kochen Sie die Mahlzeiten für die ganze Woche vor.
- Schreiben Sie vorab immer eine Einkaufsliste. So sparen Sie Zeit im Laden und kaufen nur das Nötige. Nochmals, es geht darum, dass Sie Ihre körperlichen und psychischen Kräfte sparen.
- Versuchen Sie, einen Wochenplan zu machen. Welche Gerichte möchten Sie für sich allein oder die Familie auf den Tisch bringen? So geraten Sie weniger unter Stress, wenn sich die Essenszeit nähert.
- Kochen Sie einfach. Sie wollen nicht an einem prestigeträchtigen Kochwettbewerb teilnehmen. Praktisch ist tiefgefrorenes Gemüse (Bioware, wenn es Ihr Budget zulässt). Dessen Nährwertqualität ist optimal, und Sie sparen viel Zeit.

Ein ausgewogenes Frühstück

Idealerweise sollte das Frühstück Kohlenhydrate und Proteine enthalten:

- Getreideprodukt: Brot (wenn möglich Sauerteigbrot), Haferflocken, Knuspermüsli
- Proteinhaltiges Produkt: ein Milchprodukt, Milch oder pflanzliches Getränk, Eier, Käse
- Getränk: Wasser, Tee, Kaffee, frischer Obstsaft (ohne zusätzlichen Zucker)
- Fett: frische Butter, Ölsamen oder Ölsaaten-Aufstrich
- Produkt, das Einfachzucker enthält: eine Portion frisches Obst, Honig, Marmelade

FRÜHSTÜCKEN MUSS NICHT SEIN

Wenn Sie am Morgen keine Lust haben, etwas zu essen, ist das nicht schlimm. Aber trinken Sie wenigstens etwas. Wählen Sie qualitativ gute Lebensmittel und essen Sie bei den anderen Mahlzeiten und Zwischenmahlzeiten genug.

Das heißt konkret, nach Wahl:

- Sauerteigbrot mit frischer Butter und Marmelade, ein Milchprodukt, ein Getränk und saisongerechtes Obst
- Quark, Knuspermüsli mit Walnüssen und Mandeln, frisches Obst und ein warmes Getränk

Jetzt sind Sie gerüstet, um dank einer ausgewogenen, an Ihre Bedürfnisse angepassten Ernährung wieder zu Kräften zu kommen – sowohl psychisch als auch physisch.

In Kürze

- Verdauungsprobleme sind sehr häufig bei Long Covid.
- Wenn Sie schon früher an gastroösophagealem Reflux, hypermotiler Diarrhö oder einer funktionellen Darmerkrankung litten, dann hat Corona diese oft wieder reaktiviert. Nehmen Sie die medikamentöse Behandlung wieder auf, die Ihnen geholfen hatte.
- Eine ausgewogene Ernährung ist unverzichtbar, um sich von einer Virusinfektion, nach der man oft dehydriert ist und an Muskelmasse verloren hat, zu erholen.
- Wenn schon früher bestehende Verdauungsstörungen sich wieder eingestellt haben, müssen Sie Ihre Ernährung so umstellen, dass sie Ihrer Verdauung förderlich ist, Ihr Gewicht wieder in Balance bringt und Ihren Körper mit den Makro- und Mikronährstoffen versorgt, die Sie zum Genesen brauchen.
- Sollten Sie nicht die nötige Energie haben, den oben vorgeschlagenen Ernährungsplan allein umzusetzen, lassen Sie sich von einer Ernährungsberaterin oder einer Diätassistentin in Ihrer Nähe begleiten. Sie wird Ihren neuen Ernährungsstil noch genauer an Ihre Bedürfnisse und Ihre Vorlieben anpassen.

ausgewogene Ernährung

Hier ein Beispiel für einen Wochenplan, an dem Sie sich orientieren und sich mit gesunder Ernährung vertraut machen können.

Wochentag	Mittagessen	Abendessen
Montag	• Hühnerfilet • Reis mit gebratenem Gemüse • Obstsalat • Joghurt	• Blumenkohl-Brokkoli-Auflauf • Lachsfilet • Obstkompott mit Mandeln
Dienstag	• Salat aus Linsen, Karotten, Avocado und Garnelen • Milchprodukt • Obstkompott	• Hokkaidokürbiscremesuppe • weich gekochtes Ei und Brotschnittchen zum Eintunken • Käse • frisches Obst
Mittwoch	• Hacksteak (oder pflanzliches Steak) • Bulgur mit gemischtem Gemüse • Milchprodukt • Obst	• Spinatgnocchi mit Speck und Feta • Bratapfel mit Nüssen
Donnerstag	• Gurkensalat mit Joghurtsoße • Rindergulasch mit Erbsenreis • Obstkompott	• Kabeljau aus der Folie • Kartoffelpüree • Chicoréesalat mit Nüssen • frisches Obst
Freitag	• Penne • im Ofen gebratener Kürbis • Hühnerschenkel • Käse • frisches Obst	• Pfannkuchen mit Käse, Ei und Champignons • Karottencremesuppe • frisches Obst
Samstag	• Seelachsfilet • Gemüseplatte mit Kartoffeln • Käse • frisches Obst	• Lasagne • grüner Salat • Obstkompott
Sonntag	• Hühner- oder Lammcurry mit Gemüse an Kokosmilch mit thailändischem Duftreis • Sonntagsdessert	• Pastinakencremesuppe mit Haselnüssen • Toast mit Ziegenkäse und Honig überbacken • Obstsalat

7

AUF DER FÄHRTE
DER DYSAUTONOMIE

Marie arbeitet im Bereich Hotelentwicklung und reist deshalb viel. Sie ist seit drei Jahren im gleichen Unternehmen angestellt. Wegen Corona musste sie sich für sechs Wochen krankschreiben lassen. Und anschließend lernen, mit Long Covid zu leben.

»Ich bin im Oktober 2020 erkrankt. Ich litt unter schrecklichen Kopfschmerzen, so etwas hatte ich noch nie erlebt. Schon wenn ich nur den Blick wendete, hatte ich große Schmerzen. Ich wusste instinktiv, dass das nicht normal war, es war anders als bei einer Grippe oder anderen saisonalen Krankheiten.

Also ließ ich mich sofort testen. Ich erhielt das Resultat erst nach fünf Tagen, im Oktober dauerte das noch. In der Zwischenzeit hatte ich meinen Geruchs- und Geschmackssinn verloren und war mir deshalb sicher, dass ich Corona hatte. Die Symptome waren heftig. Ich schlief 16 bis 18 Stunden pro Nacht! So lange zu schlafen war für mich als 28-Jährige undenkbar. Vorher schlief ich zwischen acht und neun Stunden und tagsüber nie.

Ich hatte von Anfang an große Angst vor einer Covid-Ansteckung, deshalb hielt ich immer alle Schutzmaßnahmen ein. Trotzdem habe ich mich infiziert, wie und wo, ist mir ein Rätsel. Im Zug? Im Supermarkt? Ich wusch mir immer gründlich die Hände, trug eine Maske, war extrem vorsichtig.

Nach drei Wochen ging es mir viel besser, und ich bin an meinen Arbeitsplatz zurückgekehrt. Aber schon am ersten Tag wurde mir schwarz vor Augen. Neue Symptome tauchten auf. Große Schmerzen im ganzen Körper, wie wenn man mir Nägel ins Fleisch schlüge. Ich war ständig außer Atem und total erschöpft. Ich bekam eine Lungenentzündung, und meine Atmung funktionierte nicht mehr automatisch.

Damals habe ich nicht verstanden, dass mein Körper nicht mehr von selbst funktionierte. Beim Kochen ließ ich Dinge fallen, weil mir meine Hände nicht mehr gehorchten. Wenn ich auch nur 100 Meter ging, hatte ich den Eindruck zu schwanken und musste mich an den Wänden abstützen. Mein Arzt war ratlos und wusste nicht weiter. Er schrieb mich einfach krank.

Erst Doktor Barizien hat mir erklärt, dass das Virus den Nervus vagus angreifen kann, der zum einwandfreien Funktionieren der inneren Organe beiträgt, und dass ich mir fast alles wieder von Neuem aneignen müsse, weil viele Körperfunktionen gestört waren. Ich hatte das Syndrom der

›kleinen Lungen‹: Man hat mir in der Klinik Foch erläutert, dass ich meine Lungenkapazität nur zu einem kleinen Teil ausnutze. Ich muss wieder lernen, sie ganz auszuschöpfen.

Deshalb habe ich mit Atemtherapie begonnen: Es sind im Prinzip Grundübungen. Man konzentriert sich auf seine Atmung. Man lernt wieder richtig aus- und in vollen Zügen einzuatmen. Man hebt zum Beispiel einen Stock in die Höhe, hebt die Beine. Es ist eine Art Krafttraining für die Atmung.

Nach einigen Sitzungen erhielt ich ein Triflo vom Physiotherapeuten. Das ist ein kleines Gerät aus Plastik mit drei Röhren, die Kugeln enthalten. Man kann damit seine Atemleistung trainieren: Man atmet tief ein und versucht so, die Kugeln so lange wie möglich oben zu halten. Ich habe während drei bis vier Monaten täglich geübt und benutze den Atemtrainer auch heute noch, wenn mir das Atmen wieder schwerfällt.

Die Dysautonomie, an der ich litt, wurde nicht sofort diagnostiziert, und ich verstand nicht, warum ich mich uralt und unselbstständig fühlte. Ich verlor meine ganze Unabhängigkeit, weil ich meine Bewegungen so schlecht koordinieren konnte. Für eine Weile musste ich zu meiner Mutter ziehen, um ein einigermaßen normales Leben führen zu können.

Seit der Krankheit hat sich mein Körper verändert. Ich fühle mich andauernd erschöpft. Tagsüber mache ich zwei bis vier Stunden Mittagsschlaf, nachts schlafe ich fast zwölf Stunden, weil ich sonst sehr müde bin. Mein Körper reagiert nicht mehr wie früher auf Belastung. Auch die Regulierung der Körpertemperatur klappt nicht mehr richtig: Einmal habe ich Hitzewallungen mit Schweißausbrüchen, dann wiederum ist mir kalt und ich fröstle.

Ich habe mich gegen Covid impfen lassen und hatte einen dreitägigen Rückfall. Erschöpfung, Kopfschmerzen, Fieber und Schmerzen im ganzen Körper.

Die Dysautonomie hält an, aber dank der Betreuung an der Klinik ist sie weniger ausgeprägt. Ich nutze meine Lungenkapazität immer noch nicht vollständig, also mache ich weiter mit den Atemübungen. Nach und nach habe ich wieder zu einem normalen Leben zurückgefunden. Ich habe keine Angst mehr, einfach umzukippen. Aber ich werde bestimmt keinen Marathon laufen! Wenn mich jemand zu Sport überreden will, lehne ich meistens ab, weil mich mein Körper im Stich lassen könnte. Sonst läuft mein Leben wieder in alten Bahnen. Ich bin zu Hause, und meine Mama kommt mich regelmäßig besuchen. Zum Glück kann man sich ins Haus liefern lassen, was man braucht, so konnte ich mich neu organisieren.«

Das autonome
NERVENSYSTEM

Lässt sich ein roter Faden finden im Dschungel der Beschwerden, über die Long-Covid-Patientinnen und -Patienten klagen? Eine der vielversprechendsten Fährten ist die Dysautonomie, das heißt ein Ungleichgewicht zwischen dem sympathischen und dem parasympathischen Nervensystem.

Aber zunächst müssen wir erklären, was das vegetative oder autonome Nervensystem überhaupt ist. Wie schon sein Name besagt, ist es ein Nervensystem und umfasst als solches Steuerzentralen, die sich im Hirn und im Hirnstamm befinden, aber auch ein Netz aus Nervenbahnen, die im Rückenmark verlaufen, die Wirbelsäule auf den verschiedenen Ebenen verlassen (wie zum Beispiel der Ischiasnerv im unteren Rückenbereich) und alle Organe mit Nerven versorgen. Es wird als »autonom« bezeichnet, weil es unabhängig vom Willen funktioniert, und »neurovegetativ«, weil es lebenswichtige Körperfunktionen steuert, etwa Atmung, Herzschlag, Verdauung, Stabilität der Körpertemperatur, Verhinderung von Inkontinenz und so weiter. Und das sogar im Schlaf.

Zwei untrennbare Gegenspieler

Ein weiterer wichtiger Punkt ist, dass im Nervensystem eigentlich zwei Nervensysteme enthalten sind, die als untrennbare Gegenspieler wirken. Genau wie bei Yin und Yang.

- Das Yin, das man im Westen parasympathisches Nervensystem nennt, ist das, was uns verlangsamt, beruhigt und entspannt.
- Das Yang, das man sympathisches Nervensystem nennt, ist dasjenige, das uns antreibt und auf Touren bringt.

Der Sympathikus schaltet uns in den Modus »Energieverbrauch«, »Kampf oder Flucht«, während der Parasympathikus hemmend wirkt und uns auf »Aufbau von Energiereserven, Ruhe und Verdauung« einstellt. Sind diese zwei Systeme im Gleichgewicht, können wir uns allen Situationen anpassen, allen Anforderungen des Lebens, die Stress auslösen. Denn »Stress beherrscht unser Leben«. Nur weil das Yin auf das Yang folgt, können wir regenerieren, indem wir in Ruhe essen, bummeln oder schlafen.

Aber wenn das autonome Nervensystem verrückt spielt, dann geht gar nichts mehr. Viele Symptome von Long Covid (die sogenannten PASC) gehen auf diese Deregulierung zurück, die sich auf die wichtigsten Organe unseres Körpers auswirkt: das Herz, die Lunge, den Darm und die Blutgefäße.

Die beiden Systeme Yin und Yang durchlaufen Seite an Seite das Rückenmark (wie man auf der Abbildung auf der folgenden Seite sieht). Das sympathische Nervensystem (anregende Wirkung) folgt dem Rückenmark und verteilt sich auf jeder Ebene der Wirbelsäule über ein Ganglion.

Das parasympathische (hemmende) Nervensystem ist anders organisiert: Mehrere Nervenstränge sowie der *Nervus vagus* kommen direkt aus dem Hirnstamm, der zwischen dem Rückenmark und dem Hirn liegt. Danach geht, im Gegensatz zum sympathischen Nervensystem, erst wieder in der Lendenwirbel- und Kreuzbeinregion eine Verzweigung vom Rückenmark aus, wie man auf der linken Seite der Abbildung sieht. Hier treten andere Nervenstränge aus, die die Entspannung des After- und des Blasenschließmuskels sowie die sexuelle Erregung bei Mann und Frau regulieren.

Die vorübergehende Störung des harmonischen Zusammenspiels von sympathischem und parasympathischem Nervensystem ist nichts Außergewöhnliches. Wir alle haben diese Erfahrung schon gemacht: Eine Prüfung oder ein Vorstellungsgespräch lösen oft Schweißausbrüche (feuchte Hände, Schweißflecken unter den Achseln), Unwohlsein, Harndrang oder sogar Durchfall aus. Das Yang (das sympathische Nervensystem) kommt zu schnell und zu stark auf Touren, sodass das Yin es nicht mehr unter Kontrolle halten kann. Umgekehrt ist es nach einer großen Anstrengung, während derer das Yang die Oberhand hatte: Das Yin kompensiert. Wenn das Yin zu stark und zu schnell

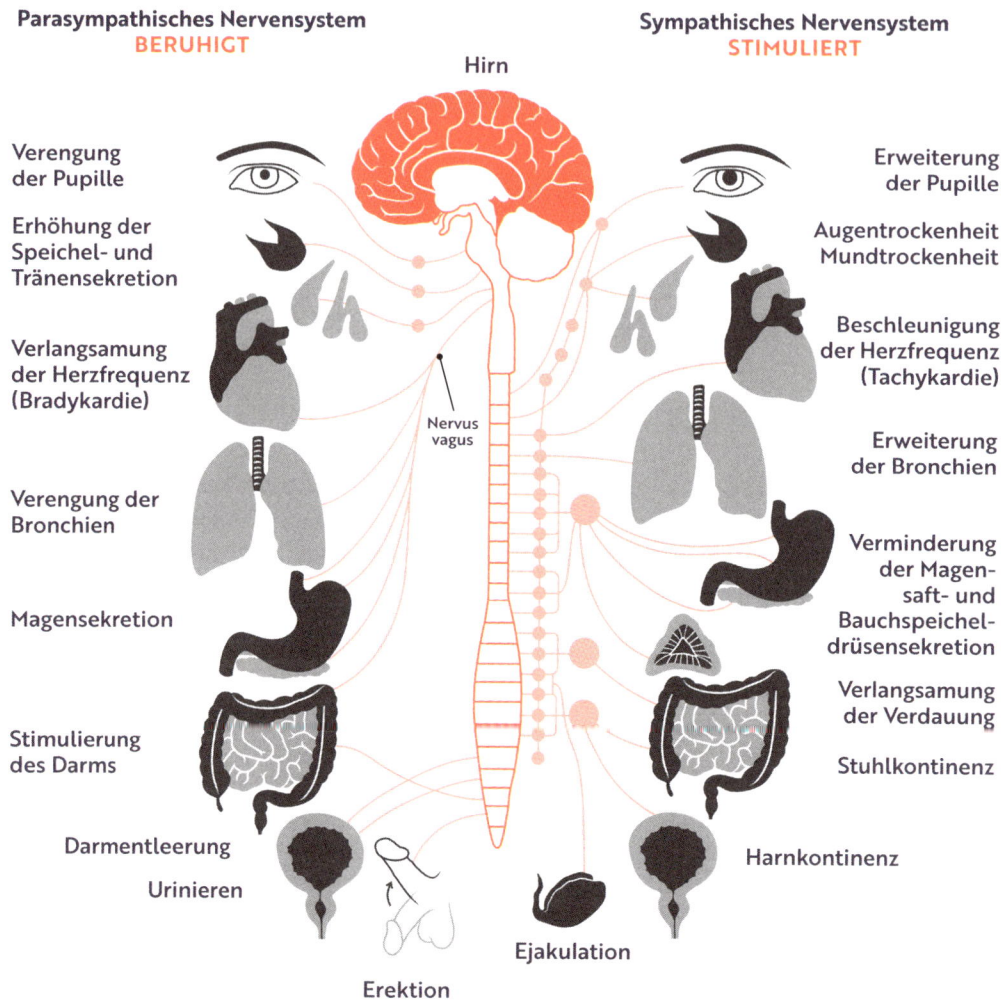

Parasympathisches Nervensystem
BERUHIGT

Sympathisches Nervensystem
STIMULIERT

Hirn

Verengung
der Pupille

Erweiterung
der Pupille

Erhöhung der
Speichel- und
Tränensekretion

Augentrockenheit
Mundtrockenheit

Verlangsamung
der Herzfrequenz
(Bradykardie)

Beschleunigung
der Herzfrequenz
(Tachykardie)

Nervus
vagus

Erweiterung
der Bronchien

Verengung der
Bronchien

Verminderung
der Magen-
saft- und
Bauchspeichel-
drüsensekretion

Magensekretion

Verlangsamung
der Verdauung

Stimulierung
des Darms

Stuhlkontinenz

Darmentleerung

Harnkontinenz

Urinieren

Ejakulation

Erektion

reagiert, kann die drastische Senkung des Tonus zu einer Ohnmacht führen. Man spricht dann von einer vasovagalen Synkope. Der Name geht auf den *Nervus vagus* zurück, eine der größten »Autobahnen« des neurovegetativen Systems.

Was bringt die Fährte der Dysautonomie?

Welchen Nutzen ziehen wir nun aus dem Erklärungsansatz »Dysautonomie« für die Behandlung der Patienten? Zum einen beruhigt es die Betroffenen, wenn sie die Ursache ihrer Symptome verstehen, wenn »ihre Schmerzen mit Worten behandelt werden«. Zum anderen eröffnet er uns viele Therapiemöglichkeiten, die das autonome Nervensystem durch die Beruhigung des Sympathikus (Yang) oder die Stimulation des Parasympathikus (Yin) aktivieren.

Manche Behandlungsmöglichkeiten wie Atemtechnik, Sophrologie (eine Entspannungs-technik), Osteopathie, elektrische Stimulation des Vagusnervs, Akupunktur oder Aurikulotherapie zählen zur Alternativmedizin. Diese Therapien sind eine große Hilfe und weisen kaum ein Risiko auf, wenn sie mit der nötigen Kompetenz durchgeführt werden.

Eine andere Möglichkeit sind chemische Substanzen, die in der Schulmedizin zur Behandlung schwerer Dysautonomie bei Parkinsonkranken zum Einsatz kommen, wie Betablocker, Duloxetin, Midodrin und Fludrocortison. Sie sind nur auf ärztliche Verschreibung erhältlich und machen eine medizinische Überwachung vor allem deshalb erforderlich, weil sie Kontraindikationen und Neben-wirkungen haben können. Aber sie sind wirksam, und die Ärzte setzen sie bei Long Covid immer häufiger ein.

Der Forschungsstand zum Thema Dysautonomie und Long Covid

Viele Ärzteteams interessieren sich für die neurologischen Folgen von Covid-19, die unabhängig vom Alter des Patienten und der Virusvariante zu beobachten sind. Immer wieder geht es um die Veränderung des vegetativen Nervensystems, und die Theorie der Dysautonomie wird aus allen Ecken der Welt bestätigt. Dennoch existieren noch viele Graubereiche, die es zu erhellen gilt, unter anderem die Antwort auf die Frage, durch welchen Mechanismus sich das autonome Nervensystem verändert.

- Greift das Virus direkt die Neuronen oder Astrozyten an?[32]
- Geht es um eine von der Virusinfektion ausgelöste Aktivierung der Entzündungsmoleküle (Interleukin-1 Beta, Interleukin-6, TNF [Tumornekrosefaktor])?[33]
- Tritt dieses Phänomen ausschließlich im Gehirn oder im ganzen Nervensystem auf?
- Handelt es sich nur um eine Störung, die durch stille oder relative Hypoxie (Sauerstoff-mangel) während der akuten Infektion ausgelöst wurde?[34]

Auf all diese Fragen wird man über die kommenden Monate und Jahre hinweg bestimmt Ant-worten finden, aber im Moment müssen wir uns damit zufriedengeben, die Auswirkungen dieser Dysautonomie auf das alltägliche Leben der Patienten so gut wie möglich einzugrenzen. Der ganzheitliche, multidisziplinäre Ansatz des Long-Covid-Programms (Teil II, Kapitel 10), bei dem der Kranke im Mittelpunkt steht, sowie die Ernährungstipps (Teil I, Kapitel 6) helfen Ihnen dabei.

Dysautonomie

Seit Juni 2020 empfängt Dr. Nicolas Barizien zahlreiche Patienten in seiner Long-Covid-Reha. Im Laufe der funktionellen Auswertung begann er seine Überlegungen zu den unterschiedlichen Beschwerden der Patienten zu skizzieren und anschließend zu erklären.

»Ich erinnere mich sehr gut an eine meiner ersten Patientinnen in der Long-Covid-Reha. In den Dreißigern, ohne Vorerkrankungen. Nach einer zu Hause ausgestandenen Covid-Erkrankung mit mildem Verlauf leidet sie unter schweren Langzeitfolgen. Sie beschreibt eine quälende Erschöpfung, unaufhörliches Herzrasen, das sie nachts weckt, und Schwindelanfälle, bei denen sie sich setzen muss. Als unsere Physiotherapeutin Nina die Frau untersucht, ruft sie mich in Panik herbei, weil die Patientin beim 6-Minuten-Gehtest schon nach einer kurzen Strecke kreideweiß wird und fast umkippt. Tiefer Blutdruck und Herzrasen im Ruhezustand erklären den Schwächeanfall, ein Elektrokardiogramm schließt einen Infarkt aus, und ein notfallmäßiger Bluttest bestätigt, dass die Episode harmlos ist.

Ich bin perplex und zerbreche mir den Kopf, als plötzlich die Erinnerung an eine Patientin mit dem gleichen Krankheitsbild auftaucht, die mir als blutjungem Arzt während meiner Ausbildung in der Abteilung für Innere Medizin von Prof. Gilles Grateau im Krankenhaus Hôtel-Dieu unter die Augen kam. Sie war bei uns untergebracht, bevor sie in die Abteilung für Neurologie von Prof. Vincent Meininger in der Klinik Pitié-Salpêtrière überwiesen wurde. Sie litt unter dem Shy-Drager-Syndrom und fiel bei der kleinsten Anstrengung in Ohnmacht, sogar wenn sie aufstand, um zur Toilette zu gehen. Diese seltene neurodegenerative Krankheit (heute spricht man von Multisystematrophie oder olivopontozerebellärer Atrophie) äußert sich in Gleichgewichtsverlust, der mit parkinsonartigen neurologischen Störungen einhergeht, aber vor allem in einer deutlichen Hypotonie in aufrechter Stellung. Letztere zeugt von einer Dysautonomie, die durch die Athropie der Hirnnervenkerne, die das autonome Nervensystem regulieren, verursacht wird.

Da das MRT meiner Patientin in der Klinik Foch normal ist, kann ich das Shy-Drager-Syndrom ausschließen, aber ich beginne, die Fährte der Dysautonomie zu verfolgen. Dazu lasse ich sie einen Test machen, um eine orthostatische Hypotonie nachzuweisen, und anschließend einen Belastungstest auf dem Fahrrad. Nach 15 Minuten Ausruhen im Liegen hat sie einen Puls von mehr als 90 Schlägen pro Minute. Kaum richtet sie sich auf, fällt ihr Blutdruck ab, und der Test muss abgebrochen werden, weil ihr Herz sich der Belastung nicht mehr anpassen kann.

So kam ich auf die Fährte der Dysautonomie (Störung des autonomen oder neuro-vegetativen Nervensystems). Auch viele andere Patienten hatten diese Symptome, wenn auch weniger ausgeprägt. Dies eröffnete eine neue Perspektive auf spezielle Behandlungsmöglichkeiten im Bereich der Bewegungstherapie und der medikamentösen Behandlung. Aber Madame N. war meine Patientin null. Falls sie sich in diesen Zeilen wiedererkennt, danke ich ihr noch einmal herzlich.«

Es mag sonderbar erscheinen, dass ein auf Sporttraumatologie und Leistungs-beratung spezialisierter Arzt sich für die Neurophysiologie des postviralen Syndroms der ersten Pandemie des dritten Jahrtausends interessiert. Aber dafür gibt es eine ganz einfache Erklärung: Dr. Barizien war überrascht, bei diesen jungen Patienten ohne Vor-erkrankung auf die gleichen Probleme zu stoßen, die er in den 2000er-Jahren bei über-trainierten Sportlern festgestellt hatte.

Als Arzt am Centre National de Rugby in Marcoussis hatte er das Privileg, Teil des Teams von Dr. Jean-Philippe Hager zu sein, der die Spieler der französischen National-mannschaft während ihrer Vorbereitung auf die Weltmeisterschaft 2011 betreute. Im Verlauf des denkwürdigen Finales hat Frankreichs Nationalteam den All Blacks in ihrem Stadion Eden Park in Auckland das Leben ganz schön schwer gemacht. Zur Vorbereitung gehörten damals die Individualisierung des Trainings und die Anpassung des Belastungs-umfangs an die Belastungstoleranz unter Überwachung des autonomen Nervensystems.

Nun ist es so, dass die wissenschaftliche Forschung zur Betreuung von Leistungs-sportlern in den letzten Jahren enorme Fortschritte gemacht hat. Einer der vielver-sprechendsten Ansätze bei der Trainingsindividualisierung von Spitzensportlern beruht auf dem Erhalt des Gleichgewichts zwischen Sympathikus und Parasympathikus. Das französische und das schweizerische Langlauf- und Biathlonteam sind besonders weit vorangeschritten bezüglich der Untersuchung und Analyse der Herzfrequenzvariabilität, die von der Harmonie des autonomen Nervensystems zeugt.

Diese Überlegung war Ausgangspunkt einer wissenschaftlichen Studie, die bewiesen hat, dass bei Long-Covid-Fällen mit starken Beschwerden die Herzfrequenzvariabilität nicht normal ist, was auf eine bedingt bewertbare Dysautonomie hinweist.

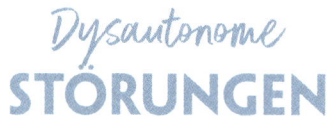

Dysautonome
STÖRUNGEN

Kardiovaskuläre Störungen

Das Herz, eine Pumpe mit vier Innenräumen, verteilt das mit Sauerstoff und Nährstoffen angereicherte Blut permanent im ganzen Organismus. Bei einer Anstrengung muss die Pumpleistung gesteigert werden. Dies geschieht, indem das bei jedem Herzschlag ausgestoßene Blutvolumen erhöht wird; Herzfrequenz und Blutdruck steigen. Das Herz wird durch das autonome Nervensystem inerviert. Wenn Letzteres nicht richtig funktioniert, ist die Anpassung der Herzfrequenz und des Blutdrucks gestört.[35] Eine vor Kurzem erschienene Studie hat gezeigt, dass die Long-Covid-Patienten mit starken Beschwerden eine abnorme Herzfrequenzvariabilität aufwiesen, die Anzeichen für eine teilweise bewertbare Dysautonomie sind.[36]

Das posturale orthostatische Tachykardiesyndrom (POTS)

Bei diesem Syndrom, das keine Krankheit ist, passt sich die Herzfrequenz nicht an die vom Organismus geleistete Belastung an. Sie beträgt in Ruhelage mehr als 80 Schläge pro Minute (bpm), während sie normalerweise zwischen 60 und 80 bpm liegt. Vor allem aber schnellt sie in die Höhe, wenn der Patient aufsteht. Sie können es ausprobieren, indem Sie Ihren Puls zuerst im Liegen messen und dann nach dem Aufstehen. Ihre Herzfrequenz nimmt zu, ohne jedoch 90 bpm zu übersteigen, und sinkt dann sehr schnell wieder auf unter 80 bpm.

Beim POTS beschleunigt sich der Herzschlag der Patienten auf über 90 bpm im Stehen, und es dauert mehr als fünf Minuten, bis er wieder auf unter 80 bpm sinkt. Das ist nicht gefährlich, verursacht aber das Gefühl von Herzrasen. Und es macht müde, weil Ihr Herz arbeitet, als wenn Sie ständig beim Joggen wären.

Ein Arzt, der sich mit Kardiologie auskennt, muss dieses Syndrom bestätigen. Ausdauertraining kann einen positiven Einfluss darauf haben. Auch gewisse Medikamente wie Betablocker, Tapentadol, Duloxetin oder Midodrin, die nur unter ärztlicher Kontrolle eingenommen werden dürfen, führen manchmal zu einer Besserung. Ein Elektrokardiogramm und ein Funktionstest (idealerweise die Kipptischuntersuchung, die im Verlauf noch beschrieben wird) müssen das POTS bestätigen, um die Behandlung anpassen und die Kontraindikationen vermeiden zu können.

Die orthostatische Hypotonie

In diesem Fall ist die Regulation des arteriellen Blutdrucks, in der Einheit Millimeter Quecksilbersäule (mmHg) angegeben, gestört. Beim Aufstehen fließt das Blut aufgrund der Schwerkraft vom Hirn Richtung Beine. Damit das Gehirn trotzdem gut mit Blut versorgt wird, erhöht der Organismus normalerweise den arteriellen Blutdruck, der durch die Pumpleistung des Herzens entsteht. Wenn eine Dysautonomie diese Anpassung verhindert, versackt das Blut in den Beinen, der arterielle Blutdruck fällt plötzlich ab, und Sie verlieren das Bewusstsein, das heißt, Sie erleiden eine durch Hypotonie ausgelöste Ohnmacht. Das ist an sich harmlos; nachdem Sie hingefallen sind, wird Ihr Hirn wieder gut mit Blut versorgt, und Sie wachen auf. Allerdings ist der Sturz abrupt, und Sie können sich schwer verletzen.

Wie beim POTS wird die Diagnose orthostatische Hypotonie gestellt, indem man zuerst im Liegen und anschließend im Stehen den Blutdruck misst. In den Krankenhäusern ist die Kipptischuntersuchung (Tilt-Test) Standard: Der Patient liegt auf einem Kipptisch, und sein Blutdruck wird nach mehreren Minuten in waagrechter Position gemessen. Dann stellt man den Tisch senkrecht, wodurch der Patient in eine aufrechte Stellung kommt. Bei der Überwachung des Blutdruckprofils zeigt sich, wie Ihr autonomes Nervensystem den Blutdruck anpasst. Wenn Ihr Blutdruck beim Aufrichten um 20 mmHg abfällt, leiden Sie an orthostatischer Hypotonie. Sie können dieser Art von Hypotonie mit einfachen Mitteln selbst entgegenwirken: Tragen Sie Kompressionsstrümpfe oder -strumpfhosen, stehen Sie nicht zu rasch auf, trinken Sie keinen Alkohol und essen Sie weniger Salz. Oft müssen diese Maßnahmen mit medikamentöser Behandlung (Midodrin, Fludrocortison, Desmopressin, Octreotid, Pyridostigmin, Droxidopa) verbunden werden, die einer ärztlichen Verschreibung bedürfen.[37]

Atmungsstörungen

Die Atmung ist ein weitgehend automatischer Mechanismus. Der Zwerchfellnerv (Nervus phrenicus), der hauptsächlich aus dem vierten Halssegment des Rückenmarks entspringt, versorgt den wichtigsten Atemmuskel, das Diaphragma. Wenn es sich zusammenzieht, öffnet sich der Brustraum und füllt die Lungen mit frischer Luft. Der Atmungszyklus (Einatmung/Ausatmung) passt sich an die Belastung, das Sprechen und das Schlucken an und wird in mehreren Bereichen des Hirnstamms, das heißt der Schnittstelle zwischen dem Rückenmark und dem übrigen Gehirn, gesteuert. Diese Regulation kann unter bestimmten Umständen oder aufgrund gewisser Krankheiten gestört sein. Die Long-Covid-Patienten berichten über verschiedene respiratorische Beschwerden wie Atemnot bei der geringsten Anstrengung, Husten und Hyperventilation.

Das Syndrom der »kleinen Lungen«

Dieser Ausdruck bezeichnet die Unfähigkeit der Betroffenen, ihre ganze Ventilationskapazität einzusetzen, und zwar sowohl bei der forcierten Einatmung als auch bei der forcierten Ausatmung. Das Resultat der Lungenuntersuchung ist normal und bestätigt, dass die Lunge fähig ist, genug Sauerstoff aus der Luft aufzunehmen (man spricht von der Diffusionskapazität, DLCO). Aber das Syndrom der »kleinen Lungen« zeigt sich bei der Spirometrie in Form eines gleichzeitig restriktiven und obstruktiven Syndroms, das zur Verminderung der Normwerte um 15 bis 40 Prozent führt. Das Ausmaß des Syndroms schwankt im Laufe der Zeit, je nach Erschöpfung, Feuchtigkeitsgehalt der Umgebungsluft oder dem psychischen Stress des Patienten. Auch für dieses Syndrom liefert Dysautonomie eine plausible Erklärung, weil keine Schädigung des Lungengewebes vorliegt.

Chronischer Husten

Die Covid-Patienten leiden während der akuten Phase der Krankheit oft unter starkem Husten, der durch eine Entzündung der Bronchialschleimhaut ausgelöst wird. Asthmasprays (Kortikoide, Beta$_2$-Sympathomimetika) schaffen Abhilfe. Bei Long Covid verursacht die Wiederaufnahme körperlicher Betätigung manchmal neue Hustenanfälle. Die automatische Steuerung der Atmung über das Zwerchfell, die Zwischenrippenmuskeln und die Atemhilfsmuskeln (querer Bauchmuskel, Skalenusmuskulatur, kleinerer Brustmuskel) geschieht zu einem großen Teil dank dem Zwerchfellnerv, einer anderen großen Autobahn des autonomen Nervensystems. Dysautonomie ist eine seltene Ursache für Husten, aber bei Long Covid scheint genau dies der Fall zu sein.

Das Hyperventilationssyndrom

In Zusammenhang mit Long Covid ist Hyperventilieren sozusagen wieder »in Mode gekommen«. Fast alle Betroffenen, die bei Belastung unter Atemnot leiden, haben das Hyperventilationssyndrom. Ihre Lunge ist im Prinzip gesund, aber sie atmen zu schnell und zu tief. Dabei wird zwar das Blut normal mit Sauerstoff versorgt, aber zu viel Kohlendioxid abgeatmet (Hypokapnie). Wir alle haben das unterschiedlich intensiv schon erlebt, wenn wir beim Grillen die Glut anblasen oder den überdimensionierten Entenschwimmreifen unseres Jüngsten aufpusten.

Diese Hypokapnie ist Ursache einer ganzen Menge klinischer Symptome wie Ohnmachtsanfälle, Schwindel, Kribbeln in den Gliedmaßen und um den Mund oder Kopfschmerzen. Die Diagnose ist nicht einfach, denn weder der Patient noch der Arzt wissen, dass ein Hyperventilationssyndrom vorliegt. Eine Blutgasanalyse (BGA) oder ein Belastungs-EKG mit Analyse der ausgeatmeten Atemgase erbringen den Beweis. Auch speziell für Atemrehabilitation ausgebildete Physiotherapeuten sind in der Lage, die Diagnose anhand von Provokationstests und dem Einsatz der Kapnografie zu stellen.

Die Störung der Atemregulation kann therapiert werden, indem man den Organismus dazu zwingt, ruhiger zu atmen, das heißt Sympathikus und Parasympathikus wieder ins Gleichgewicht bringt. Man kann auch zu Hause die sogenannten Herzkohärenz-Übungen machen, bei denen man länger aus- als einatmet. Aber nichts ersetzt eine Rehabilitation bei einem Physiotherapeuten, der mit den Techniken der Atemrehabilitation vertraut ist.

Die Rückkehr zum Normalzustand dauert lang, mehrere Monate, und bei großem Stress oder körperlicher Erschöpfung sind Rückfälle möglich.

Störungen des Verdauungssystems

Die durch Dysautonomie hervorgerufenen Verdauungsstörungen sind häufig und allseits bekannt. Am weitesten verbreitet sind Sodbrennen, die Verstärkung von gastroösophagealem Reflux, Darmkrämpfe und Beschleunigung der Verdauung. Auch hier geht es oft darum, dass das Yang die Kontrolle über das Nervensystem ergriffen hat, ohne dass das Yin es bremsen kann.

Die Behandlung von gastrointestinalen Symptomen, die auf Dysautonomie zurückgehen, erfolgt hauptsächlich über die Ernährung (beschrieben in Teil I, Kapitel 6) und den Lebensstil.

Vaskuläre Störungen

Die Blutgefäße spielen nicht nur eine grundlegende Rolle bei der Sauerstoff- und Nährstoffversorgung der Organe, sondern auch bei der Zirkulation der Hormone im Organismus. Außerdem sind sie an der Regulierung der Körpertemperatur beteiligt, die unabhängig von der Außentemperatur circa 37,2 Grad Celsius (°C) beträgt. Diese Thermoregulation nennt man Homöostase, und sie geschieht über die Haut (Wärmeaustausch mit der äußeren Umgebung über die Hautoberfläche).

Long-Covid-Patienten beschreiben oft Störungen der Thermoregulation, oder genauer: den Eindruck, dass ihnen grundlos sehr heiß oder sehr kalt ist. Manchmal leiden sie unter angeschwollenen Venen oder einem Pseudo-Raynaud-Syndrom (dies ist eine schmerzhafte, aber harmlose Auswirkung von Kälte auf die Fingerspitzen – klamme Finger, wie sie oft bei Alpinisten vorkommen). Zum Befund Dysautonomie kommt seit Anfang der Long-Covid-Pandemie auch die spannende Hypothese hinzu, dass es sich um autoimmune vaskuläre Störungen handeln könnte. Entwickelt haben sie unter anderem Dr. Benjamin Davido (Centre Hospitalier Universitaire in Garches) und Dr. Mathilde Versini (Institut Arnault Tzanck in Saint-Laurent-du-Var).

Im Anschluss an die unbemerkt gebliebenen Schlaganfälle bei schweren Formen von Covid-19 und die nach der Impfung aufgetretenen Hirnvenenthrombosen bei jungen Frauen befassen sich die Forscher zurzeit mit den Wechselwirkungen zwischen SARS-CoV-2 und dem Funktionieren unserer Blutgefäße. Seit einiger Zeit berichten junge Männer, die an Long Covid leiden, von anhaltenden Erektionsstörungen, die ihr Intimleben sowohl körperlich als auch psychisch einschränken. Mit Stress verbundene Libidoreduktion, Atemnot bei Anstrengung oder Erektionsstörungen vaskulären Ursprungs – es gibt zurzeit noch viele klärungsbedürftige Mechanismen. Man weiß noch nicht genau, was zur Entzündung der Gefäßinnenwände (Endothel) und ihrer Muskelschicht führt, welche die Mechanismen der Erektion (Gefäßerweiterung und Gefäßverengung des Penis) regelt.

Neurokognitive Störungen

Neuropsychologen suchen nach Erklärungen für gewisse neurokognitive Störungen, ohne bisher einen direkten Zusammenhang zwischen den Konzentrationsstörungen, über die die Patienten klagen, und einer möglichen zentralen Dysautonomie herstellen zu können.

Jedenfalls verstärken oder reaktivieren der psychische Stress und der körperliche Erschöpfungszustand des Patienten (vor allem, wenn er zu abrupt wieder mit Sport anfängt) alle Symptome des Ungleichgewichts zwischen Sympathikus und Parasympathikus, was die zyklischen oder unregelmäßigen Schwankungen der Befunde erklärt.

Machen Sie sich keine Sorgen, wenn dies auf Sie zutrifft: Es handelt sich nicht um Rückfälle, sondern um die Anpassung an neue und intensivere Beanspruchungen.

Weitere Symptome

Schwitzen ist ein wichtiges Element bei der Thermoregulation der Haut. Eine Dysautonomie bringt diesen Vorgang völlig durcheinander. Die Patienten mit ausgeprägtem Long Covid erzählen von unvermittelten Schweißausbrüchen: nass geschwitzte Betttücher mitten in der Nacht, ohne jedes Anzeichen eines Infekts; Hitzewallungen bei jungen Frauen und sogar bei Männern; großer Durst mitten in der Nacht und beim Aufwachen; kalte oder heiße, blasse oder rote Haut aus heiterem Himmel; marmorierte Haut auf den Oberschenkeln. All diese für die Betroffenen sonderbaren Phänomene sind Anzeichen einer Dysautonomie, die zwar selten, aber auch von anderen Krankheiten her bekannt sind.

Manche Patienten berichten von Hautausschlägen, die sich nicht durch Dysautonomie erklären lassen und die sich zu so unterschiedlichen wie seltenen dermatologischen Erkrankungen entwickeln können. Glücklicherweise verschwinden diese Ausschläge häufig schnell wieder.

Auch Hausärzte warnen vor dermatologischen Symptomen des Coronavirus. Manche Long-Covid-Patienten weisen Hautverletzungen wie Frostbeulen oder rissige Haut an den Fingerspitzen auf. Andere leiden unter Haarausfall (auch der Wimpern und Augenbrauen).

Eine im März publizierte Studie hat bewiesen, dass manche Hautsymptome bei Covid-19 lange anhalten können, zum Beispiel *Erythema pernio* (Frostbeulen), eine Hautentzündung an Händen und Füßen, die normalerweise durch Kälte entsteht und nach Erfrierungen aussieht. Diese Hauterscheinungen wurden sogar bei Patienten mit leichtem Krankheitsverlauf beobachtet. Zur Behandlung kann Ihnen Ihr Dermatologe unter Umständen ein gefäßerweiterndes Medikament und eine beruhigende Salbe (Bepanthen® oder Eucerin-Aquaphor®-Salbe) verordnen. Außerdem sollten Sie Hände und Füße gut vor Kälte schützen, indem Sie zwei Paar Handschuhe und zwei Paar dünne Socken anziehen und enge Schuhe vermeiden. Ein Wundermittel gibt es allerdings nicht.

In Kürze

- Unabhängig von ihrem Ursprung – Neurotropismus des Virus, Entzündungssturm, Autoimmunität – erklärt eine Störung des neurovegetativen Nervensystems zahlreiche beeinträchtigende Long-Covid-Symptome, die alltäglicher Stress andauern lässt und verstärkt.
- Es ist manchmal schwierig, den Beweis für Dysautonomie zu erbringen, aber der Aufwand zahlt sich aus, weil es Behandlungsmöglichkeiten gibt: Herzrehabilitation beim posturalen orthostatischen Tachykardiesyndrom oder bei orthostatischer Hypotonie; Atemübungen beim Hyperventilationssyndrom oder bei paradoxer Atmung, bei der sich der Bauch beim Einatmen nach innen und beim Ausatmen nach außen wölbt; spezielle Diät bei hypermotiler Diarrhö und durch eine Hypotonie des unteren Ösophagussphinkters bedingtem Reflux.
- Wenn die Symptome trotzdem nicht verschwinden, kann ein Arzt (meistens ein Kardiologe oder ein Neurologe) verschiedene Medikamente verschreiben, mit denen Dysautonomie bei anderen Erkrankungen behandelt wird. Ärztliche Kontrolle ist unabdingbar, weil die Dosierung der Medikamente oft angepasst werden muss.

8

DIE SELBSTDIAGNOSE: EIN ERSTER SCHRITT AUF DEM WEG ZUR GENESUNG

Sie haben bis hierher gelesen? Kompliment! Nun wissen Sie schon eine ganze Menge über die Langzeitfolgen von Covid-19.

Sie beginnen das Buch bei diesem Kapitel? Dann möchten Sie bestimmt so schnell wie möglich wissen, ob Sie zu den Long-Covid-Opfern gehören. Die Betroffenen leiden unter multisystemischen, wellenförmig auftretenden und lebenseinschränkenden Symptomen, die auch als PASC (*post acute sequelae of SARS-CoV-2 infection*) bekannt sind. Die französische HAS verwendet stattdessen die Bezeichnung SPAC (*symptômes prolongés après Covid-19)* seit Februar 2021.

Dem Übel einen Namen geben zu können, bedeutet in der Medizin einen entscheidenden Schritt. Bei Krankheiten, die sich in multisystemischen (mehrere Organe betreffenden) Symptomen äußern, ist das besonders schwierig. Genau deshalb verkannten Ärzte und Institutionen des Gesundheitswesens anfangs das Long-Covid-Syndrom. Was verunsichert einen Kranken und seinen Arzt mehr als eine unbekannte Krankheit, die man weder richtig einordnen noch beweisen kann?

Dank dem Unterfangen Long-Covid-Programm konnten wir besser erfassen, woran die Long-Covid-Patienten leiden, ihre Störungen kategorisieren und therapeutische Lösungen anbieten, die sich bei bekannten Krankheiten bewährt haben.

In diesem Kapitel stellen wir Ihnen Fragebogen zur Verfügung, die wir im Rahmen des Long-Covid-Programms verwenden. Es handelt sich um wissenschaftlich validierte Instrumente zur Erfassung der Atemnot bei Hyperventilation (Nijmegen-Fragebogen), von Angststörungen (HADS) und Fatigue (Chalder's Fatigue Scale). Es kann sein, dass sie im Laufe der Zeit anders eingesetzt werden, wenn wir erst mehr über die Symptome von Long Covid wissen.

Die Selbstdiagnose ersetzt auf keinen Fall eine medizinische oder komplementärmedizinische Untersuchung, aber sie vermag die Betroffenen hinsichtlich ihres Gesundheitszustands zu beruhigen und ermöglicht ihnen auf diese Weise schnellere Fortschritte. Auch liefert sie einen Beweis für die unsichtbaren Beschwerden, die Ihnen nach einem leichten bis moderaten Corona-

Krankheitsverlauf und manchmal über ein Jahr nach der akuten Krankheitsphase Ihr normales Leben unmöglich machen. Nicht zuletzt schafft sie eine Verständigungsbasis oder ermöglicht wenigstens den Erfahrungsaustausch mit Ihrem Arzt, Psychologen, Physiotherapeuten, Logopäden oder Fitnesstrainer.

Der PASC-Fragebogen

Der Fragebogen, den wir an der Klinik Foch einsetzen, besteht aus zwei Teilen:

- Der erste Teil erfasst die ausschlaggebenden Daten der Krankheitsgeschichte, die medizinische Vorgeschichte (die zur Entwicklung bestimmter Beschwerden führen kann), die Komplementäruntersuchungen und bereits erfolgte oder aktuelle Behandlungen.
- Der zweite Teil besteht in der Erhebung der aktuellen Beschwerden und ihrer Intensität. Er fasst die Resultate der spezifischen Fragebogen (Nijmegen, HADS, Chalder und so weiter) zusammen, die das Profil des Patienten ergeben.

Die Tests zur Selbstdiagnose

- Bilanz der durchgeführten Untersuchungen (nach den Empfehlungen der HAS)
- Selbstbewertung von Schmeck- und Riechvermögen
- Nijmegen-Fragebogen zum Ausschluss eines Hyperventilationssyndroms als Ursache für Atemnot
- Fragebogen zur Bewertung der Stresstoleranz
- Chalder's Fatigue Scale
- Sitz-steh-Test zur Bestimmung des Formzustands
- PASC-Fragebogen zur Erstellung Ihres Profils

Ein letzter Tipp: Bemühen Sie sich, bei all diesen Tests die Fragen so objektiv wie möglich zu beantworten.

Untersuchungen

Ziehen Sie Bilanz über die Untersuchungen, die Sie mit Ihrem behandelnden Arzt durchgeführt haben, um Ihren Long Covid einzustufen und Komplikationen der Covid-Erkrankung auszuschließen.

Zusatzuntersuchungen	Durchgeführt		Datum	Normaler Befund	Pathologischer Befund	Zusatzuntersuchungen
	Ja	Nein				
PCR-Test SARS-CoV-2	✗			24,7		
SARS-CoV-2-Antikörpertest	✗					
Erste Thorax-Computertomografie						
Herzultraschall	✗			✗		
Elektrokardiogramm	✗					
Thorax-Computertomografie nach drei Monaten						
Lungenfunktionstests						
Standard-Laboruntersuchungen	✗					
Ferritinwerte	✗					
Troponin	✗					
D-Dimere						
CRP						

Wenn bei Ihnen alle diese Untersuchungen durchgeführt wurden und der Befund negativ ausgefallen ist, können Sie mit der Selbstdiagnose fortfahren. Ausnahme sind natürlich die ersten zwei (grau unterlegten) Tests zum Nachweis der ursprünglichen SARS-CoV-2-Infektion. Lassen Sie sich die Untersuchungen von Ihrem behandelnden Arzt verschreiben, falls Sie sie noch nicht gemacht haben.

Selbsttest
Geschmacks- und Geruchssinn

Geschmacks- und Geruchsverlust sind die ersten und häufigsten Symptome nach einer Ansteckung mit Corona. Wir unterbreiten Ihnen einen Selbsttest, den die Experten der HAS als Instrument gewählt haben.

Schmecken Sie beim Kosten einen Unterschied ...	Ja	Nein
zwischen zwei verschiedenen Obstsorten?		
zwischen zwei verschiedenen Fleischsorten (Lamm und Hühnchen)?		
zwischen Fleisch und Fisch?		
zwischen Kaffee und Tee?		
Erkennen Sie den Geschmack von Schokolade?		

Anzahl der mit Ja beantworteten Fragen: _____

Schnuppern Sie an diesen vier Nahrungsmitteln und bewerten Sie die Qualität des wahrgenommenen Geruchs, indem Sie die zutreffende Punktzahl zwischen 0 (überhaupt kein Geruch) und 10 (der normale Geruch) ankreuzen.

Lebensmittel	0	1	2	3	4	5	6	7	8	9	10
Vanilleschote											
Gewürznelke											
Weinessig											
Currypulver											

Anzahl der Antworten mit mehr als 5 Punkten: _____

Auswertung

Wenn Sie beim Geschmackstest überwiegend mit Ja geantwortet haben und die Mehrheit der Resultate beim Geruchstest über 5 Punkten liegt:

- Machen Sie sich keine Sorgen, die Störung Ihres Geschmacks- und Riechvermögens hält sich in Grenzen.
- Beginnen Sie mit dem Geruchs- und Geschmackstraining Smell-Reha (beschrieben in Teil II, Kapitel 11).
- Spülen Sie zweimal am Tag die Nasenhöhlen mit angereicherter Kochsalzlösung.
- Besprechen Sie mit Ihrem Arzt die Möglichkeit einer siebentägigen Behandlung mit Kortikoiden.

Wenn Sie beim Geschmackstest überwiegend mit Nein geantwortet haben, die Mehrheit der Resultate beim Geruchstest unter 5 Punkten liegt und Ihr Geruchsverlust schon länger als zwei Monate andauert oder schlimmer wird:

- Konsultieren Sie einen Hals-Nasen-Ohren-Arzt, der Ihnen ein spezifisches MRT verordnen wird.
- Beginnen Sie unverzüglich mit dem Geruchstraining Smell-Reha (beschrieben in Teil II, Kapitel 11).
- Spülen Sie zweimal am Tag die Nasenhöhle mit angereicherter Kochsalzlösung.
- Führen Sie Ihre übliche Behandlung fort, falls Sie unter Allergien leiden.

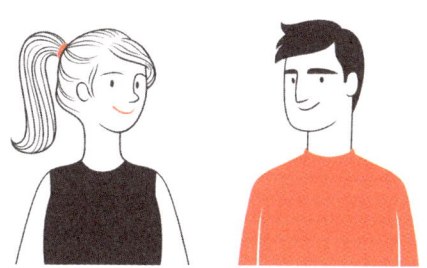

Nijmegen-Fragebogen

Mit diesem Fragebogen kann die durch das Hyperventilationssyndrom ausgelöste Atemnot diagnostiziert werden. Pneumologen und Physiotherapeuten, die mit unter Ateminsuffizienz leidenden Patienten arbeiten, kennen dieses Syndrom bestens.

Bewerten Sie jedes Symptom mit einer Punktzahl zwischen 0 und 4. Versuchen Sie, möglichst objektiv zu sein. Wenn Sie den Fragebogen fertig ausgefüllt haben, addieren Sie die Punktzahl in jeder Spalte.

Symptome	Nie	Selten	Manch-mal	Oft	Sehr oft
	0	1	2	3	4
Nervliche Anspannung			2		
Unfähigkeit durchzuatmen				3	
Verlangsamte oder schnellere Atmung					4
Kurzatmigkeit				3	
Herzrasen			2		
Kalte Extremitäten			2		
Schwindel		1			
Angst		1			
Engegefühl in der Brust		1			
Schmerzen in der Brust	0				
Verschwommenes Sehen	0				
Kribbeln in den Fingern	0				
Steife Arme und Finger	0				
Verwirrtheitsgefühl		1			
Völlegefühl im Magen		1			
Kribbeln um den Mund	0				
Teilsumme					

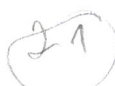

Auswertung

Addieren Sie die Zahlen in jeder Spalte und zählen Sie anschließend die Teilsummen zusammen, um Ihr Resultat zu erhalten.

Ihr Resultat: _____

Wenn Sie mehr als 26 Punkte erreicht haben, leiden Sie unter dysfunktionaler Atmung. Wahrscheinlich haben Sie ein Hyperventilationssyndrom. Für eine sichere medizinische Diagnose haben Sie die Wahl zwischen folgenden zwei Untersuchungen:

- Lungenfunktionstests mit Blutgasanalyse (BGA) bei einem Lungenfacharzt oder in einem Krankenhaus
- Physiotherapeutische Auswertung mit Provokationstest und Kapnometrie (ein nicht invasives Verfahren, um den Kohlendioxidgehalt in der ausgeatmeten Luft kontinuierlich zu überwachen).

Beginnen Sie schon mit rehabilitativen Maßnahmen bei einem speziell ausgebildeten Physiotherapeuten, bevor Sie die definitive Diagnose erhalten. Sie müssen das Problem schnell angehen, weil das Hyperventilationssyndrom einer der Hauptgründe für Ihre Atemnot und Ihre Beschwerden darstellt.

Zu lernen, wie Sie eine beginnende Hyperventilation erkennen und selbst Gegenmaßnahmen ergreifen können, wird Ihnen im Alltag eine wertvolle Hilfe sein.

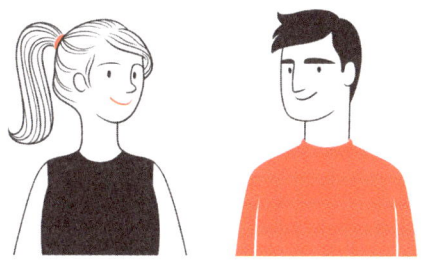

Angst- und depressiven Störungen (HADS)

Die Angst, an Corona erkrankt zu sein oder seine Familienmitglieder anzustecken, die Sorge, die Arbeit zu verlieren oder nicht mehr aus dem Haus gehen zu können, verursachen Stress, der zwangsläufig zu den Post-Covid-Symptomen gehört, an denen Sie leiden. Um festzustellen, wie stark er ist, hat sich die Expertengruppe der HAS auf den HADS-Fragebogen geeinigt, der in Krankenhäusern häufig benutzt wird.

1. Ich fühle mich angespannt oder überreizt.

meistens	3
oft	2
von Zeit zu Zeit/gelegentlich	1
überhaupt nicht	0

2. Ich kann mich heute noch so freuen wie früher.

ganz genauso	0
nicht ganz so sehr	1
nur noch ein wenig	2
kaum oder gar nicht	3

3. Mich überkommt eine ängstliche Vorahnung, dass etwas Schreckliches passieren könnte.

ja, sehr stark	3
ja, aber nicht allzu stark	2
etwas, aber es macht mir keine Sorgen	1
überhaupt nicht	0

4. Ich kann lachen und die lustige Seite der Dinge sehen.

ja, so viel wie immer	0
nicht mehr ganz so viel	1
inzwischen viel weniger	2
überhaupt nicht	3

5. Mir gehen beunruhigende Gedanken durch den Kopf.

einen Großteil der Zeit	3
verhältnismäßig oft	2
von Zeit zu Zeit, aber nicht allzu oft	1
nur gelegentlich/nie	0

6. Ich fühle mich glücklich.

überhaupt nicht	3
selten	2
manchmal	1
meistens	0

7. Ich kann gemütlich dasitzen und mich entspannen.

ja, natürlich	0
gewöhnlich schon	1
nicht oft	2
überhaupt nicht	3

8. Ich fühle mich in meinen Aktivitäten gebremst.

fast immer	3
sehr oft	2
manchmal	1
überhaupt nicht	0

9. Ich habe manchmal ein ängstliches Gefühl in der Magengegend.

überhaupt nicht	0
gelegentlich	1
ziemlich oft	2
sehr oft	3

10. Ich habe das Interesse an meiner äußeren Erscheinung verloren.

ja, stimmt genau	3
ich kümmere mich nicht so sehr darum, wie ich sollte	2
möglicherweise kümmere ich mich zu wenig darum	1
ich kümmere mich so viel darum wie immer	0

11. Ich fühle mich rastlos, muss immer in Bewegung sein.

ja, tatsächlich sehr	3
ziemlich	2
nicht sehr	1
überhaupt nicht	0

12. Ich blicke mit Freude in die Zukunft.

ja, sehr	0
eher weniger als früher	1
viel weniger als früher	2
kaum bis gar nicht	3

13. Mich überkommt plötzlich ein panikartiger Zustand.

ja, tatsächlich, sehr oft	3
ziemlich oft	2
nicht sehr oft	1
überhaupt nicht	0

14. Ich kann mich an einem guten Buch, einer Radio- oder Fernsehsendung erfreuen.

oft	0
manchmal	1
eher selten	2
sehr selten	3

Auswertung

Ergebnis

Zählen Sie Ihre Punkte bei den Fragen 1, 3, 5, 7, 9, 11 und 13 zusammen.

Gesamtergebnis Angst: _____

Zählen Sie Ihre Punkte bei den Fragen 2, 4, 6, 8, 10, 12 und 14 zusammen.

Gesamtergebnis Depression: _____

Interpretation

- 7 Punkte oder weniger: keine Anzeichen für eine Depression oder Angststörung
- 8 bis 10 Punkte: mögliche Anzeichen einer Depression oder Angststörung
- 11 Punkte oder mehr: deutliche Anzeichen für eine Depression oder Angststörung

Wir empfehlen Ihnen, einen Arzt aufzusuchen, wenn Ihr Punktwert über 8 liegt, damit Sie keine Erkrankung übersehen, die einer Behandlung bedarf. Das Resultat dieses Fragebogens ist wichtig, weil es viele Möglichkeiten gibt, Ihre Stresstoleranz zu verbessern. Alternative psychotherapeutische Verfahren, Sophrologie oder kognitive Verhaltenstherapie (KVT) sind sehr hilfreich, vor allem wenn sie durch einen kompetenten Spezialisten angewendet werden. Zur Behandlung eines posttraumatischen Stresssymptoms eignen sich auch Hypnotherapie oder eine spezifische Psychotherapie wie EMDR *(eye movement desensitization and reprocessing)*. Manchmal ist eine medikamentöse Behandlung mit Anxiolytika oder Antidepressiva nötig, die von Allgemeinmedizinern und vor allem Psychiatern verschrieben werden.

Chalder-
Fragebogen

Dieser Fragebogen hilft Ihnen, den Schweregrad Ihrer Müdigkeit einzuschätzen, damit Sie angemessen darauf reagieren zu können.

Symptome	Weniger als üblich	Nicht weniger als üblich	Mehr als üblich	Sehr viel mehr als üblich
	0	1	2	3
1. Fühlen Sie sich müde?			2	
2. Müssen Sie sich häufiger ausruhen?			2	
3. Fühlen Sie sich schläfrig?			2	
4. Haben Sie Schwierigkeiten, Dinge in Angriff zu nehmen?			2	
5. Fehlt es Ihnen an Energie?			2	
6. Haben Sie weniger Muskelkraft?			2	
7. Fühlen Sie sich schwach?			2	
8. Fällt es Ihnen schwer, sich zu konzentrieren?			2	
9. Haben Sie Schwierigkeiten, klar zu denken?			2	
10. Versprechen Sie sich häufig, wenn Sie reden?		1		
11. Haben Sie Schwierigkeiten, sich etwas zu merken?			2	

Auswertung

Beantworten Sie die Fragen. Für alle Antworten in der ersten Spalte erhalten Sie 0 Punkte, für die in der zweiten 1 Punkt, für die in der dritten 2 Punkte und für die in der vierten 3 Punkte.

(25.2)

Ihr Chalder/Likert-Ergebnis: __21__

Interpretation

- 22 bis 26 Punkte: mäßige Erschöpfung
- 27 bis 29 Punkte: krankhafte Erschöpfung
- mehr als 29 Punkte: extreme Erschöpfung (chronisches Fatigue-Syndrom)

Beim zweiten und dritten Ergebnis sollte ein klinischer Psychologe hinzugezogen werden.

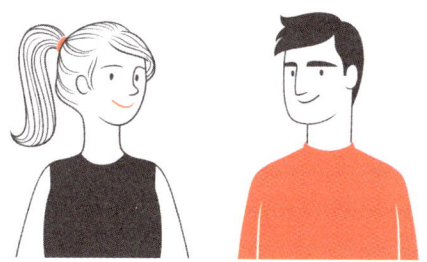

30-Sekunden-
Sitz-steh-Test

Mit diesem Test kann Ihr allgemeiner Formzustand beurteilt werden. Er ist weniger genau als ein Belastungstest (den Sie bei einem Kardiologen, Lungenfacharzt oder Rehabilitationsarzt machen können), zeigt aber dennoch, bis zu welchem Grad Ihre körperliche Belastbarkeit eingeschränkt ist. Gemessen werden die Kraft in den unteren Gliedmaßen sowie die Fähigkeit der Muskeln, sich zu kontrahieren, um eine Bewegung auszulösen. Der Test ist das Ergebnis der Zusammenarbeit zwischen mehreren Instanzen, die ihn für das Nationale Olympische Komitee Frankreichs entwickelt haben. Er wird bei Sensibilisierungskampagnen im Rahmen des Programms Sport und Gesundheit eingesetzt.

Test

Sie brauchen eine Uhr oder eine Stoppuhr (zum Beispiel die Ihres Smartphones) sowie einen Stuhl ohne Armlehnen, den Sie gegen eine Wand stellen. Machen Sie 30 Sekunden lang Kniebeugen (halber Squat), indem Sie sich setzen und wieder aufrichten. Die Arme sind auf der Brust gekreuzt, im Stehen sind die Beine gestreckt. Ziel ist, in dieser Zeit möglichst viele Kniebeugen zu machen.

Auswertung

Resultat

Vergleichen Sie die Anzahl Kniebeugen, die Sie geschafft haben, mit den Werten in der rechts stehenden Tabelle. Berücksichtigen Sie Ihr Geschlecht und Ihr Alter. Ihren Formzustand können Sie am Richtwert in der letzten Spalte ablesen.

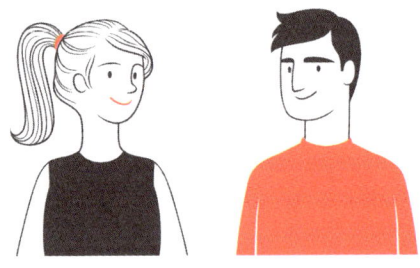

	20–29 Jahre	30–39 Jahre	40–49 Jahre	50–59 Jahre	60 Jahre und darüber	Messzahl
Männer	32	34	24	21	19	5
Frauen	33	26	27	18	17	
Männer	30	33	20	18	17	4
Frauen	32	21	22	16	15	
Männer	24	31	19	15	15	3
Frauen	27	19	18	14	13	
Männer	19	21	18	13	13	2
Frauen	21	17	16	12	11	
Männer	17	20	17	11	9	1
Frauen	19	15	14	10	10	

Auswertung

- **Messzahl 0 bis 1:** Ihre körperliche Belastbarkeit ist sehr eingeschränkt, und es ist kein Wunder, dass Treppensteigen für Sie Schwerstarbeit ist. Sie müssen Ihre Belastbarkeit im Auge behalten, denn in diesem Punktbereich siedeln sich die meisten Menschen an, bei denen Fatigue-Rückfälle und Muskelschmerzen auftauchen. Man nennt diesen Zustand auch systemische Belastungsintoleranz.
- **Messzahl 2:** Mäßige Einschränkung der körperlichen Belastbarkeit, die sich während des Covid-Rehaprogramms nach und nach bessert. Aber vielleicht benötigen Sie auch mehr als acht Wochen, um zu Ihrer vorherigen Form zurückzufinden.
- **Messzahl 3:** Geringe Einschränkung; Sie sollten Ihre Alltagsaktivitäten bewältigen können. Aber mehr liegt nicht drin. Das Long-Covid-Programm dürfte Ihre Beschwerden innerhalb von acht Wochen bessern.
- **Messzahl 4:** Akzeptabler Formzustand; Ausdauer und Herz-Kreislauf-Leistungsfähigkeit müssen noch zunehmen.
- **Messzahl 5:** Normaler Formzustand; Sie können wieder regelmäßig Sport treiben.

25.2 : (12)

Beurteilung der
PASC

Teil 1: Verbliebene Symptome

Bewerten Sie den Schweregrad Ihrer Symptome, indem Sie in der Tabelle das entsprechende Feld (von 0 für »am wenigsten stark« bis 10 »am stärksten«) ankreuzen.

Symptom	1	2	3	4	5	6	7	8	9	10
Herzrasen										
Atemnot bei Anstrengung										
Engegefühl im Brustraum										
Gliederschmerzen										
Kopfschmerzen										
Schwindel										
Verlust von Geruchs- und Geschmackssinn										
Ungewöhnliche Erschöpfung										
Konzentrationsstörungen										
Verdauungsstörungen										

Teil 2: Testresultate

Test des Geruchssinns: Anzahl der Antworten mit mehr als 5 Punkten: _____
Nijmegen-Resultat (positiv bei über 26 Punkten): _____
Chalder-Likert-Resultat (positiv bei über 26 Punkten): _____
Resultat bezüglich Angst des HADS (positiv bei über 8 Punkten): _____
Resultat bezüglich Depression des HADS (positiv bei über 8 Punkten): _____
Resultat beim Sitz-steh-Test (positiv bei einer Messzahl von weniger als 4): _____

Bestimmen Sie Ihr Profil

- Kreisen Sie in Teil 1 die Symptome ein, die Sie mit 7 oder mehr Punkten von 10 bewertet haben.
- Kreisen Sie bei Teil 2 die positiven Ergebnisse ein (das heißt diejenigen, die auf einen von der Norm abweichenden Zustand hindeuten).

Ihr Profil

Tendenziell weisen die Ergebnisse auf eine von drei häufigen Störungen hin. Natürlich fallen Ihre Resultate nicht genau gleich aus, aber Ihr Profil dürfte einem der folgenden drei ungefähr entsprechen.

Profil 1

- Atemnot bei Belastung: 8/10
- Engegefühl im Brustraum: 9/10
- Erschöpfung: 9/10
- Resultate:
  - Nijmegen: +
  - HADS: –
  - Chalder: +
  - Sitz-steh-Test: 2

Sie leiden unter Atemnot bei Belastung, die auf Hyperventilation zurückgeht. Dies führt zu einer Verminderung Ihrer körperlichen Leistungsfähigkeit, die wahrscheinlich ungewöhnliche Erschöpfung verursacht. Befund: Hyperventilationssyndrom oder respiratorische Langzeitfolgen.

Unsere Empfehlungen
- Beginnen Sie so schnell wie möglich mit dem Covid-Rehaprogramm.
- Nehmen Sie für die Atmungsrehabilitation die Hilfe eines Physiotherapeuten in Anspruch.
- Informieren Sie sich in Teil I, Kapitel 2.
- Suchen Sie einen Pneumologen auf, falls die Beschwerden andauern.

Profil 2

- Kopfschmerzen: 8/10
- Schlaflosigkeit: 9/10
- Konzentrationsstörungen: 10/10
- Resultate:
  - Nijmegen– -
  - HADS: +
  - Chalder: +
  - Sitz-steh-Test: weniger als 3

Sie leiden unter neurokognitiven Störungen und unkontrollierbarer Angst, die eine ungewöhnliche psychische Erschöpfung verursachen. Befund: psychogene Fatigue oder neurokognitive Langzeitfolgen.

Unsere Empfehlungen

- Lassen Sie Ihre Störungen von einem klinischen Psychologen abklären, der Ihnen je nach Ihren Bedürfnissen zu einer kognitiven Rehabilitation raten wird.
- Beginnen Sie so schnell wie möglich mit dem Covid-Rehaprogramm, denn die schrittweise Gewöhnung an Belastung verbessert die Stresstoleranz im Alltag.
- Ihr Hausarzt wird mit Ihnen besprechen, ob die kurzfristige Verschreibung eines angstlösenden Medikaments und eines Schlafmittels sinnvoll ist.
- Informieren Sie sich in Teil I, Kapitel 5.
- Konsultieren Sie einen Neurologen, wenn die Symptome andauern.

Profil 3

- Herzrasen: 8/10
- Engegefühl im Brustraum: 9/10
- Schwindel: 10/10
- Ungewöhnliche Erschöpfung: 8/10
- Resultate:
  - Nijmegen: +
  - HADS: +
  - Chalder: +
  - Sitz-steh-Test: unter 3

Sie leiden höchstwahrscheinlich an einer kardiovaskulären Dysautonomie mit Tachykardie im Ruhezustand sowie an einer Tendenz zur orthostatischen Hypotonie und unkontrollierbarer Angst. Dies verursacht eine ungewöhnliche Erschöpfung. Befund: posturales orthostatisches Tachykardiesyndrom (POTS) oder kardiovaskuläre Langzeitfolgen von Covid-19.

Unsere Empfehlungen

- Lassen Sie sich von einem Kardiologen untersuchen und gegebenenfalls behandeln.
- Fangen Sie mit dem Covid-Rehaprogramm an, sobald Sie beim Kardiologen waren.
- Nehmen Sie die Hilfe eines Physiotherapeuten oder Fitnesstrainers in Anspruch, um Ihre Belastbarkeit wieder aufzubauen.
- Informieren Sie sich in Teil I, Kapitel 3.

Hand in Hand mit Ihrem Arzt

Bei manchen betrifft die Dysautonomie gleich mehrere Organe. Deshalb ist ihr Profil komplexer und weniger aussagekräftig. In solchen Fällen gilt es, die Langzeitfolgen auszumachen und als Erstes zu behandeln, was den Patienten im Alltag besonders einschränkt. Die übrigen Symptome werden in einem zweiten Schritt angegangen.

Außerdem gibt es so viele dysautonome Symptome, dass Sie diejenigen, die Sie am meisten behindern, vielleicht in unserem Bewertungsschema gar nicht finden. Zum Beispiel haben wir die Störungen der Thermoregulation (Wärme- oder Kälteempfindung) nicht einbezogen, genau wie Erektionsstörungen und Hitzewallungen, von denen in der wissenschaftlichen Literatur nur selten die Rede ist.

Trifft das auf Sie zu, ist ein Gespräch mit Ihrem behandelnden Arzt nötig. Long Covid ist nur eine mögliche Erklärung, man muss auch anderen Krankheiten auf den Grund gehen, um ihre Diagnose nicht zu verschleppen. Die »Minimalabklärung«, die vor dem Befund Long Covid durchgeführt werden muss, um »herkömmlichere« Krankheiten auszuschließen, ist im Kapitel »Der Leidensweg der Long-Covid-Patienten« beschrieben. Das gute medizinische Gespür Ihres Arztes wird ein Übriges tun.

Unsere zehn Gebote für die Durchquerung der Wüste

1. Verhalten Sie sich richtig: Beachten Sie die Schutzmaßnahmen (Maske, Abstand halten) und waschen Sie sich die Hände korrekt.
2. Gewöhnen Sie sich eine ausgewogene und vielfältige Ernährung an, um Ihr Immunsystem zu stärken.
3. Steigern Sie beim Covid-Rehaprogramm Ihre Leistung Schritt für Schritt (beschrieben in Teil II, Kapitel 1 und 2). Es ist wichtig, langsam, aber kontinuierlich Fortschritte zu machen, um langfristig durchzuhalten.
4. Rufen Sie sich die Trainingseinheiten vor Augen, bevor Sie damit anfangen – eine Art mentale Vorbereitung.
5. Halten Sie konsequent an einem regelmäßigen Tagesablauf fest (Essens- und Schlafzeiten, Aktivitäten).
6. Guter Schlaf stärkt Ihr Immunsystem und fördert Ihre Genesung.
7. Lassen Sie das Belastungstraining auch dann nicht weg, wenn Sie sich gerade schlechter und erschöpft fühlen. Geben Sie nicht auf.
8. Legen Sie bei den Fahrradtrainings oder beim Laufen den Akzent auf die Ausdauer.
9. Denken Sie auch an Ihr Hirn: Gönnen Sie ihm Entspannung, Lektüre und Musik.
10. Messen Sie während des Trainings regelmäßig Ihre Herzfrequenz und Ihre Sauerstoffsättigung. Und konsultieren Sie Ihren Arzt, falls Auffälligkeiten auftreten.

In Kürze

- Die Langzeitfolgen variieren je nach Form des Long Covid. Deshalb müssen Sie zuerst herausfinden, welche Ärzte und Therapeuten zu Ihrer Genesung beitragen können. Die Selbstdiagnose ersetzt keine medizinische Expertise, hilft aber bei der Orientierung.
- Je weniger lang eine Beeinträchtigung besteht, desto wirksamer und schneller ist die Rehabilitation. Man sollte also damit anfangen, solange Long Covid weniger als sechs Monate andauert.
- Füllen Sie die Fragebogen so wahrheitsgetreu wie möglich aus und bestimmen Sie aufgrund Ihrer Resultate das Profil, das am ehesten auf Sie zutrifft. So finden Sie auch heraus, welche Therapiemöglichkeiten für Sie infrage kommen.
- Der Fragebogen zu Angst und Depression (HADS) muss im Allgemeinen mit einem klinischen Psychologen wiederholt werden. Der Fachmann kann dann Art und Schweregrad der ausgemachten Störungen genauer bestimmen.

Teil II
DAS LONG-COVID-PROGRAMM

9

REHABILITATION BEI LONG-COVID: DIE GRUNDLAGEN

Valérie ist seit 2009 Krankenschwester in einem großen Krankenhaus in der Region Paris. Sie war immer sportlich, lief jede Woche mehr als 60 Kilometer. Als die Covid-Pandemie im März 2020 ausbrach, füllte sich die Abteilung, in der sie arbeitete, mit Corona-Patienten. Auch sie steckte sich an und entwickelte anschließend eine Long-Covid-Erkrankung. Sie wurde ins Long-Covid-Programm aufgenommen, das sie dazu angespornt hat, die Schwierigkeiten zu überwinden.

»Ich arbeite seit 2009 als Krankenschwester, dieses Jahr bin ich 35 geworden. Anfang März 2020, als sich meine Abteilung nach und nach mit Corona-Patienten füllte, kam ich in Kontakt mit dem Virus. Im April hatte ich drei Symptome gleichzeitig: Kopfschmerzen, Eisengeschmack im Mund und ausgeprägte Kraftlosigkeit. Da wir FFP2-Masken trugen, sagte ich mir, ich hätte mich unmöglich anstecken können, und war nicht besonders beunruhigt.

Im Juli habe ich einen Antikörpertest gemacht. Er war positiv. Im Oktober hat mir der Betriebsarzt einen zweiten Test verordnet, der immer noch positiv ausfiel. Im Februar 2021 wurde es mir dann während der Arbeit übel und schwindlig, ich empfand eine Art Stromschläge in den Beinen und hatte Mühe zu atmen. Ich musste die Maske abnehmen, weil ich keine Luft mehr bekam. Ich ging zu meinem Hausarzt, der mich vom 4. Februar bis zum 30. April krankschrieb. Diagnose: Long Covid.

Ende März begann ich mit dem Long-Covid-Programm, mit 15 Sitzungen Atemtherapie. Ich musste wieder auf die Beine kommen, weil ich praktisch den ganzen Februar und März im Bett verbracht und meine ganze Muskelkraft eingebüßt hatte. Jede Sitzung dauerte eineinhalb Stunden, und ich musste auch zu Hause Übungen machen, um wieder atmen zu lernen.

Dazu musste ich mich ununterbrochen aufs Atmen konzentrieren. Nichts klappte mehr automatisch. Damals brauchte ich dringend Unterstützung von außen: Die Nachbarn kauften für mich ein, und ich bekam Hilfe für den Haushalt. Dank dem Long-Covid-Programm ging es langsam wieder aufwärts: Mitte März bin ich zum ersten Mal wieder nach draußen gegangen. Ende April hat der Betriebsarzt entschieden, dass ich nur noch zu 50 Prozent arbeitsfähig sei.

Bei Long Covid ist Rehabilitation ein absolutes Muss; ich habe gelernt, wie man durch den Bauch atmet statt durch die Brust, um noch eine Luftreserve in der Lunge zu behalten. Im Long-Covid-Programm bringt man uns bei, auf dem Bauch zu schlafen, um nicht zu ersticken. Ich habe auch wieder Muskeln aufgebaut, insbesondere meine Zwerchfellmuskulatur, um die Lungen zu erweitern und mein ganzes Atempotenzial zu nutzen. Ich habe geübt, gleichzeitig mehrere Aufgaben zu erledigen, weil ich mich nur schwer konzentrieren konnte. Dazu habe ich gelernt, im Schrittrhythmus zu atmen. Zuerst habe ich alle drei Schritte, dann alle vier und schließlich alle fünf ein- und wieder ausgeatmet. Ich habe auch heute noch Mühe, gleichzeitig zu gehen, zu sprechen, meine Arbeit zu machen und zu atmen. Der Körper macht, was er will, und diese Funktionsstörung muss man durch die Rehabilitation beheben.

Allerdings braucht das Zeit. Ich treibe auch zu Hause Sport, weil man sich ganz allmählich erholt. Vier Monate nach meiner Krankschreibung fühle ich mich jetzt besser. Ich plane immer noch alle 14 Tage eine Sitzung Atemtherapie ein, um keine Rückschritte zu machen.

Ohne dieses Long-Covid-Programm wäre ich meine Atemprobleme nie losgeworden. Meiner Meinung nach ist es unverzichtbar, weil man es sonst nicht schafft, den Alltag zu bewältigen und wieder in ein normales Leben zurückzukehren. Na ja, fast normal. Ich würde sagen, mein Leben ist wieder zu 70 Prozent normal. Ich habe noch einiges vor mir. Tauchen kann ich immer noch nicht, aber ich schaffe es, in einer Stunde acht Kilometer zu laufen. Vorher waren es zwölf Kilometer in einer Stunde und zehn Minuten.

Es hat sich gelohnt, alle diese Anstrengungen auf mich zu nehmen: Das Programm hat mich dazu angespornt, meine Leistungsfähigkeit zu trainieren. Man braucht unbedingt einen Motivationsschub, um die Schwierigkeiten zu überwinden.«

Körperliches Training:
DER COVID-KRIEG

Der Titel klingt mit Absicht brutal. Wir wollen aus Ihnen keine Trainings-Rambos machen. Aber es muss Ihnen klar sein, dass Sie nur auf der Basis körperlicher Betätigung den Kampf gegen die Langzeitfolgen des Virus aufnehmen können. Das Training hilft Ihrem Körper, wieder ins Gleichgewicht zu bringen, was das Virus durcheinandergebracht hat. Der Krieg um die Herrschaft über Ihren Körper wird lange dauern. Um ihn zu gewinnen, müssen Sie gewisse Prinzipien akzeptieren, die wir Ihnen in diesem Kapitel erläutern.

Vergessen wir nicht, dass ein Krieg immer aus gewonnenen und verlorenen Schlachten besteht und deshalb der Weg zum Sieg nicht geradlinig verläuft. Sie werden manchmal den Mut verlieren, aber Sie müssen schwierige Momente akzeptieren, um den nächsten Sieg zu erringen.

Das Training gegen Long Covid fußt folglich auf gewissen Mitteln und Grundlagen. Ihre Waffen lauten Herzfrequenzmesser, Sportschuhe, Fahrrad, Gewichte, Hanteln und Theraband. Jetzt hängt der Erfolg von Ihrer Strategie ab. Wir wollen Ihnen dabei helfen, eine klare Strategie auszutüfteln, um sich den Sieg zu sichern. Sie beruht auf genauen Vorstellungen: Ihr Training muss sich schrittweise entwickeln (bezüglich Umfang und Intensität), muss regelmäßig absolviert werden, vielseitig und abwechslungsreich sein. Ausdauertraining und Muskeltraining sind voneinander zu trennen und Ihrem Formzustand anzupassen. Ein nicht zu vernachlässigender Faktor ist die Erholung. Auch sie gehört zu den Waffen dieses Kampfs.

Die Trainingsgrundlagen

Schritt für Schritt

Trainieren heißt ganz einfach, ein bisschen mehr als gewöhnlich zu tun. Das beginnt schon im Alltag. Zwingen Sie sich, so oft wie möglich das Haus zu verlassen, spazieren oder laufen zu gehen, auch wenn es Sie psychische Kraft kostet. Bald wird sich die zusätzliche Anstrengung auch auf das »sportliche Leben« positiv auswirken.

In dieser Phase spielt Ihr Arzt eine wichtige Rolle. Manchmal muss er Sie nach einer medizinischen Untersuchung (zum Beispiel des Herzens oder der Atemwege) beruhigen. Wenn er Ihnen erklärt, dass Ihre Symptome nicht lebensbedrohlich sind, ist das für Sie ein wichtiger Punkt.

Zögern Sie nicht, dem Arzt mitzuteilen, wie Sie sich fühlen, beispielsweise: »Ich bin außer Atem, kriege keine Luft.« So kann er Ihnen die angezeigten Untersuchungen verschreiben und Ihnen anschließend beweisen, dass Sie nicht an einer schweren Krankheit leiden. Das heißt nicht, dass Ihre Empfindungen rein psychischer Natur sind. Die Symptome hängen ganz einfach damit zusammen, dass Ihr Organismus Informationen schlecht verarbeitet. Sobald Sie das verstanden haben, wird Ihnen der Versuch leichter fallen, Ihre Symptome zu akzeptieren, um nach und nach besser mit ihnen fertigzuwerden. Wenn Sie das Gefühl der Atemnot akzeptieren, wissen Sie, dass Sie die Übung noch 30 Sekunden oder eine Minute länger machen können, ohne Ihr Leben aufs Spiel zu setzen.

Wiederholen Sie folgenden Satz Wort für Wort immer wieder: »Ich akzeptiere mein Problem und mache mir keine Sorgen mehr darüber; ich werde nicht sterben.«

Regelmäßigkeit

Dieser Punkt ist entscheidend. Denn Ihr Körper muss häufig genug stimuliert werden, damit er sich langfristig an Aktivität gewöhnt. Sie müssen Ihr Ausdauertraining mindestens zwei- bis dreimal pro Woche und die Kräftigungsübungen fast täglich absolvieren und acht Wochen durchhalten, um sich gut zu erholen.

Während des Covid-Rehaprogramms machen Sie sowohl Kräftigungsübungen als auch Ausdauerübungen. Bei jeder Übung notieren Sie in Ihrem Logbuch die wahrgenommene Anstrengung (nach der Borg-Skala, die Sie in diesem Kapitel noch kennenlernen werden) und je nachdem die Dauer oder die Anzahl der Wiederholungen.

Vielfalt

Immer die gleiche Übung zu machen, wird schnell langweilig und birgt das Risiko, dass Sie aufgeben. Deshalb ist jede absolvierte Trainingseinheit in sich abgeschlossen und führt in eine anders gestaltete über. Auch rein körperlich gesehen bringt es mehr, wenn Sie die Übungen variieren. Denn dadurch profitieren verschiedene Organsysteme (Muskulatur, Herz-Kreislauf-System, Atmung) oder spezifische Muskelgruppen (Quadrizeps, Bizeps, Trizeps etc.) vom Anpassungstraining. Außerdem verteilen Sie die Belastung auf den ganzen Organismus und beanspruchen so nicht immer dieselbe Körperregion.

Aufteilung

Sie werden abwechselnd Ausdauertraining (auch Leistungsaufbau oder aerobes Training genannt), spezifisches Krafttraining und Atemübungen machen. Das Ausdauertraining beansprucht Ihren Organismus als Ganzes (Herz, Lunge, Hirn, Muskeln und so weiter) und führt dazu, dass Sie Anstrengungen über immer längere Zeit aufrechterhalten können. Auch innerhalb des Ausdauertrainings werden sich längere, wenig intensive Einheiten mit kürzeren, intensiveren abwechseln.

Individualisierung

Das Programm passt sich Ihnen an und nicht umgekehrt. Das bedeutet, dass es von Anfang an Rücksicht auf Ihren Formzustand nimmt und sich nach dessen Entwicklung richtet. Dazu gehören Durchhänger, Rückschritte, Momente der Euphorie oder nachhaltiger Erfolg.

Erholung

Oft gerät in Vergessenheit, dass eine effektive Regeneration nach jeder Anstrengung, egal ob leicht oder kräftezehrend, genauso entscheidend ist wie das Training selbst. Beim Erholen macht man Fortschritte, beim Nichtstun macht man einen Schritt zurück!

Das Ziel: Die Belastungstoleranz steigern

Im Vordergrund steht das, was die Physiologen aerobe Phase nennen, das heißt die Ausdauer. Um die Ausdauer zu trainieren, müssen Sie große Muskeln beanspruchen (vor allem den Quadrizeps, das heißt das große Muskelbündel an der Vorder- und Innenseite des Oberschenkels). Das Training der starken Muskeln zwingt Ihr Herz und Ihre Lungen, sich anzupassen: Ihre Herzfrequenz ist nicht zu schnell, und Sie hyperventilieren nicht. Ziel ist, möglichst viele rote Blutkörperchen zu produzieren, um den Organismus möglichst gut mit Sauerstoff und Brennstoffen (Zucker und Fette) zu versorgen.

Ihr Körper braucht nach jeder Trainingseinheit einen Tag Ruhe, um die Belastung zu verinnerlichen und zu verarbeiten, und vor allem auch, um leistungsfähiger zu werden.

Es ist wie in der Schule: Natürlich muss man den Stoff lernen, aber das Hirn braucht danach auch eine Pause, damit es die neuen Begriffe verarbeiten kann. Beim Training ist diese Auszeit genauso wichtig.

Das Ausdauertraining ist der erste Schritt auf dem Weg zurück in ein normales Leben. Dazu sind zwei bis drei Trainingseinheiten pro Woche unbedingt erforderlich. Bei weniger als zwei Einheiten können Sie sich nicht kontinuierlich steigern. Umgekehrt birgt zu häufiges Training das Risiko von Erschöpfung und Demotivation. Am wirksamsten ist ein Aufbautraining, das mindestens 20 bis 30 Einheiten, verteilt auf zwei bis drei Trainings pro Woche, umfasst. Jede Trainingseinheit dauert zwischen 30 Minuten und einer Stunde. Der Belastungsaufbau sollte sich über mindestens zwei Monate erstrecken.

Die Kombination von Kraft- und Ausdauertraining ist möglich. Kräftigungsübungen sind bei Patienten mit signifikantem Muskelschwund angezeigt. Das Training zum Wiederaufbau der Muskulatur der unteren Gliedmaßen kann durch das entsprechende Training der oberen Gliedmaßen ergänzt werden. Jede Einheit umfasst mehrere gleichermaßen wichtige Blöcke:

- Atemübungen
- Aufwärmphase für Muskeln, Gelenke und Herz-Kreislauf-System
- Das Herzstück der Einheit, das sich in zwei Teile gliedert: Ausdauerübungen (Kardiotraining) und Kräftigungsübungen
- Cool-down in Form von Stretching

Sie können das Training mit Entspannungsübungen verlängern.

Das Konzept sieht acht Wochen vor, aber diese Zahl entspricht einem Durchschnitt. Bei manchen Patienten verschwinden die Symptome schon nach vier Wochen, bei anderen erst nach zwölf.

Es ist wichtig, dass Sie mit dem Programm der vergangenen Woche gut zurechtgekommen sind, bevor Sie zu dem der folgenden Woche übergehen. Ziel ist es, die erworbenen Fähigkeiten zu festigen. Wenn Sie zu schnell vorwärtskommen wollen, setzen Sie Ihre Fortschritte aufs Spiel. Einige von Ihnen werden ein Wochenprogramm mehrmals absolvieren müssen, um mit ihrer Rehabilitation voranzukommen. Manchmal müssen Sie vielleicht vermeintliche Rückschritte hinnehmen. Bei Long Covid treten die Symptome häufig wellenförmig auf. Regelmäßiges Training mildert schlechtere Phasen ab.

Die Borg-Skala

Mit dieser Skala bewerten Sie Ihr Anstrengungsempfinden, das heißt den Intensitätsgrad, den Sie während der Belastung wahrnehmen.

Schätzen Sie nach der Übung ein, wie stark Sie sich anstrengen mussten. 0 entspricht einer sehr leichten, 10 einer sehr schweren Belastung.

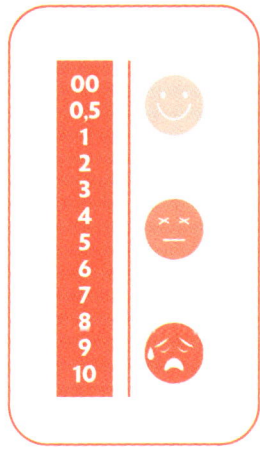

Mit Ihrer Zielherzfrequenz trainieren

Kontrollieren Sie mit Ihrem Herzfrequenzmesser beim Trainieren permanent Ihren Puls, damit Sie die Trainingsintensität Ihrer Zielherzfrequenz anpassen können, das heißt dem Puls, bei dem der Trainingseffekt am höchsten ist. Die Resultate Ihres Belastungstests entscheiden über Ihre Zielherzfrequenz. Ausschlaggebend sind Ihre maximale Herzfrequenz (das heißt die Anzahl Herzschläge pro Minute, die Sie an der Obergrenze Ihrer Belastung erreichen) und die auf den verschiedenen Belastungsstufen des Tests gemessene Herzfrequenz.

Im Ruhezustand beträgt Ihre Herzfrequenz normalerweise zwischen 50 und 60 Schläge pro Minute (bpm), bei manchen Menschen bis zu 80 bpm. Nach einer Covid-Erkrankung ist der Ruhepuls häufig erhöht, manchmal beschleunigt er sich schon bei der geringsten Anstrengung stark. Die Herzfrequenz passt sich der körperlichen Leistung nicht mehr an, steigt zum Beispiel bei leichter Anstrengung statt auf 100 bpm bis auf 120 bis 140 oder sogar 150 bpm. Ihr Herz reagiert, als wenn Sie gerade einen Sprint hinlegen würden, während Sie nur gehen, den Haushalt machen oder aus dem Bett steigen. In der Rehabilitation soll Ihr Herz wieder lernen, nicht zu heftig und der jeweiligen Situation entsprechend zu reagieren.

Ihr Belastungstest ergibt folgende Werte: Ihre maximale Herzfrequenz, Ihre Herzfrequenz bei Ausdauerbelastung (bei der Sie sich bei längerer Anstrengung wohlfühlen) sowie die Frequenz während kurzer, hochintensiver Belastungsphasen (bei denen Sie Ihre Grenze überschreiten, Ihr Atem sich beschleunigt und Sie fast nicht mehr können). Diese Resultate liefert Ihnen der Kardiologe, der die Untersuchung durchführt.

Der 6-Minuten-Gehtest

Wenn Sie keinen Belastungstest gemacht haben, rüsten Sie sich mit einem Herzfrequenzmesser und einem Schrittzähler (mit dem Sie auch die zurückgelegte Distanz messen können) aus. Sie werden den 6-Minuten-Gehtest (six-minute walk test, 6MWT) absolvieren. Am einfachsten geht das, wenn Sie im Freien sechs Minuten lang so schnell wie möglich gehen. Wenn nötig, können Sie das Tempo drosseln oder stehen bleiben (falls Sie Schmerzen in der Brust, Schwindelgefühle, Herzrasen oder ähnliche Beschwerden haben); gehen Sie aber lieber langsam weiter als anzuhalten. Wenn die sechs Minuten vorbei sind, lesen Sie die zurückgelegte Distanz und Ihre Herzfrequenz ab. Anschließend können Sie den Test auswerten, indem Sie Ihr Resultat mit der Distanz vergleichen, die für Ihr Alter und Ihre Größe zu erwarten wäre. Diese Distanz berechnet sich nach folgender Formel:

Zu erwartende Distanz = 218 + (5,14 × Größe in cm) –
(5,32 × Alter) – (1,8 × Gewicht in kg) + (51,31 × Geschlecht)

0 für Frauen und 1 für Männer

Für einen Mann, der 175 cm groß und 75 Jahre alt ist und
85 kg wiegt, sieht die Rechnung so aus:

Zu erwartende Distanz = 218 + (5,14 × 175) – (5,32 × 75) – (1,8 × 85) + (51,31 × 1) = 617 Meter

Umsetzung des
6-Minuten-Gehtests

Machen Sie den Test (siehe Beschreibung auf der vorherigen Seite) und notieren Sie das Ergebnis:

Zurückgelegte Distanz: _____

Herzfrequenz: _____

Berechnen Sie anschließend die für Ihr Alter und Geschlecht zu erwartende Distanz in Metern nach dieser Formel:

$$218 + (5,14 \times \text{Größe in cm}) - (5,32 \times \text{Alter}) - (1,8 \times \text{Gewicht in kg}) + (51,31 \times \text{Geschlecht})$$
0 für Frauen und 1 für Männer.

Notieren Sie hier das Resultat:

Zu erwartende Distanz: _____

Anhand folgender Tabelle können Sie Ihre Belastungstoleranz bestimmen.

Alter	Geschlecht	Keine funktionelle Einschränkung	Minimale Einschränkung (82 Prozent)	Mäßige Einschränkung	Starke Einschränkung
20–29 Jahre	Frauen Männer	+ 760 m + 820 m	600–760 m 650–820 m	150–600 m 150–650 m	< 150 m < 150 m
30–39 Jahre	Frauen Männer	+ 700 m + 770 m	575–700 m 630–770 m	150–575 m 150–630 m	< 150 m < 150 m
40–49 Jahre	Frauen Männer	+ 640 m +720 m	525–640 m 570–720 m	150–525 m 150–570 m	< 150 m < 150 m
50–59 Jahre	Frauen Männer	+ 585 m + 630 m	465–585 m 495–630 m	150–465 m 150–495 m	< 150 m < 150 m
60–69 Jahre	Frauen Männer	+ 530 + 580	425–530 m 465–580	150–425 m 150–465 m	< 150 m < 150 m
70–79 Jahre	Frauen Männer	+ 470 m + 520 m	375–470 m 415–520 m	150–375 m 150–415 m	< 150 m < 150 m

Auswertung

Wenn Ihr Resultat in Spalte 1 oder Spalte 2 zu finden ist

Sie sind in Ihrer Leistungsfähigkeit nur wenig eingeschränkt und können mit dem Training anfangen, indem Sie die mit der Formel »220 minus Alter« (Seite 123) Ihre maximale Herzfrequenz als Basis für den Trainingspuls bei den verschiedenen Übungen bestimmen.

Wenn Ihr Resultat in Spalte 3 zu finden ist

Nehmen Sie auch die Herzfrequenz zu Hilfe, die Sie am Ende des Tests von Ihrem Herzfrequenzmesser abgelesen haben. Dieser Wert ersetzt die maximale Herzfrequenz, die sich aus einem Belastungstest ergeben hätte, und dient Ihnen als Basis für die Berechnung des optimalen Trainingspulses. Aus diesem Grund müssen Sie beim Gehtest alles geben, was Sie können.

Sie müssen diesen Test im Verlauf Ihres Programms regelmäßig wiederholen (alle drei bis vier Trainingseinheiten), damit Sie Ihre Fortschritte messen und einen neuen Referenzwert für die Herzfrequenz bestimmen können, dem Sie Ihr Training anpassen. Sie werden sehen, wie stark sich dieser Parameter im Laufe des Programms verändern kann.

Wenn Ihr Resultat in Spalte 4 zu finden ist

Sie müssen noch warten, bis Sie mit dem Programm anfangen können: Sie brauchen noch individuelle Betreuung durch einen Arzt oder Physiotherapeuten. Ein Rehabilitationsprogramm in einer Pflegeeinrichtung ist unerlässlich.

Auch wenn der 6-Minuten-Gehtest ein interessantes Werkzeug ist, lassen sich mit einem Belastungstest Ihre Herzfrequenzen und Ihr persönliches Leistungsniveau zuverlässiger feststellen, sodass das Long-Covid-Programm von Anfang an möglichst effektiv gestaltet werden kann.

Berechnen Sie Ihre maximale Herzfrequenz

Es gibt verschiedene Formeln, um die maximale Herzfrequenz zu berechnen. Als Faustregel gilt die Differenz zwischen 220 und Ihrem Alter. Ihr optimaler Trainingspuls entspricht dann einem bestimmten Prozentsatz dieser Frequenz. Wenn Sie zum Beispiel 51 Jahre alt sind, lautet die Rechnung:

$$\text{Maximale Herzfrequenz: } 220 - 51 = 169$$

Wie gesagt wird für das achtwöchige Trainingsprogramm Ihre Zielherzfrequenz prozentual zu Ihrer maximalen Herzfrequenz bestimmt. Wenn Sie beispielsweise beim Trainieren 60 Prozent Ihrer maximalen Herzfrequenz (HF_{max}) erreichen sollen, ergibt das folgende Rechnung:

$$\text{Wenn } HF_{max} = 169 \text{ bpm}$$
$$\text{dann Zielherzfrequenz 60 Prozent} = 101 \text{ bpm.}$$

Ihre Zielherzfrequenz beträgt also zwischen 100 und 105 bpm.

In jeder Trainingswoche geben wir eine Zielherzfrequenz als Richtlinie an. Aber Sie müssen sich natürlich der realen Situation anpassen. Vor allem am Anfang sollten Sie lieber möglichst lang und dafür weniger intensiv trainieren.

Die Personen, die beim Sitz-steh-Test eine Messzahl unter 3 erreicht haben (beschrieben in Teil I, Kapitel 8), sollten unterhalb der Zielherzfrequenz zu trainieren beginnen. Denken Sie daran: Sie müssen nicht in einer Woche sämtliche Etappen überwinden, sondern über acht Wochen allmählich Fortschritte erzielen.

Mit dem Herzfrequenzmesser fühlen Sie sich sicherer

Mit kleinen Sensoren misst dieses Gerät in Miniaturgröße (oft in Form einer Smartwatch) alle zurückgelegten Strecken und korreliert sie mit Ihrer Herzfrequenz (sowohl im Ruhezustand als auch bei Belastung). Es dient Ihnen als Kompass beim Aufbautraining, weil die Herzfrequenz Ihren Formzustand sowie Ihre Gewöhnung und Anpassungsfähigkeit an Belastung zuverlässig widerspiegelt. Anhand der Herzfrequenz können Sie im Laufe des Trainingsprogramms Ihre Fortschritte überprüfen. Der Herzfrequenzmesser wird also während des ganzen Covid-Rehaprogramms Ihr treuer Begleiter sein.

Die Anpassung der Atmung verbessern

Sie sollten langsam wieder ein wenig Selbstvertrauen haben und auf Ihre Empfindungen hören, allerdings ohne zu übertreiben. Gleichmäßiges Atmen ist wichtig beim Ausdauertraining. Die Faustregel lautet: Während der Belastung kann ich noch reden, aber nicht singen.

ACHTEN SIE AUF IHRE EMPFINDUNGEN

Wenn Sie wieder anfangen, sich körperlich zu betätigen, können schon bei geringer Intensität manche Symptome wieder auftauchen (Atemnot, Husten, Erschöpfung, Kopfschmerzen), aber das braucht Sie nicht zu beunruhigen. Mit den Atemübungen, die wir Ihnen empfehlen (ab Seite 125), sollten sie wieder verschwinden. Kontaktieren Sie Ihren Arzt, wenn die Symptome mehr als 24 Stunden andauern. Während der ersten Trainings muss Ihr Wert auf der Borg-Skala unter 5 bleiben (Seite 119). Liegt er darüber, müssen Sie die Belastung verringern oder aufteilen. Wenn Ihre Atemfrequenz im Ruhezustand über 22 pro Minute beträgt und Ihre Sauerstoffsättigung unter 90 Prozent, ist es ratsam, mit dem Training gar nicht zu beginnen. Sprechen Sie bei folgenden Symptomen mit Ihrem Arzt oder Kardiologen: Engegefühl und/oder Schmerzen im Brustraum, Atemnot, Schwäche, Kopfschmerzen, verschwommenes Sehen, Herzrasen, Schweißausbrüche, Verwirrtheit.

Berechnen Sie Ihre Atemfrequenz, bevor Sie mit dem Aufbauprogramm loslegen. Das ist ganz einfach: Legen Sie die Hand auf Ihre Brust und zählen Sie, wie viele Male sie sich während einer Minute hebt. Stoppen Sie die Zeit mit dem Sekundenzeiger Ihrer Uhr oder mit Ihrem Smartphone.

Bei Erwachsenen liegt die normale Atemfrequenz im Ruhezustand zwischen 12 und 20 Atemzügen pro Minute. Die Atemfrequenz misst man nach fünf Minuten Ruhe. Dies aus dem Grund, dass Nervosität die Atemfrequenz erhöht, und es wichtig ist, dass man beim Messen ruhig ausatmet. Bei mehr als 25 Atemzügen pro Minute im Ruhezustand sollten Sie Ihren behandelnden Arzt konsultieren. Das Aufbautraining muss sich über mindestens acht Wochen erstrecken. Dazu gehört auch die Verbesserung Ihrer Atemfrequenz im Ruhezustand und bei Anstrengung.

Zu Ihrer Beruhigung: Das Pulsoximeter

Ein Pulsoximeter ist eine kleine Klemme, die man an einem Finger, Zeh oder Ohrläppchen befestigt. Es misst den Sauerstoffgehalt im Blut und zeigt an, ob eine sogenannte Entsättigung, das heißt ein deutlicher Abfall des Sauerstoffgehalts, in den Blutgefäßen vorliegt.

Im Blutkreislauf zirkuliert Hämoglobin (der Teil der roten Blutkörperchen, der den Sauerstoff transportiert), das mit Sauerstoff beladen (in dem Fall ist das Blut hellrot) oder entladen (dann ist das Blut dunkelrot) ist. Ein roter und ein Infrarot-Lichtstrahl erfassen die Farbe des arteriellen Bluts, sodass das Gerät den Sauerstoffgehalt eruieren und die Sauerstoffsättigung bestimmen kann.

Ein Display zeigt zwei Werte an: Die Herzfrequenz in Schlägen pro Minute und den Prozentsatz der Sauerstoffsättigung.

- Zwischen 95 und 100 Prozent: Die Sauerstoffsättigung ist gut.
- Zwischen 90 und 95 Prozent: Die Sauerstoffsättigung ist ungenügend. Man spricht von einer Entsättigung.

- Unter 90 Prozent: Die Entsättigung ist gravierend.

ATEMÜBUNGEN

Die Atmung geschieht ganz von selbst. Normalerweise sind wir uns nicht bewusst, wie und wie viele Male am Tag wir atmen. Dabei wiederholt sich dieser Prozess zwischen 15 000- und 20 000-mal pro Tag!

Bei der Einatmung senkt sich das Zwerchfell, der starke Muskel unterhalb der Lungen. Der Brustkorb weitet sich, während die Lungen sich ausdehnen und mit Luft füllen. Der Sauerstoff aus der Luft, den wir durch Nase oder Mund einatmen, dringt durch die Luftröhre und die Bronchien bis in die Lungen, erreicht die Lungenbläschen und gelangt dann über die Kapillaren in den Blutkreislauf und die Organe. Wenn wir ausatmen, stoßen wir Abfallprodukte wie Kohlendioxid aus.

Die Atemübungen des Covid-Reha-Programms sollen Ihnen dabei helfen, Ihre Atmung zu regulieren. Sie sind unerlässlich und sehr vielfältig. Beginnen Sie mit den einfachsten und erhöhen Sie dann nach und nach den Schwierigkeitsgrad. Machen Sie die Übungen in jeder Trainingseinheit noch vor dem Aufwärmen. Sie wirken sich auf mehrere Faktoren positiv aus:

- Auswirkungen auf die Atemkapazität (= das Sauerstoff- und Luftvolumen, das Sie bei jeder Ein- und Ausatmung in Ihre Lungen aufnehmen und wieder ausstoßen)
- Auswirkungen auf den wichtigsten Atemmuskel (das Zwerchfell) und die Atemhilfsmuskeln (querer Bauchmuskel etc.)
- Auswirkungen auf Ihr Gehirn, das lernt, Ihre Atemfrequenz wieder besser zu regeln

TIPPS ZUR ATMUNG WÄHREND DER ANSTRENGUNG

Bei Anstrengung wird die Atmung schneller. Ihre Atemfrequenz (Ein- und Ausatmung pro Minute) und Ihr Atemvolumen steigen. Konzentrieren Sie sich vor allem bei den ersten Trainingseinheiten auf die Atmung, denn Hyperventilation ist ein häufiges Problem und lässt das Gefühl aufkommen, man schaffe es nicht. Vergessen Sie also ab und zu (zumindest vorläufig) die Herzfrequenz und die korrekte Ausführung der Übung, um Ihre ganze Aufmerksamkeit auf die Ein- und Ausatmungszeiten zu richten. Versuchen Sie, einen zu hohen Anstieg der Atemfrequenz (Hyperventilation) zu vermeiden, und achten Sie darauf, große Atemzüge zu nehmen.

Die Bauchatmung

Wenn man durch den Bauch atmet, senkt sich das Zwerchfell. Die Bauchatmung wirkt beruhigend und wird deshalb bei Entspannungsübungen und im Schmerzmanagement eingesetzt.

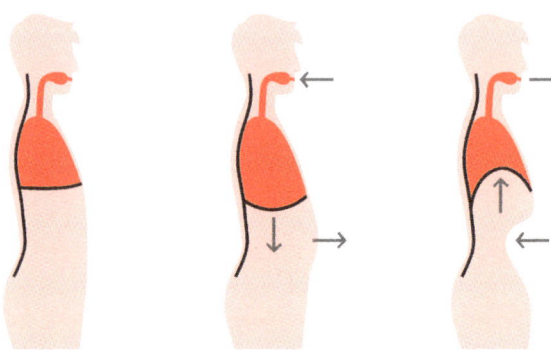

- Schalten Sie Ihr Handy aus und sorgen Sie dafür, dass Sie ungestört bleiben. Sie können diese Übung im Stehen, im Sitzen oder im Liegen machen. Der Rücken muss gerade sein und die Schultern entspannt. Lockern Sie Ihren Gürtel, falls nötig.
- Als Hilfestellung können Sie am Anfang eine Hand auf den Bauch legen, Daumen auf Höhe des Bauchnabels und Finger auf dem Unterleib. Atmen Sie eine Minute langsam und tief durch die Nase.
- Bei jedem Einatmen wölbt sich Ihr Bauch wie ein Ballon nach außen. Achten Sie darauf, weder die Schultern noch den Oberkörper hochzuziehen. Halten Sie den Atem mit gefüllter Lunge für drei Sekunden an.
- Atmen Sie dann alle Luft durch den leicht geöffneten Mund aus und ziehen Sie dabei den Bauch nach innen. Das Ausatmen ist sehr wichtig: Je vollständiger Sie die Luft aus Ihrer Lunge pressen, desto besser können Sie diese anschließend wieder mit Sauerstoff füllen. Die Ausatmung muss doppelt bis dreimal so lange dauern wie die Einatmung.
- Wiederholen Sie die Übung fünf- bis zehnmal und konzentrieren Sie sich dabei auf jedes Ein- und Ausatmen.

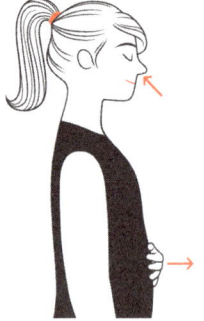
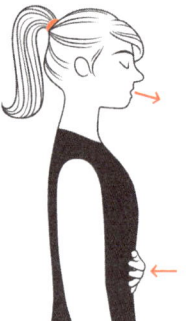

Die Atmung kontrollieren

Diese Übung hilft Ihnen, die Kontrolle über Ihren Atemrhythmus zu übernehmen. Entspannen Sie sich und überlassen Sie sich Ihrer Atmung. Lenken Sie dann Ihre Aufmerksamkeit auf den Atem und atmen Sie so, dass es sich leicht und angenehm anfühlt. Verlangsamen Sie die Atmung: Es geht nicht darum, so viel Luft wie möglich aufzunehmen oder auszuatmen, sondern sich mehr Zeit dafür zu nehmen. Atmen Sie eine Minute lang so ruhig und harmonisch wie möglich weiter. Lassen Sie alle Gedanken los.

Übungen zur Atemvertiefung

Mit dieser Übung entwickeln Sie Ihre Atemtiefe, indem Sie alle potenziell beteiligten Muskeln beanspruchen. Lassen Sie sich einen Moment Zeit, um zu einer ruhigen, langsamen Atmung zu finden. Verlängern Sie dann allmählich die Ausatmungszeit: Versuchen Sie, jedes Mal etwas mehr Luft ausströmen zu lassen. Atmen Sie dann ein, ohne zu forcieren, sodass sich der Bauch langsam wölbt. Machen Sie noch einige Atemzüge auf diese Weise.

Dann atmen Sie noch einmal so lange wie möglich aus. Nun stellen Sie sich vor, Sie könnten die Luft, die in Ihre Lungen fließt, in eine bestimmte Richtung lenken:

- zu den Schlüsselbeinen, das heißt nach vorn oben,
- zwischen die Schulterblätter, das heißt nach hinten oben,
- in die unteren Rippen, das heißt in die Seiten,
- zwischen das Brustbein und den Bauchnabel, das heißt nach vorn unten.

Versuchen Sie dann, gleichzeitig in alle Richtungen einzuatmen.

Übungen zur Ausatmung

Sie werden an Ihrer Luftsäule arbeiten und lernen, die Ausatmungszeit zu verlängern, indem Sie auch die Bauchmuskulatur beanspruchen. Um die Ausatmung zu trainieren, versuchen Sie, die Lungen so gründlich wie möglich zu entleeren.

Sie können auch einen Strohhalm oder einen Kugelschreiber, dessen Deckel und Mine Sie entfernt haben, benutzen. Füllen Sie ein Glas zu drei Vierteln mit Wasser, stellen Sie den Strohhalm oder das Gehäuse des Kulis hinein und atmen Sie ganz langsam durch das Röhrchen aus, sodass Luftblasen entstehen.

Übungen zur Einatmung

Eine einfache Übung, mit der Sie Ihr ursprüngliches Brustkorbvolumen wieder aufbauen. Ziel dieser Übung ist, den Brustkorb möglichst weit zu öffnen: Fassen Sie mit beiden Händen einen Stock (ein Besenstiel tut es auch), heben Sie ihn über und leicht hinter den Kopf, während Sie

Atemübungen

tief Luft holen (gehen Sie nur so weit, dass Sie keine Schmerzen verspüren). Dann führen Sie den Stock wieder nach unten Richtung Bauch, während Sie langsam ausatmen. Sie können die Arme auch wie beim Schmetterlings- oder Kraulschwimmen bewegen oder die Dehnung der Arme mit einem Theraband trainieren.

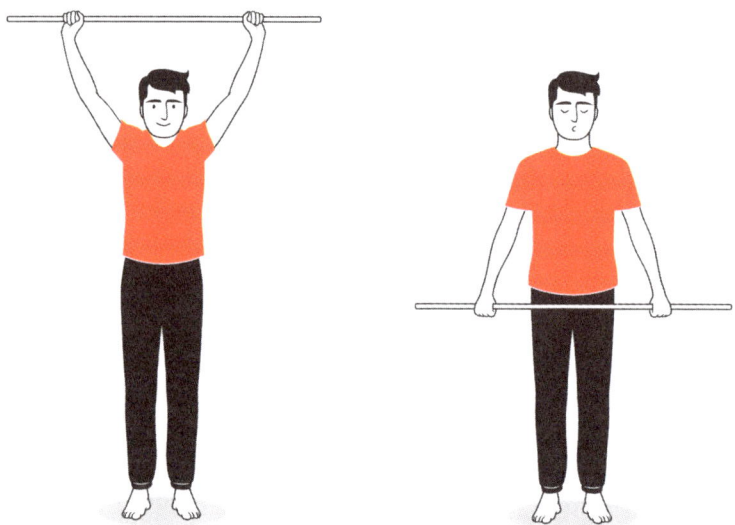

Den Rücken und das Zwerchfell mobilisieren

Zur Verbesserung Ihrer Atmung müssen Sie alle an der Einatmung (Zwerchfell) und Ausatmung (Brust- und Bauchmuskeln) beteiligten Muskeln trainieren, damit Sie Ihren Brustraum so weit wie möglich öffnen können.

Das Zwerchfell ist eine kuppelförmige Muskelwand, die den Brustraum von der Bauchhöhle trennt. Es hebt sich beim Ausatmen und senkt sich beim Einatmen. Dieser zentrale Muskel ist der eigentliche Motor der Atmung. Er spielt eine entscheidende Rolle bei der Belüftung der Lunge: Wenn er sich zusammenzieht, erweitert sich der Brustraum, und es entsteht ein Unterdruck in den Lungen, wodurch Luft einströmt, also eingeatmet wird. Die Ausatmung geschieht passiv, durch die Entspannung des Zwerchfells. Mithilfe des Zwerchfells können also die Lungen ihre lebenswichtige Funktion ausüben: das Blut mit Sauerstoff anreichern.

Damit Sie sich das etwas genauer vorstellen können: Senkt sich Ihr Zwerchfell um einen Zentimeter, gelangen fast 500 Milliliter Luft in Ihre Atemwege. Wie bei jedem Muskel gilt, dass die Bewegung umso größer ist, je mehr er sich zusammenzieht. Das bedeutet: Je mehr Luft (und folglich Sauerstoff) in die Lungen strömt, desto stärker senkt sich das Zwerchfell. Aus diesem Grund lohnt es sich, diesen Muskel zu trainieren.

Bei Menschen, die Rückenschmerzen haben, ist das Zwerchfell weniger entspannt, weniger stabil und bewegt sich weniger harmonisch. Deshalb werden Entspannungsübungen für den Rücken empfohlen, damit die Atmung weiterhin gut funktioniert. Hier eine Übung, die Sie regelmäßig machen können.

- Setzen Sie sich auf den Rand eines Stuhls, Füße flach auf dem Boden und Hände hinter dem Kopf. Schieben Sie nun das Becken nach hinten, sodass Ihr Rücken rund wird. Atmen Sie aus, ziehen Sie die Ellenbogen zusammen, sodass sie Richtung Hüfte zeigen, und senken Sie den Kopf.
- Rollen Sie jetzt das Becken nach vorn. Sie kommen automatisch ins Hohlkreuz, und die Brust öffnet sich. Ziehen Sie die Ellenbogen nach hinten, heben Sie den Kopf und atmen Sie ein.
- Bleiben Sie drei Atemzüge lang in der jeweiligen Position. Wiederholen Sie die Bewegung mehrmals.

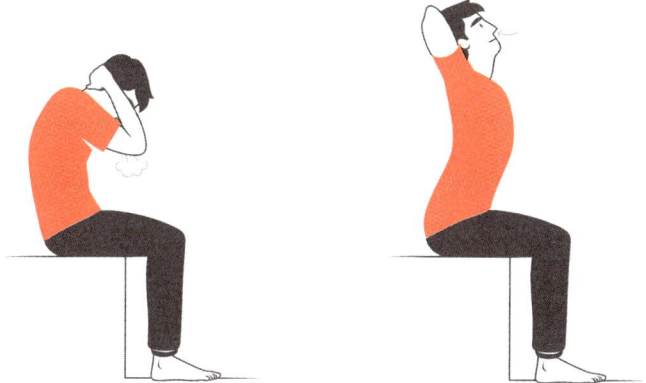

Atemübungen

Aufwärmen

Zur Einstimmung:
AUFWÄRMEN

Diese Übungssequenz ist fester Bestandteil Ihres Trainings. Sie sollten das Aufwärmen also nicht weglassen oder abkürzen, weil es Ihnen überflüssig scheint. Es dauert zwischen 10 und 15 Minuten und aktiviert nach und nach jeden Körperteil, der im Training beansprucht wird.

Wir zeigen Ihnen hier eine breite Palette von Aufwärmübungen. Das Programm (beschrieben in Teil II, Kapitel 10) sieht vor, dass Sie sich für jede Trainingseinheit zwei oder drei Übungen aussuchen. Berücksichtigen Sie Ihr Niveau und erhöhen Sie allmählich den Schwierigkeitsgrad. Je nach Ihren Fähigkeiten können Sie sich auch auf einen einzigen Satz beschränken, aber auch zwei oder sogar drei Sätze absolvieren.

Gelenke

Das Aufwärmen der Gelenke führt dazu, dass mehr Gelenkflüssigkeit (Synovia) produziert wird, die Ihre Gelenke schmiert. So können sich Ihre Muskeln langsam aufwärmen und Ihre Mitochondrien – kleine Kraftwerke in den Muskeln, die als Energielieferanten dienen – ihren Produktionszyklus in Gang bringen. Beim Aufwärmen erhöht sich auch die Herzfrequenz ganz allmählich, was Herzrhythmusstörungen und dem Gefühl von Tachykardie (Herzrasen) vorbeugt. Außerdem weiten sich Ihre Arterien zunehmend, was die Zufuhr von Sauerstoff in sämtliche Muskeln erhöht.

Wichtig ist das Aufwärmen auch für die Atmung, weil es die Atemmuskulatur zum Arbeiten anregt, ohne dass eine zu abrupte Belastung sie dem Risiko von Schmerzen oder zusätzlichen Beschwerden aussetzt.

Und schließlich kann das Gehirn dank dem Aufwärmen das elektrische Signal generieren, das von der Bewegungszentrale ausgeht und alle Nerven durchquert, um Bewegungen auszulösen: Sie verbessern Ihre Motorik und Koordination. Das ist die erste Phase Ihres Aufbautrainings, um Long Covid zu besiegen.

Nach all diesen Erklärungen ist es Zeit zu beginnen. Hier also unsere Übungsvorschläge fürs Aufwärmen.

NACKEN AUFWÄRMEN

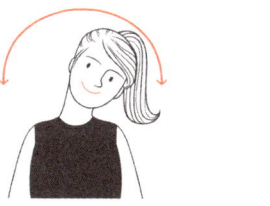

1

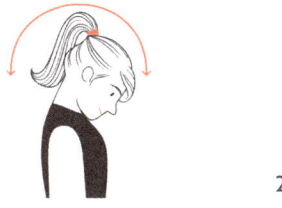

2

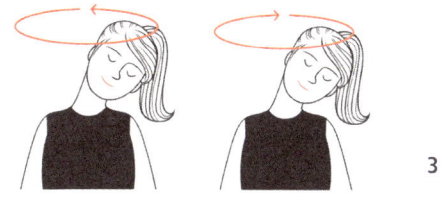

3

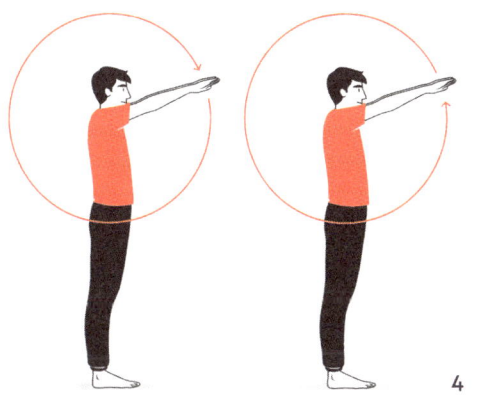

4

1. Stellen Sie sich im aufrechten Stand hin, Beine hüftbreit auseinander, Hände auf den Hüften. Schauen Sie geradeaus und senken Sie den Kopf sanft zur linken, dann zur rechten Schulter. Wiederholen Sie die Übung 6-mal langsam zu jeder Seite.

2. Schauen Sie geradeaus und neigen Sie den Kopf zuerst nach vorn, als wenn Sie nicken würden, dann nach hinten. Vermeiden Sie ruckartige Bewegungen. Wiederholen Sie die Übung 6-mal langsam zu jeder Seite.

3. Schauen Sie nach vorn und drehen Sie den Kopf wie beim Kopfschütteln, aber ganz langsam und sanft, nach rechts, dann nach links. Halten Sie den Kopf gerade. Wiederholen Sie die Übung 6-mal langsam zu jeder Seite.

4. Schließen Sie den Übungssatz mit 3 vollständigen, weiten Kreisbewegungen der Arme. Zuerst nach links, dann nach rechts.

Aufwärmen

Aufwärmen

SCHULTERN AUFWÄRMEN

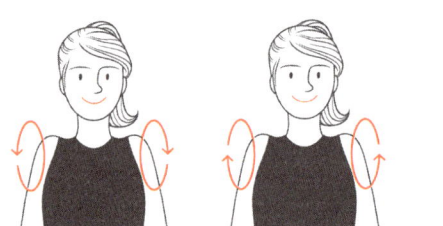

1

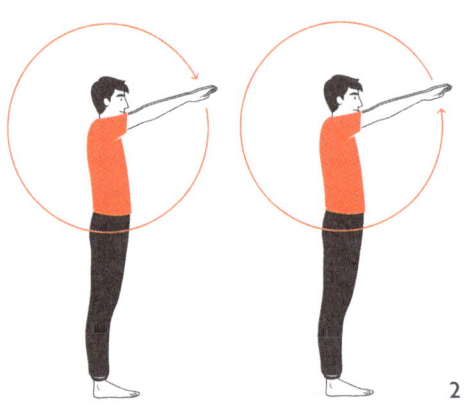

2

1. Stellen Sie sich im aufrechten Stand hin, Beine hüftbreit auseinander, Arme längs des Körpers. Lassen Sie die Schultern kreisen, wobei Sie zuerst mit beiden gleichzeitig, dann mit jeder Schulter einzeln kleine Kreise machen. Wiederholen Sie die Übung 10-mal vorwärts und 10-mal rückwärts.
2. Strecken Sie dann die Arme über den Kopf und führen Sie mit den Armen große Kreise aus, zuerst vorwärts, dann rückwärts. Wiederholen Sie die Übung 10-mal in jeder Richtung.

HANDGELENKE AUFWÄRMEN

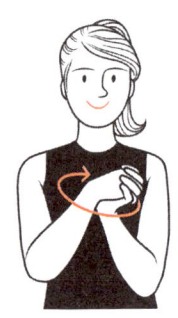

- Im aufrechten Stand, Beine hüftbreit auseinander. Legen Sie die Hände auf Brusthöhe aneinander und verschränken Sie die Finger.
- Lassen Sie die aufeinandergelegten Handgelenke kreisen, zuerst nach rechts, dann nach links. Wiederholen Sie die Übung 10-mal zu jeder Seite.

WIRBELSÄULE AUFWÄRMEN

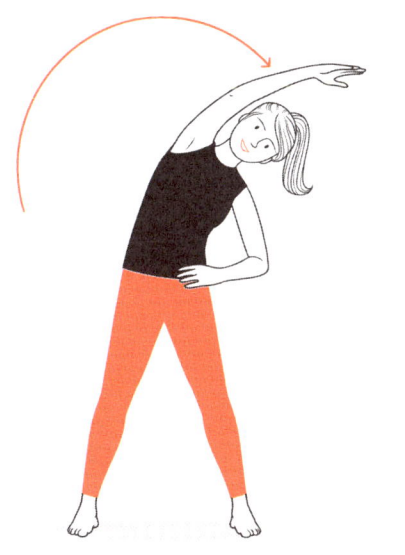

- Stellen Sie sich aufrecht hin, Beine auseinander, die linke Hand auf die Hüfte gestützt, den rechten Arm gerade nach oben gestreckt.
- Beugen Sie den Oberkörper zur linken Seite und ziehen Sie den gestreckten Arm so weit wie möglich in dieselbe Richtung. Wechseln Sie dann die Seite. Wiederholen Sie die Übung 10-mal zu jeder Seite.

Aufwärmen

BECKEN AUFWÄRMEN

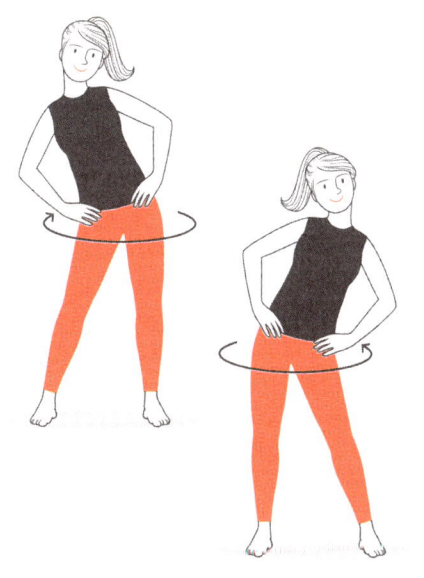

- Die perfekte Übung für angehende Hula-Hoop-Meister! Führen Sie mit den Hüften langsam einen weiten Kreis aus, als ob Sie einen Reifen um Ihre Taille hätten. Machen Sie 10 Kreise in beide Richtungen.
- Steigern Sie dann das Tempo und machen Sie nochmals 10 Kreise in jede Richtung.

Aufwärmen

KNIE AUFWÄRMEN

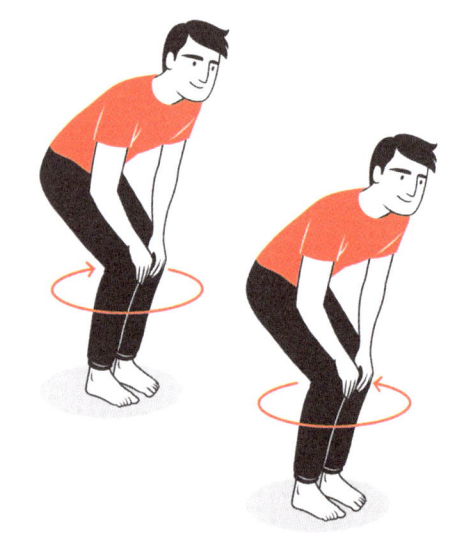

- Stellen Sie sich aufrecht hin, die Beine zusammen und die Füße mit etwas Abstand flach auf dem Boden.
- Beugen Sie die Knie leicht, legen Sie Ihre Hände darauf und machen Sie kleine Kreise, 10-mal nach jeder Seite.

KNÖCHEL AUFWÄRMEN

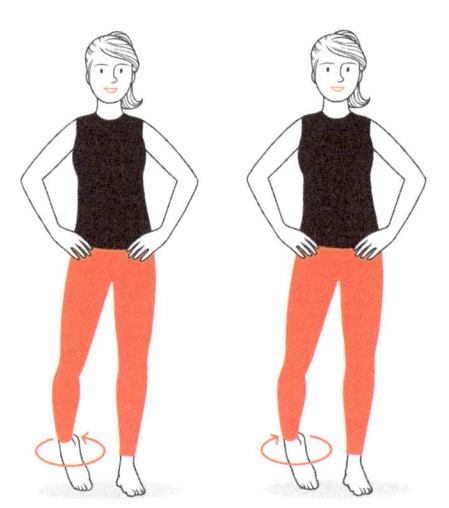

- Stellen Sie sich aufrecht hin, Beine hüftbreit auseinander, Hände in die Hüften gestützt, Rücken gerade.
- Heben Sie den einen Fuß an, sodass nur noch die Zehenspitzen den Boden berühren. Machen Sie dann kleine Kreise mit dem Knöchel, 10 zu jeder Seite.

Herz-Kreislauf-System und Muskulatur

Wenn alle Gelenke warm sind, fangen Sie an, den Motor aufzuheizen, um die Maschine in Gang zu setzen.

Um Ihre Herzfrequenz zu erhöhen, belasten Sie nun größere Muskelmassen über einen längeren Zeitraum. Beginnen Sie bei jeder der folgenden Übungen mit 20 bis 40 Sekunden Belastung und 1 bis 3 Wiederholungen, je nach Leistungsfähigkeit Ihres Körpers. Während dieser Trainingsphase brauchen Sie sich keine Sorgen um Ihre Herzfrequenz zu machen. Vertrauen Sie auf Ihr Gespür.

JUMPING JACK

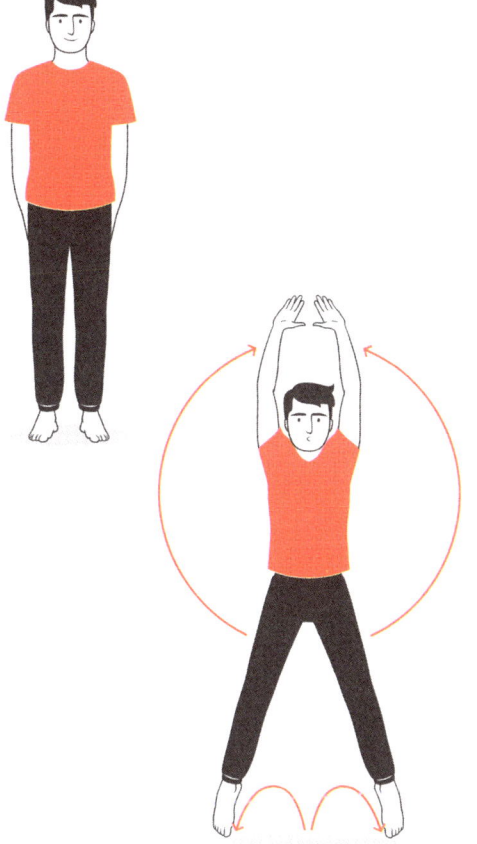

- Diese Sprünge sind auch als »Hampelmann« bekannt. Ausgangsposition ist der aufrechte Stand, die Füße stehen schulterbreit auseinander, die Hände sind hinter dem Rücken.
- Nun machen Sie einen Sprung, während Sie gleichzeitig die Beine spreizen und die Arme über den Kopf nehmen. Anschließend kommen Sie wieder in die Ausgangsposition zurück.
- Machen Sie 1- bis 3-mal 10 Wiederholungen, je nach Ihrer Kondition. Je schneller die Sprünge aufeinanderfolgen, desto intensiver ist die Übung.

Aufwärmen

Aufwärmen

KNIEHEBEN

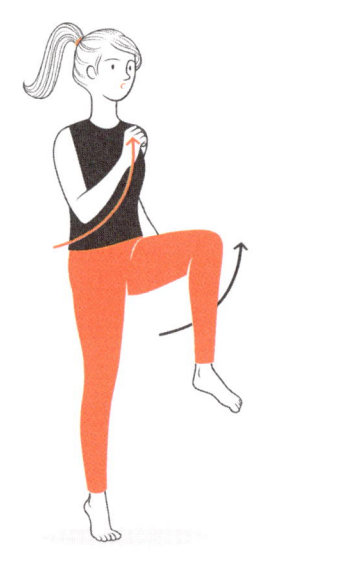

- Laufen Sie am Platz, während Sie ein Knie nach dem anderen so hoch wie möglich anheben.
- Spannen Sie während dieser Bewegung die Bauchmuskeln an und halten Sie den Oberkörper möglichst gerade, ohne ihn nach vorn oder hinten zu neigen.
- Nehmen Sie jeweils den dem Knie entgegengesetzten Arm mit, der Ellenbogen ist gebeugt.
- Machen Sie 1- bis 3-mal 10 Wiederholungen, je nach Ihrer Kondition.

SQUAT

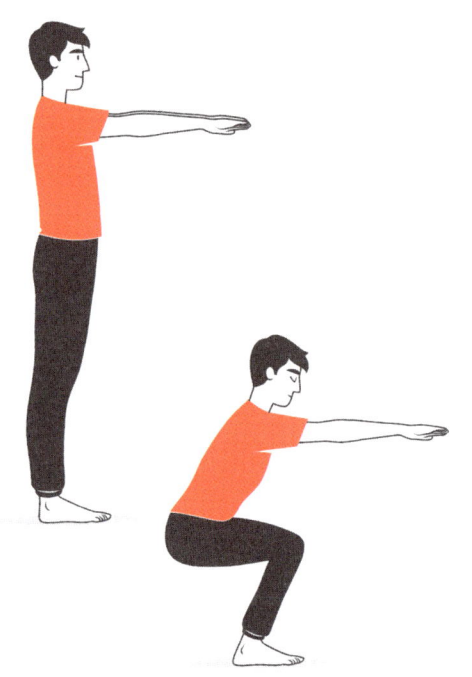

- Stellen Sie sich aufrecht hin. Die Beine stehen hüftbreit auseinander und die Füße zeigen leicht nach außen.
- Strecken Sie die Arme gerade nach vorn. Beugen Sie dann die Beine und senken Sie das Gesäß nach unten, während Sie es leicht nach hinten schieben. Ihre Oberschenkel müssen parallel zum Boden sein. Kommen Sie dann wieder in die Ausgangsposition zurück und machen Sie eine weitere Kniebeuge.

Unsere Tipps: Legen Sie das Körpergewicht auf die Fersen; halten Sie den Rücken gerade und spannen Sie die Bauchmuskeln an, und zwar sowohl in der Ausgangsposition als auch während der Bewegung.

ERHÖHTER LIEGESTÜTZ

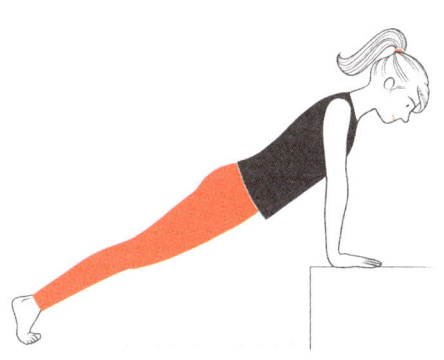

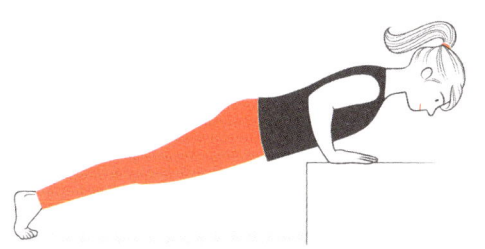

- Stützen Sie sich mit den Händen auf einem Hilfsmittel ab (Stuhl, Bank oder Ähnliches). Die Hände liegen etwas mehr als schulterbreit auseinander. Strecken Sie die Arme durch und bringen Sie die Beine mit geschlossenen Füßen nach hinten. Die Schultern befinden sich über den Fingern, damit die Unterarme sowohl bei gestreckten als auch bei gebeugten Armen senkrecht zum Boden bleiben. Ihr ganzer Körper ist angespannt; Kopf, Nacken, Wirbelsäule, Gesäß und Beine bilden eine gerade Linie. Sie sind in der Liegestützposition.
- Beugen Sie Ihre Arme, sodass das Kinn fast die Erhöhung berührt. Spreizen Sie die Ellenbogen nicht, sie müssen ziemlich nah am Körper bleiben, der Winkel darf nicht mehr als 45 Grad betragen (es darf sich kein T bilden, mit den Armen im rechten Winkel zum Körper).
- Drücken Sie sich mit den Armen wieder nach oben in die Ausgangsposition, der ganze Körper bleibt gespannt.

Aufwärmen

Gut zu wissen: Diese Variante der klassischen Liegestütze ist ideal, um sich aufzuwärmen. Wenn sie Ihnen zu anspruchsvoll scheint, keine Sorge: Im Covid-Reha-Programm ist sie erst ab der sechsten Woche vorgesehen, also zu einem Zeitpunkt, an dem Ihnen die Anstrengung bereits leichter fällt. Die erhöhten Liegestütze stärken die Muskeln des Oberkörpers (Rumpf, Schultern, Trizeps und Rückenmuskeln) sowie die Bauchmuskeln. Denken Sie daran, Letztere während des ganzen Bewegungsvorgangs anzuspannen.

Das Herzstück jeder Sitzung:
HERZ-KREISLAUF-SYSTEM UND MUSKELN STÄRKEN

Diese zwei Blöcke stehen im Zentrum jeder Trainingseinheit und beanspruchen Ihr Herz, Ihre Muskeln und Ihre Lungen. In diesen Bereichen fühlen Sie sich am Anfang der Rehabilitation verunsichert oder sie machen Ihnen sogar Angst.

Stärkung des Herz-Kreislauf-Systems

Damit Ihre Symptome sich bessern, lernen Sie, die Anpassung Ihres Organismus zu regulieren. Covid-19 hat Ihr inneres Steuerungssystem außer Gefecht gesetzt, Ihre Herzfrequenz geht wie ein Jo-Jo zwischen 50 und 150 bpm hinauf und hinunter, Ihr Blutdruck pendelt zwischen 90 und 160 hin und her, ohne dass es dafür eine Erklärung gäbe. Ausdauertraining kann das Ausmaß dieser Schwankungen reduzieren.

Der Schwierigkeitsgrad Ihres Trainings wird aufgrund des Resultats Ihres 6-Minuten-Gehtests oder Ihres Belastungstests sowie Ihrer Kondition bestimmt: Wenn Sie nicht in der Lage sind, 30 Minuten lang bei gleichbleibender Anstrengung zu trainieren, können Sie mit 6 Sequenzen à 5 Minuten oder mit 3 Sequenzen à 10 Minuten (die jeweils eine kurze Erholungszeit umfassen) beginnen. Oder Sie trainieren 30 Minuten am Stück auf niedriger Belastungsstufe. Wenn Sie die Anstrengung auf mehrere Sequenzen verteilen, fällt es Ihnen leichter durchzuhalten. Und das ist entscheidend, damit Ihr Herz-Kreislauf-System belastbarer wird. Achten Sie auf die Signale Ihres Körpers und mögliche Symptome.

Die Schwachstelle der meisten Patienten ist die Atemnot, besonders wenn sie in Verbindung mit einer schlecht kontrollierten Hyperventilation vorkommt, die schon bei kleinster Anstrengung auftritt. Dann bietet das Aufsplitten der Trainingseinheit den einzigen Ausweg. Für das Kardiotraining ist ein Fitness-Bike am Anfang die ideale Lösung.

Training auf dem Fitness-Bike

Das Fahrrad hat den Vorteil, dass Sie Ihr Gewicht nicht tragen müssen und dadurch Herz und Muskeln weniger beanspruchen. So können Sie die Belastungsstufe ganz allmählich und Ihrem Befinden entsprechend erhöhen.

Ausdauertraining macht man normalerweise bei 60 bis 80 Prozent der maximalen Herzfrequenz. Bei den ersten Trainingseinheiten dürfen Sie 80 Prozent der maximalen Trainingsherzfrequenz, die Sie selbst nach der Faustregel berechnet haben (Seite 123) oder die Ihr Arzt beim Belastungstest bestimmt hat, nicht überschreiten.

Bei einer Long-Covid-Erkrankung steigt die Herzfrequenz bei den ersten Belastungstests nicht stark an. Ihre Belastbarkeit ist derart eingeschränkt, dass Ihre Muskeln versagen oder Ihre Atmung sich zu stark beschleunigt, bevor Ihr Herz sich überhaupt richtig anstrengt. Deshalb dient Ihnen die Herzfrequenz, die Sie auf dem Fahrrad erreichen, als Referenzwert.

Leihen Sie sich ein Fitness-Bike aus oder kaufen Sie eines. Für zu Hause reicht ein relativ günstiges Modell völlig aus. Besorgen Sie sich das Rad, wenn möglich, in einem Fachgeschäft, damit Sie ausprobieren können, ob Sie sich darauf wohlfühlen.. Wichtig ist, dass der Tretwiderstand verstellbar ist.

Die Trittfrequenz, mit der Sie in die Pedale treten, sollte zwischen 60 und 80 Umdrehungen pro Minute betragen. Bei weniger als 60 Umdrehungen pro Minute müssen Sie mehr Kraft aufwenden, um das Trägheitsmoment des Rads zu überwinden. Die Geschwindigkeit leuchtet auf dem Display des Bikes auf. Sie wird mit rpm *(revolutions per minute)* oder upm (Umdrehungen pro Minute) angegeben. Fahren Sie also mit 60 bis 80 upm. Die Regulierung des Widerstands muss Ihrer Herzfrequenz angepasst werden.

DIE TIPPS DES REHATEAMS

Wenn wir Patienten mit verminderter Leistungsfähigkeit des Herz-Kreislauf-Systems aufnehmen, erläutern wir ihnen das allgemeine Konzept so: Wenn sich jemand zum Ziel gesetzt hat, 30 Minuten zu laufen, und das gleich beim ersten Mal tut, scheitert er garantiert. Nähert er sich hingegen seinem Ziel Schritt für Schritt, wird er es irgendwann erreichen. Die Idee ist also, am Anfang 4 Minuten lang schnell und 1 Minute langsamer zu gehen und diese Sequenz dann 6-mal zu wiederholen, um auf 30 Minuten Anstrengung zu kommen. Diese Übung muss man mindestens 2- bis 3-mal pro Woche machen, bis sie einem leichtfällt. Das kann 1, 2 oder mehr Wochen in Anspruch nehmen. Hat man sich daran gewöhnt, kann man das Tempo erhöhen: 3 Minuten schnell gehen und 2 Minuten laufen, 2 Minuten schnell gehen und 3 Minuten laufen, 1 Minute schnell gehen und 4 Minuten laufen, bis der Körper einen 30-Minuten-Lauf schafft.

Lauftraining

Dies ist der schwierigste Teil des Kardiotrainings. Beim Laufen stellen Sie Ihr Herz und Ihre Lungen auf eine harte Probe. Und Sie benutzen große Muskelgruppen (Beine, Arme etc.), die es so gut wie möglich mit Sauerstoff zu versorgen gilt. Diese Trainingsform sollten Sie nicht gleich am Anfang, sondern erst nach mehreren Wochen regelmäßigem Training auf dem Fitness-Bike in Angriff nehmen (im Programm raten wir erst ab Woche 6 zu schnellem Gehen oder Laufen). Denn wenn Sie zu früh damit anfangen, laufen Sie Gefahr, sich nicht fit genug zu fühlen und aufzugeben.

Eines der häufigsten Probleme bei Long Covid ist eindeutig, dass Atmungsschwierigkeiten die Leistungsfähigkeit beeinträchtigen. Der Patient hat den Eindruck, zu schnell zu atmen und nach Luft zu schnappen, ein bisschen wie ein Fisch auf dem Trockenen. Zu lernen, die Atmung mit der Leistung in Einklang zu bringen, ist grundlegend, wenn auch nicht einfach. Sie müssen Ihre Aufmerksamkeit auf die verlangte Leistung konzentrieren und gleichzeitig versuchen, tief und langsam zu atmen; die Konzentration auf die Atmung ist anfangs sogar wichtiger als die Überwachung Ihrer Herzfrequenz.

Muskeltraining

Dieser Block soll den Variationsbereich Ihres inneren Steuerungssystems verbessern und Ihren Muskel- und Hirnrezeptoren wieder beibringen, die Belastungsintensität, der sie ausgesetzt sind, zuzulassen (und zu verstehen).

Die Muskelübungen machen Sie nach dem Kardiotraining oder unter Umständen auch zwischen zwei Sequenzen, wenn Sie es nicht schaffen, das Kardiotraining mehr als fünf bis zehn Minuten am Stück durchzuhalten.

Ihre Muskeln sind schon warm, weshalb kein Verletzungsrisiko besteht. Picken Sie sich jede Woche zwei oder drei der vorgeschlagenen Übungen heraus. Beginnen Sie mit wenigen Wiederholungen (zwei bis drei) und halten Sie die Pausen dazwischen ein. Erhöhen Sie die Anzahl dann allmählich, bis Sie das angegebene Maximum erreichen.

SQUAT

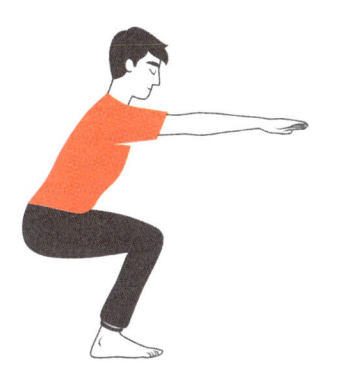

- Nehmen Sie einen aufrechten Stand ein, Beine hüftbreit auseinander, Füße leicht nach außen gerichtet.
- Strecken Sie die Arme nach vorn, beugen Sie die Beine und senken Sie das Gesäß ab, wobei Sie es leicht nach hinten schieben. Sie müssen so weit hinuntergehen, bis Ihre Oberschenkel parallel zum Boden sind. Kommen Sie dann wieder in die Ausgangsposition zurück und führen Sie anschließend den nächsten Squat aus.
- Machen Sie 1- bis 3-mal 10 Squats, je nach Ihrer Kondition.

SQUAT JUMP

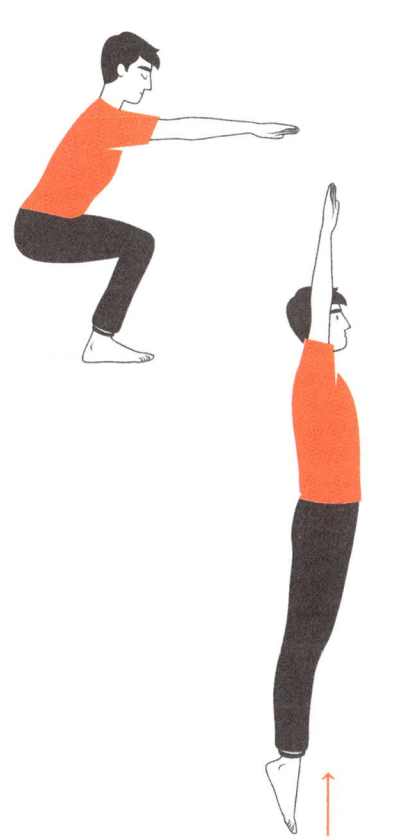

- Machen Sie einen normalen Squat. Heben Sie die Arme auf Brusthöhe und halten Sie den Rücken gerade und den Kopf aufrecht, wenn Sie in der Kniebeugenposition sind.
- Stoßen Sie sich energisch mit den Beinen nach oben ab. Die Fußballen verlieren den Bodenkontakt zuletzt. Benutzen Sie die Sprungkraft Ihrer Fußgelenke, um noch mehr Power in den Sprung zu legen.
- Nehmen Sie die Arme senkrecht nach oben und nutzen Sie den Schwung, um Ihren Körper auszustrecken und möglichst hoch zu springen. Vergessen Sie nicht zu atmen! Atmen Sie beim Hinuntergehen ein und beim Aufspringen aus. Das Wichtigste ist, dass Sie nicht die Luft anhalten.

Herz-Kreislauf-System und Muskeln stärken

Herz-Kreislauf-System und Muskeln stärken

EINFACHER AUSFALLSCHRITT

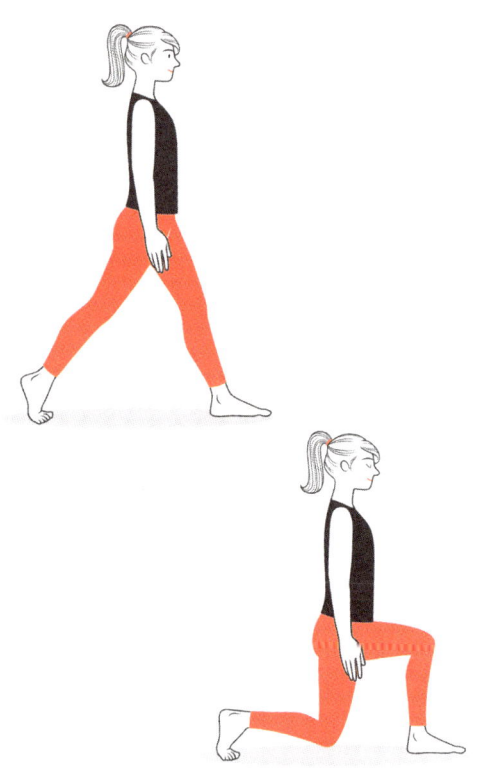

Achtung, »einfach« bedeutet nicht immer »leicht«!

- Machen Sie mit einem Bein einen Schritt nach vorn und nehmen Sie das andere nach hinten. Die Ferse des hinteren Fußes ist angehoben.
- Wenn Sie in der richtigen Position sind, senken Sie das hintere Knie so weit wie möglich Richtung Boden, sodass das vordere Knie einen rechten Winkel bildet. Dann kommen Sie wieder hoch. Denken Sie daran, beim Hinuntergehen gut einzuatmen und beim Hochkommen auszuatmen.

Unsere Tipps: Halten Sie während der ganzen Übung den Rücken gerade und ziehen Sie die Schultern nach hinten. Wenn Sie sich beim Hinuntergehen zu stark nach vorne lehnen, ist das schlecht für Ihre Wirbelsäule. Das vordere Knie darf nicht über die Fußspitzen hinausragen und das hintere nie den Boden berühren. Achten Sie darauf, die Füße weit genug auseinanderzustellen, um genug Halt zu finden.

EINFACHE AUSFALLSCHRITTE IM GEHEN

- Setzen Sie wie beim Gehen einen Fuß vor den anderen, aber bewegen Sie sich im Ausfallschritt vorwärts.
- Diese Übung ist schwieriger als der klassische Ausfallschritt, vor allem weil Sie bei jeder Vorwärtsbewegung wieder ins Gleichgewicht kommen müssen.

BURPEE

Herz-Kreislauf-System und Muskeln stärken

1. Ausgangsposition ist der aufrechte Stand.
2. Beugen Sie die Knie und legen Sie die Hände vor sich auf den Boden.
3. Machen Sie einen Sprung nach hinten in die Liegestützposition und strecken Sie die Arme durch. Stoßen Sie sich dann kräftig nach vorne ab, sodass die Füße wieder unter dem Gesäß und die Knie gebeugt sind.
4. Richten Sie sich auf und springen Sie mit geschlossenen Füßen in die Luft.

Unsere Tipps: Achten Sie darauf, dass Ihre Hände in der Liegestützposition nicht zu weit vorn oder zu weit auseinander sind, halten Sie den Rücken gerade (indem Sie Ihre Bauchmuskeln fest anspannen); der Körper bildet vom Kopf bis zu den Füßen eine Linie.

ZEHENSPITZENSTAND

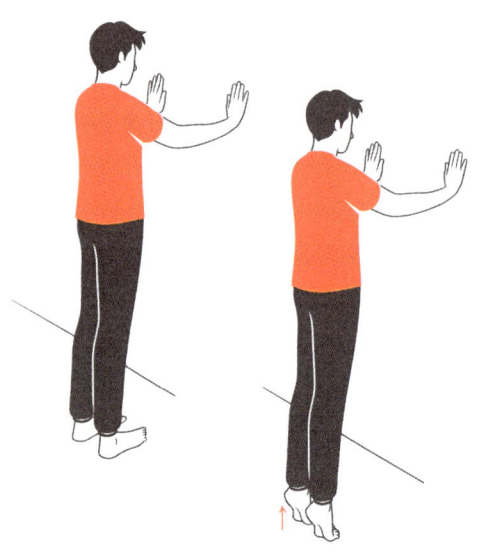

- Stellen Sie sich vor eine Wand und heben Sie die Fersen an, bis Sie auf den Zehenspitzen stehen. Je nach Formzustand gibt es drei Varianten:
- Level 1: Gehen Sie 3-mal langsam hinauf und hinunter.
- Level 2: Stellen Sie sich auf die Zehenspitzen, halten Sie die Position 6 Sekunden und kommen Sie langsam wieder hinunter. 10 Wiederholungen.
- Level 3: Stellen Sie sich auf die Zehenspitzen des einen Beins, halten Sie die Position 6 Sekunden und kommen Sie langsam wieder hinunter. 10 Wiederholungen mit jedem Bein.

EINFACHER WANDSITZ

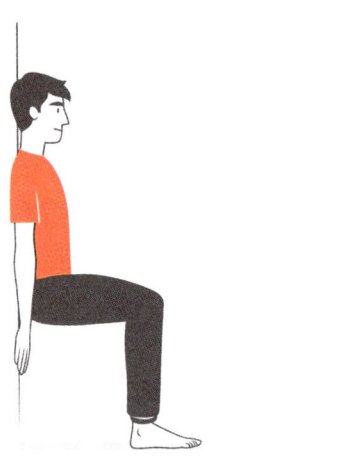

Diese Übung beansprucht die Oberschenkelmuskulatur (auf der hinteren Seite der Oberschenkel) und die Quadrizepse (auf der vorderen Seite der Oberschenkel).

- Wie ihr Name besagt, nimmt man bei dieser Übung eine Position ein, als ob man auf einem Stuhl säße. Stellen Sie sich zunächst gegen eine Wand, Arme längs des Körpers, Füße geschlossen.
- Gleiten Sie mit dem Rücken der Wand nach unten, bis Ihre Oberschenkel parallel zum Boden sind: Halten Sie die Position zwischen 30 Sekunden und 1 Minute. Pausieren Sie ungefähr 1 Minute und wiederholen Sie die Übung.

WANDSITZ MIT GESTRECKTEM BEIN

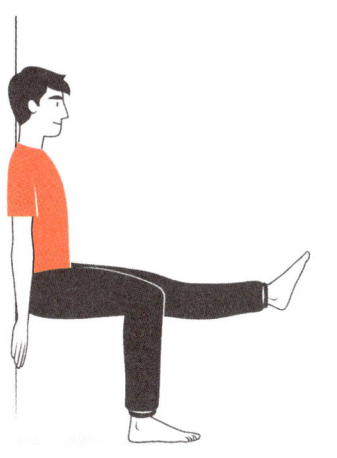

- Lehnen Sie sich mit dem Rücken flach gegen eine Wand. Ihre Beine bilden einen rechten Winkel und Ihre Oberschenkel sind parallel zum Boden.
- Strecken Sie ein Bein nach vorn und halten Sie die Position 5 Sekunden lang. Dann wechseln Sie das Bein. Um die Übung intensiver zu gestalten, strecken Sie auch die Arme nach vorne: So können Sie sich nicht an der Wand hochschieben!

Herz-Kreislauf-System und Muskeln stärken

BECKENHEBEN

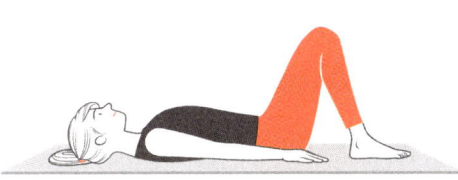

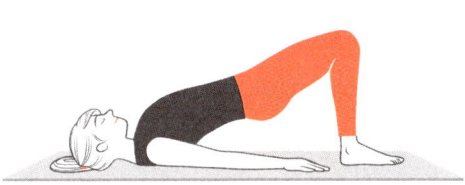

- Eine Übung, mit der Sie vor allem die Gesäßmuskeln trainieren. Legen Sie sich auf den Rücken, Arme längs des Körpers, Handflächen auf dem Boden. Die Beine sind angewinkelt und die Füße stehen schulterbreit auseinander flach auf dem Boden.
- Drücken Sie die Fersen in den Boden und heben Sie das Becken nach oben, bis es mit den Oberschenkeln und dem Oberkörper eine Linie bildet. Der Rücken bleibt gerade. Halten Sie die Position mindestens 1 Sekunde lang.
- Kehren Sie in die Ausgangsposition zurück.

Herz-Kreislauf-System und Muskeln stärken

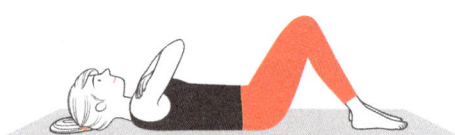

**BECKENHEBEN
MIT VERSCHRÄNKTEN ARMEN**

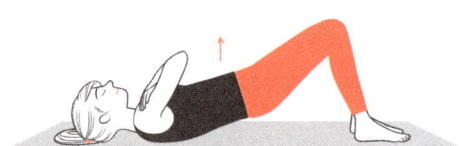

- Legen Sie sich auf den Rücken, winkeln Sie die Beine an, Füße flach auf dem Boden. Kreuzen Sie die Arme auf der Brust.
- Drücken Sie die Fersen in den Boden und heben Sie das Becken nach oben, bis es mit den Oberschenkeln und dem Oberkörper eine Linie bildet.
- Level 1: Heben und senken Sie das Becken 10-mal langsam.
- Level 2: Heben Sie das Becken, halten Sie die Position 6 Sekunden lang und senken Sie es dann langsam ab. 10 Wiederholungen.

**BECKENHEBEN
MIT GESTRECKTEM BEIN**

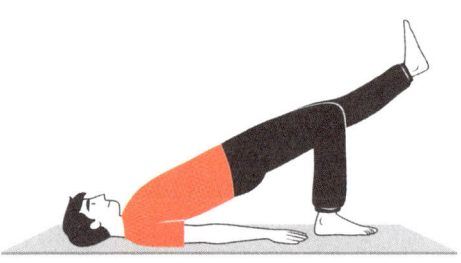

- Eine Übung für alle, die schnell Fortschritte machen. Legen Sie sich auf den Rücken, Arme längs am Körper, Handflächen nach unten. Die Beine sind angewinkelt und die Füße stehen schulterbreit auseinander flach auf dem Boden.
- Drücken Sie die Fersen in den Boden und heben Sie das Becken, bis es mit den Oberschenkeln und dem Oberkörper eine Linie bildet.
- Strecken Sie ein Bein und halten Sie die Position 6 Sekunden lang. Stellen Sie den Fuß dann auf den Boden zurück und senken Sie das Becken langsam wieder ab. Wechseln Sie anschließend das Bein.

UNTERARMSTÜTZ MIT ABGELEGTEN KNIEN

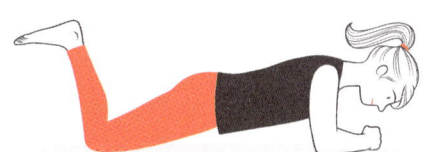

- Knien Sie sich auf den Boden und stützen Sie sich auf die Unterarme. Die Füße sind angehoben oder berühren den Boden nur ganz leicht. Die Ellenbogen befinden sich senkrecht unter den Schultern, damit der Oberkörper bis zu den Hüften eine gerade Linie bildet.
- Halten Sie die Position.

UNTERARMSTÜTZ AUF DEN FUSSSPITZEN

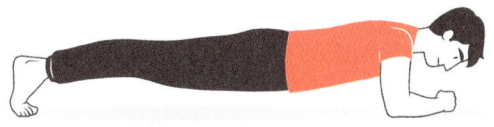

- Legen Sie sich mit gestreckten Beinen auf den Boden, die Ellenbogen senkreicht unter den Schultern, und stützen Sie die Füße auf den Zehenspitzen ab.
- Drücken Sie den Oberkörper hoch, sodass von den Schultern bis zu den Knöcheln eine gerade Linie entsteht.
- Spannen Sie Ihre Bauchmuskeln und Ihr Gesäß an und bleiben Sie eine Weile in dieser Position.

RÜCKENSTRECKEN AUS DER BAUCHLAGE (SUPERMAN)

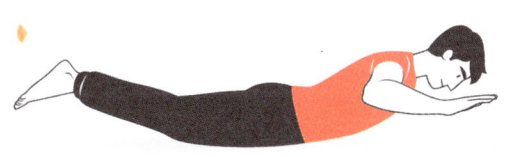

- Legen Sie sich auf den Bauch, Arme angewinkelt und Beine nach hinten ausgestreckt.
- Heben Sie Arme, Brust und Beine leicht vom Boden ab und spannen Sie die untere Rückenmuskulatur an, Arme und Beine bleiben parallel zum Boden. Blicken Sie gerade vor sich auf den Boden, damit Sie den Nacken nicht nach hinten ziehen.
- Halten Sie die Position ein paar Sekunden und lösen Sie dann die Spannung.

Herz-Kreislauf-System und Muskeln stärken

Herz-Kreislauf-System und Muskeln stärken

ACHT PLANKS FÜR FORTGESCHRITTENE

Sobald Sie leistungsfähiger sind, können Sie mit diesen verschiedenen Plank-Varianten die Schwierigkeitsstufe erhöhen. Versuchen Sie es zuerst mit den auf den Abbildungen grau gefärbten Übungen, bevor Sie zu den orangefarbenen Varianten übergehen. Ein wichtiger Hinweis: Diese Plank-Varianten sind fakultativ, machen Sie sie nur, wenn Sie sich dazu in der Lage fühlen. Sie riskieren sonst, sich zu überfordern, den Mut zu verlieren, aufzugeben und sogar, sich zu verletzen.

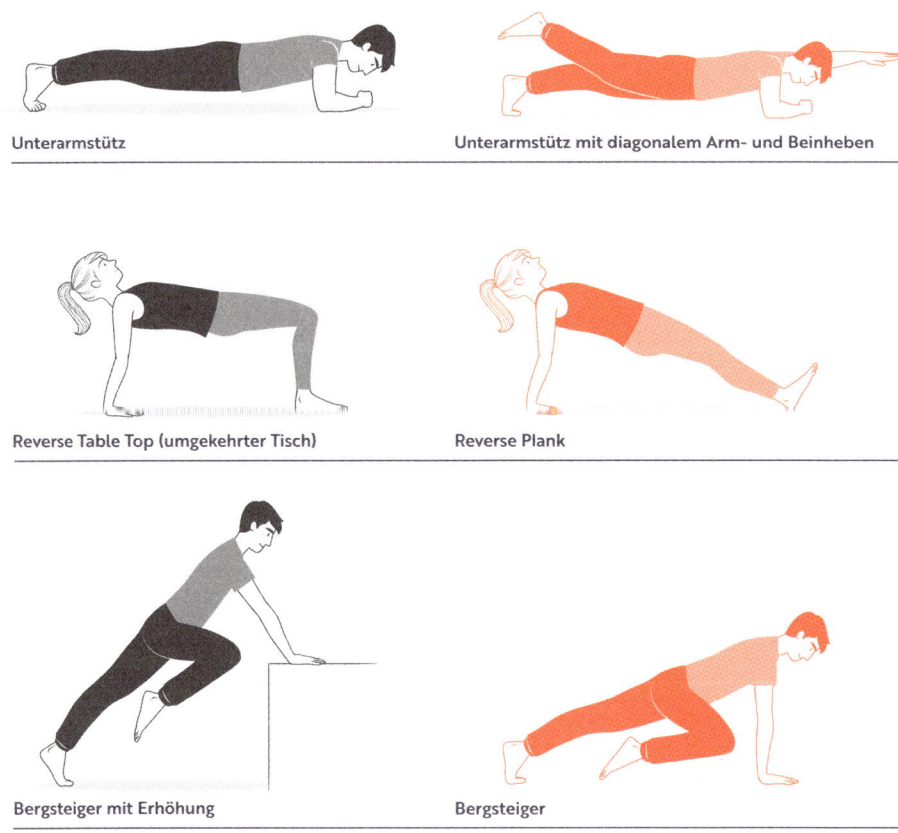

Unterarmstütz   Unterarmstütz mit diagonalem Arm- und Beinheben

Reverse Table Top (umgekehrter Tisch)   Reverse Plank

Bergsteiger mit Erhöhung   Bergsteiger

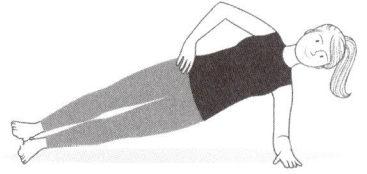

Side Plank

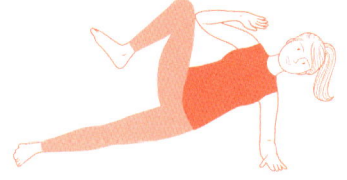

Side Plank Knee to Elbow

LIEGESTÜTZ GEGEN DIE WAND

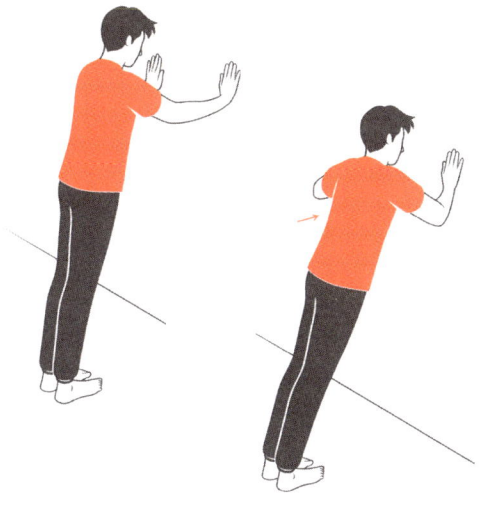

Level: »Ich bin noch sehr müde.«

Liegestütze machen manchmal Angst, weshalb wir Ihnen verschiedene Schwierigkeitsstufen vorschlagen. Diese hier ist die leichteste, ideal für den Anfang des Aufbautrainings.

- Stützen Sie die Hände auf Schulterhöhe gegen eine Wand. Gehen Sie mit beiden Füßen einen großen Schritt nach hinten. Neigen Sie sich leicht Richtung Wand vor.
- Stellen Sie sich auf die Zehenspitzen und beugen Sie die Ellenbogen, sodass der Oberkörper sich der Wand nähert. Halten Sie Kopf, Schultern, Becken und Füße dabei auf einer Linie.

LIEGESTÜTZ AN EINEM TISCH

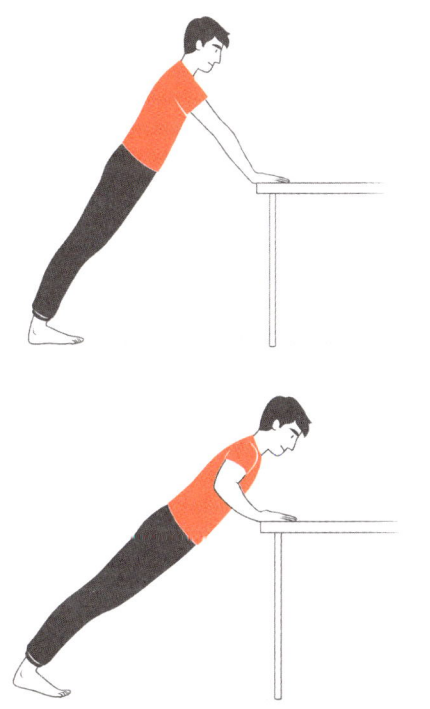

Level: »Ich fühle mich langsam besser.«

- Machen Sie die gleiche Bewegung wie oben, aber dieses Mal auf einen Tisch gestützt. Die Neigung des Körpers nimmt dadurch zu.
- Achten Sie darauf, dass der ganze Körper vom Kopf bis zu den Füßen auf einer Linie bleibt.

Herz-Kreislauf-System und Muskeln stärken

Herz-Kreislauf-System und Muskeln stärken

LIEGESTÜTZ AUF DEM BODEN MIT ABGELEGTEN KNIEN

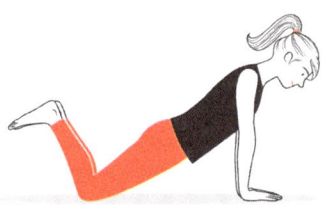

Level: »Mir geht es gut.«

- Knien Sie sich hin, vorzugsweise auf einer Fitnessmatte, um Ihre Gelenke zu schützen.
- Neigen Sie sich langsam nach vorn und stützen Sie sich mit flachen Händen auf den Boden ab, die Hände befinden sich senkrecht unter den Schulterblättern, die Arme sind durchgestreckt.
- Spannen Sie Gesäß und Bauchmuskeln an, beugen Sie die Arme und senken Sie dann den Oberkörper langsam ab. Achten Sie darauf, dass der Rücken gerade bleibt.
- Drücken Sie sich mit den Armen wieder nach oben.

KLASSISCHER LIEGESTÜTZ AUF DEM BODEN

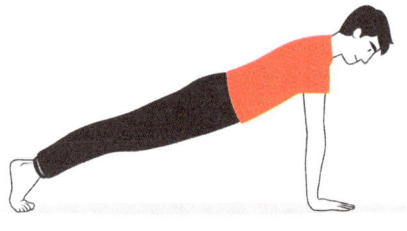

Level: »Ich bin fit!«

- Nehmen Sie eine Stützposition ein, Blick nach unten: Die Hände sind etwas mehr als schulterbreit auseinander, die Arme gestreckt, und Sie stehen auf den Fußspitzen.
- Atmen Sie ein, beugen Sie die Arme und senken Sie den Körper ab, bis Sie mit dem Oberkörper fast den Boden berühren. Halten Sie den Rücken gerade. Gehen Sie möglichst weit nach unten, aber hören Sie dabei auf Ihren Körper.
- Kommen Sie in die Ausgangsposition zurück und atmen Sie dabei aus.

Zum Cool-down:
DEHNÜBUNGEN

Jede Trainingseinheit klingt mit einer zehnminütigen Entspannungsphase aus, damit Sie allmählich wieder zur Ruhe kommen. Dazu gehören Stretching und Atemübungen. Ihr Organismus braucht diese Erholungsphase unbedingt zum Abkühlen. Ihre Herz- und Atemfrequenz nehmen nach und nach ab. Die Muskelfasern müssen nach der Beanspruchung wieder auseinandergezogen werden.

Auf den folgenden Seiten finden Sie ein paar Übungen, aus denen Sie sich am Ende jeder Trainingseinheit zwei oder drei aussuchen können, je nachdem, welche Muskeln am stärksten beansprucht wurden.

ENTSPANNUNGSÜBUNGEN

Wenn Sie Zeit und Lust haben, können Sie sich am Ende jeder Trainingseinheit eine Entspannungspause gönnen. Setzen Sie sich bequem hin und atmen Sie wenn möglich durch den Bauch. Atmen Sie 5 Sekunden langsam durch die Nase ein und dann 5 Sekunden langsam wieder durch den Mund aus. Wiederholen Sie diesen ruhigen Atemzyklus 5 Minuten lang (oder 30-mal).

Machen Sie diese Atemübungen 3-mal 5 Minuten am Tag, jeweils mit 5 Atemzyklen pro Minute. Sie können sich auch von einer Atemtraining-App leiten lassen.

Wenn Sie die 5-Sekunden-Atmung nicht schaffen, fangen Sie mit 3 Sekunden an. Denken Sie aber daran, dass 5 Sekunden das Ziel sind.

GESÄSSMUSKELN

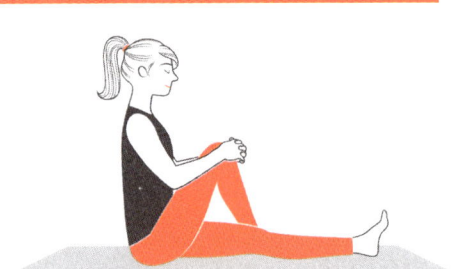

- Im Sitzen, mit gestreckten Beinen. Stellen Sie ein Bein angewinkelt über das andere und ziehen Sie das Knie zur Brustmitte.
- Damit die Dehnung intensiver ist, können sie die Ferse so nahe wie möglich ans Gesäß ziehen. Achten Sie darauf, dass Ihr Rücken gerade bleibt.
- Halten Sie die Position 20 bis 30 Sekunden lang, bevor Sie die Seite wechseln.

LENDENMUSKELN

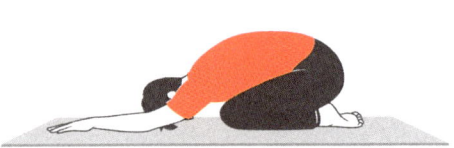

- Knien sie sich auf eine Yogamatte. Strecken Sie die Arme so weit wie möglich nach vorn und setzen Sie sich auf die Fersen. Sie spüren, wie sich Ihr ganzer Rücken dehnt.
- Halten Sie die Position 30 Sekunden lang und kommen Sie dann wieder in den Kniestand zurück. Wiederholen Sie die Übung 3-mal.

GESÄSS- UND LENDENMUSKELN

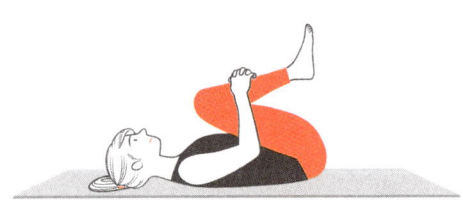

- Legen Sie sich auf den Rücken und ziehen Sie die Beine an. Fassen Sie dann die Knie mit den Händen, die Füße sind geschlossen.
- Ziehen Sie Ihre Knie langsam zur Brust.

RÜCKEN- UND LENDENMUSKELN

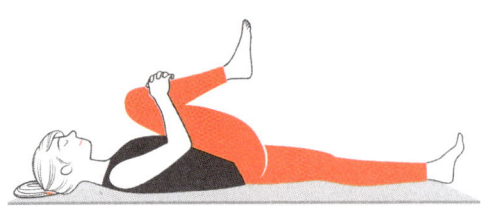

- Legen Sie sich auf den Rücken, Beine ausgestreckt, Arme längs am Körper.
- Ziehen Sie langsam mit beiden Händen ein Bein zur Brust und halten Sie die Position 30 Sekunden lang.

KATZE – KUH

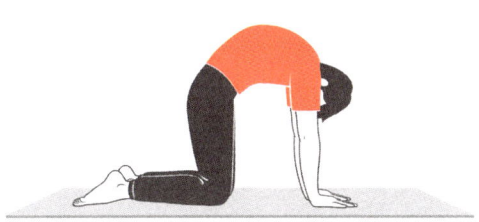

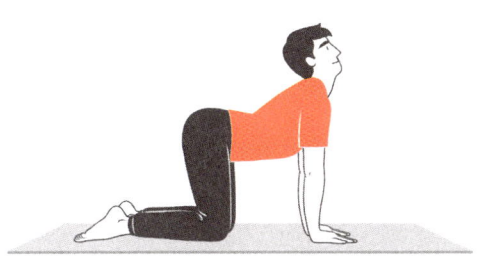

Mit dieser Dehnübung können Sie sich entspannen und dehnen, ohne dass Ihr ganzes Gewicht auf der Wirbelsäule liegt. Sie eignet sich besonders, um die Rückenmuskulatur wieder aufzubauen und die Schultern geschmeidig zu machen.

- Gehen Sie auf einer Yogamatte in den Vierfüßlerstand. Ihre Hände liegen flach auf dem Boden und senkrecht unter den Schultern, und die Arme sind gestreckt. Die Knie befinden sich senkrecht unter den Hüften, die Fußrücken liegen auf der Matte.
- Holen Sie in dieser neutralen Position tief Atem und machen Sie dann beim Ausatmen einen Buckel, wobei Sie den Bauch einziehen (das heißt die Bauchmuskeln anspannen). Senken Sie den Kopf und zählen Sie in dieser Position bis fünf.
- Atmen Sie ein, ziehen Sie die Schulterblätter zusammen und wechseln Sie ins Hohlkreuz. Schauen Sie nach oben und entspannen Sie die Bauchmuskeln. Zählen Sie in dieser Position bis fünf.

KOBRA

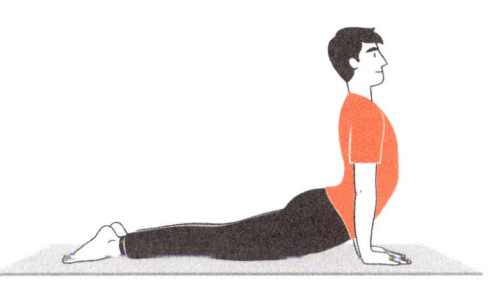

- Legen Sie sich mit gestreckten Beinen auf den Bauch, die Hände liegen etwas weiter hinten als die Schultern flach auf dem Boden.
- Drücken Sie sich mit den Händen hinauf, bis die Arme gestreckt sind: Das Brustbein zieht nach oben, der Rücken ist zurückgebeugt, der Blick geht nach vorn. Halten Sie diese Position 3 bis 5 Sekunden.

Dehnübungen

Dehnübungen

SCHULTERN

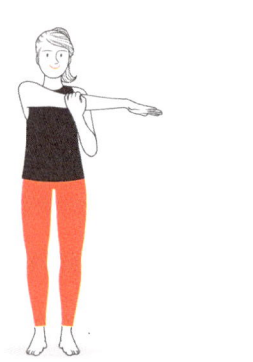

- Kreuzen Sie den rechten Arm auf Schulterhöhe vor der Brust. Fassen Sie den rechten Ellenbogen mit der linken Hand.
- Ziehen Sie den Arm nach links über die Brust und atmen Sie dabei tief ein und aus. Halten Sie die Dehnung 15 Sekunden lang.

QUADRIZEPS

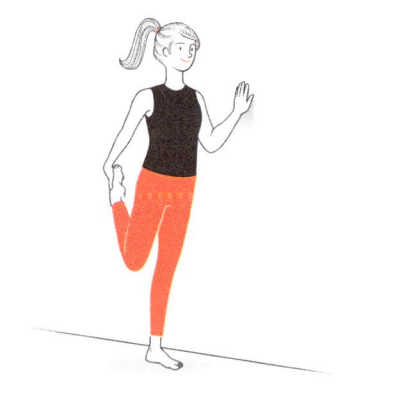

- Stützen Sie sich auf einem Bein stehend gegen eine Wand oder einen Stuhl.
- Winkeln Sie das andere Bein an und ziehen Sie den Fuß mit der Hand Richtung Gesäß, Brustkorb und Oberschenkel bilden eine senkrechte Linie. Halten Sie sich gerade.

Variante: Beugen Sie das Standbein, um die Dehnung zu verstärken.

ACHILLESSEHNEN UND WADEN

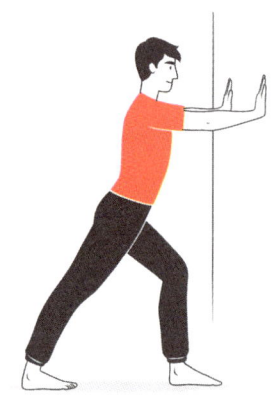

- Stellen Sie sich aufrecht mit dem Gesicht Richtung Wand, einen Fuß vor dem andern, die Handflächen gegen die Wand gestützt.
- Beugen Sie das vordere Bein leicht, ohne die Ferse des hinteren Beins anzuheben: Sie müssen eine Dehnung in der ganzen Wade und in der Achillessehne des hinteren Beins verspüren.
- Halten Sie die Position 20 Sekunden lang, pausieren Sie 5 Sekunden und wechseln Sie dann das Bein.

In Kürze

- Bevor Sie anfangen, müssen Sie Ihre Zielherzfrequenz kennen sowie Ihre maximale Herzfrequenz, die Sie nicht überschreiten dürfen.
- Der Ablauf der Trainingseinheit bleibt sich immer gleich: Atemübungen, Aufwärmen, Ausdauertraining, Kraftübungen und Dehnen.
- Die Atemübungen und das Aufwärmen der Muskeln und Gelenke ist unerlässlich.
- Der Ablauf des Ausdauertrainings wird Ihnen gleich detailliert illustriert (na, kommen Sie, nicht gleich den Mut verlieren ...).
- Sie müssen sich beim Ausdauertraining auf den wichtigsten Faktor konzentrieren: Ihre Atmung. Atemnot ist bei Long-Covid-Patienten immer ein Problem und oft genau das, was Sie einschränkt und entmutigt. Vor allem während der Ausdauerübungen müssen Sie regelmäßig und tief ausatmen, und zwar doppelt so lang, wie Sie einatmen. Ein schnelles und stoßweises Atmen belastet Ihr Zwerchfell zu stark und macht Sie rascher müde. Dazu kommt noch der Stress, wenn Sie das Gefühl haben, nicht genug Luft zu bekommen.
- Erschöpfung spielt häufig eine große Rolle bei Long Covid. Wenn Sie die Anstrengung nicht über die ganze Zeit aufrechterhalten können, verteilen Sie sie deshalb auf mehrere kurze Zeitabschnitte: Intervalle von 5 bis 6 Minuten, die Sie 4- bis 6-mal wiederholen, um auf die 30 Minuten Training zu kommen, die für den Wiederaufbau der Leistungsfähigkeit nötig sind.
- Das Training endet mit einer Erholungsphase und Dehnübungen. So können sich nach der Anstrengung, die Sie auf keinen Fall als Tortur empfinden sollten, die Muskeln entspannen und Atmung und Herz zur Ruhe kommen.
- Manche Personen weisen eine regelrechte Belastungsintoleranz auf, was vor allem bei chronischer Fatigue vorkommt. In diesem Fall ist es absolut notwendig, professionelle Hilfe (beispielsweise bei einem Physiotherapeuten) in Anspruch zu nehmen.

Dehnübungen

10

DAS LONG-COVID-PROGRAMM: WIEDER FIT IN 8 WOCHEN

Anne hat sich für das Long-Covid-Programm entschieden, weil ihre Beschwerden einfach nicht nachließen: Symptome im Herz-Kreislauf-Bereich und eine unerklärbare Erschöpfung. Sie erzählt, wie sie das Wiederaufbauprogramm am IMSS erlebt hat.

»Nach der akuten Phase von Corona hatte ich den Eindruck, in meinem Kopf und meinem Körper sei alles verlangsamt, ich war wie benommen und hatte Gedächtnislücken. Es war wie bei einem Computer, der mit einem Virus infiziert wurde und danach verrückt spielt.

Es verging ein Monat und manche Symptome dauerten fort: Mein Herz klopfte manchmal ganz schnell und mir war total übel. Auf einmal vertrug ich keinen Alkohol mehr, nicht mal ein Glas Wein. Mein Leben lag in Trümmern, es war die Hölle. Du kannst nichts tun, du bist die ganze Zeit fix und fertig. Ich sagte mir: Irgendetwas stimmt nicht mit mir, aber was? Eine Zeit lang fühlte ich mich sehr einsam. Ich hatte die Lust am Leben verloren. Ich wollte nicht sterben, aber ich hatte keine Lust mehr, zu leben!

Die Ärzte (ich ging zu einem Allgemeinmediziner und zu einem Pneumologen) erklärten mir in der Sprechstunde, ich hätte nichts. Diese Überzeugung konnte ich auch an ihrem Blick ablesen. Der Allgemeinarzt verschrieb mir Xanax als Schmerzmittel, einmal habe ich es genommen, als ich Hexenschuss hatte. Ich hatte dunkle Ringe unter den Augen und war sehr müde. Die 14 Stufen zu meiner Wohnung konnte ich nur unter ungeheurer Anstrengung bewältigen.

Das Long-Covid-Programm habe ich angefangen, weil mir meine gewohnte Energie abhandengekommen war: Ich wollte wieder fit werden. Damals bestimmten Schmerzen meinen Alltag, ich brachte nichts mehr zustande. Dabei bin ich erst 53! Bei meiner Ankunft im IMSS hat mir der Arzt erklärt, warum ich ein Wiederaufbautraining benötigte. Innerhalb kurzer Zeit habe ich verstanden, warum ich dort, in diesem Fitnessraum war. Endlich hatte ich ein Brett gefunden, an das ich mich klammern konnte. Das Team um mich herum setzte sich für mich ein, statt über mich zu urteilen.

Zuerst hat man mir erläutert, dass bei der Atmung drei Organe eine Rolle spielen: Herz, Lungen und Muskeln. Sie sorgen dafür, dass der Sauerstoff in den Blutkreislauf gelangt. Plötzlich verstand ich, warum es mir an Kraft fehlte, warum ich nicht mehr die Treppe hochkam. Es leuchtete mir ein, dass ich meinen Körper trainieren musste, damit er wieder normal funktionieren konnte.

Ich machte Intervalltraining, und das tat gut. In der zweiten Trainingssitzung konnte ich nach den ersten Übungen endlich wieder tief durchatmen. Das war so befreiend. Ein berauschendes Gefühl.

Während des zweiten Teils des Programms, im Februar, kam der Durchbruch: Endlich war ich nicht mehr so kaputt! Mir war nie der Gedanke gekommen, das Training sei umsonst. Klar, die Übungen waren schwierig. Aber Aufgeben war für mich nie ein Thema, ich wusste, dass ich durchhalten musste. Obwohl ich die Liegestütze, das Hanteltraining und das intensive Lauftraining als mühsam empfand, habe ich regelmäßig trainiert, nie eine Sitzung ausgelassen. Ich habe zwei Serien mit je 20 Sitzungen absolviert und dann ganz allein im Park nebenan weitergemacht. Ich habe alles getan, was in meiner Macht stand, um keinen Rückfall zu haben. Ich bete, dass das nie geschehen wird!

Im Nachhinein bin ich der Krankenversicherung dankbar, die mir diese Rehabilitation ermöglicht hat. Ohne diese Hilfe hätte ich nicht mehr zu meiner Kraft zurückgefunden.«

Gebrauchsanweisung
FÜR DAS PROGRAMM

Dieses Kapitel ist eine Art Gebrauchsanweisung, die Sie Schritt für Schritt zurück in ein normales Leben begleitet. Trotzdem ist eine kurze Einleitung erforderlich.

Die Trainingseinheiten setzen sich aus fünf Blöcken zusammen. Jeder Block macht Ihrem Organismus auf eine andere Weise »Dampf«, und der Schwierigkeitsgrad wird von Mal zu Mal erhöht. Hier die Abfolge der Blöcke:

- Atemübungen
- Aufwärmen von Muskeln, Gelenken und Herz-Kreislauf-System
- Ausdauertraining (Kardiotraining)
- Kräftigungsübungen
- Stretching zum allmählichen Cool-down

Ein paar Hinweise

Die Atmung ist bei Long-Covid häufig einer der Faktoren, der die Leistung beeinträchtigt. Deshalb ist der Block, der den **Atemübungen** (Seite 125–129) gewidmet ist, wesentlich. Dank Atemtraining werden Sie nicht zu schnell an Ihr Limit kommen und das Gefühl haben, Sie müssten das Training abbrechen. Für den Block des **Ausdauertrainings** müssen Sie Ihre Trainingsherzfrequenz und die maximale Herzfrequenz, die Sie nicht überschreiten dürfen (Anweisungen auf Seite 123), kennen.

Den Block mit den **Kräftigungsübungen** können Sie nach dem Kardiotraining machen, oder Sie können Teile davon zwischen zwei Ausdauerübungen schieben. Achtung: Gehen Sie erst zum nächsthöheren Niveau über, wenn Sie mindestens 2 Sätze à 10 Wiederholungen der Übung schaffen. Die Übungen dieses Blocks finden Sie auf Seite 140–150.

Den Abschluss bildet der **Stretching-Block**. Anfangs ist vorgeschrieben, welche Muskeln Sie dehnen müssen, aber ab Woche 3 können Sie unter den Übungen auf Seite 151–154 selbst wählen, je nach den Bedürfnissen Ihres Körpers.

Notieren Sie für jeden Trainingsblock Ihr Anstrengungsempfinden (Borg-Skala). Ihr Wert darf nicht über 6 liegen, sonst müssen Sie den Intensitätsgrad bei der nächsten Trainingseinheit reduzieren. Betrachten Sie das nicht als Niederlage: »Aufgeschoben ist nicht aufgehoben.« Besser, man nimmt noch einmal Anlauf und kommt dafür weiter.

1. WOCHE

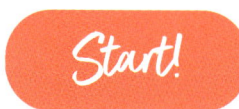

Start!

2 TRAININGSEINHEITEN PRO WOCHE

 ATEMÜBUNGEN

5 Minuten
- 3 Minuten Einatmung (Seite 127f.)
- 2 Minuten Ausatmung (Seite 127)

 AUFWÄRMEN: MUSKULATUR UND GELENKE

3 Übungen
- **Ziel:** die großen Gelenke geschmeidig machen
  - **Schultern:** Seite 132
  - **Wirbelsäule:** Seite 133
  - **Becken:** Seite 133
- 1 bis 3 Sätze à 10 Wiederholungen, je nach Ihrer Belastbarkeit

00
0,5
1
2
3
4
5
6
7
8
9
10

 AUFWÄRMEN: HERZ-KREISLAUF-SYSTEM

- **Knieheben** (Seite 136):
  1 bis 2 Sätze à 20 Sekunden
- **Einfache Kniebeugen** (Seite 136 oder 141): 1 bis 2 Sätze à 10 einfache Kniebeugen

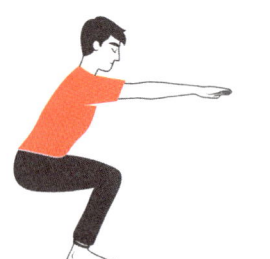

00
0,5
1
2
3
4
5
6
7
8
9
10

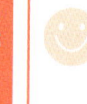

AUSDAUERTRAINING

10 bis 20 Minuten auf dem Fitness-Bike (Seite 138f.)

- **Trittfrequenz:** 60 bis 80 Umdrehungen pro Minute (gilt für alle Fahrradtrainings des Programms)
- **Wenn Sie sich schon besser fühlen:** Versuchen Sie, 10 bis 20 Minuten am Stück zu radeln. Sie wollen an Ihrer Ausdauer arbeiten.
- **Bei stark reduzierter Belastbarkeit:** Auf jede Belastungsphase (4 Minuten) folgt eine Erholungsphase (1 bis 2 Minuten). Wiederholen Sie diese Sequenz 2- bis 3-mal, um auf 20 Minuten Kardio-Ausdauer zu kommen (die Erholungsphasen helfen Ihnen durchzuhalten).
- **Zielherzfrequenz:** zwischen 50 und 70 Prozent der maximalen Herzfrequenz, die der Belastungstest ergeben hat oder die Sie aufgrund Ihres Alters ausgerechnet haben (Seite 120f. und 123)
- **Erholung:** Machen Sie eine 3- bis 5-minütige Pause, bevor Sie zu den Kräftigungsübungen übergehen.

| 00 |
| 0,5 |
| 1 |
| 2 |
| 3 |
| 4 |
| 5 |
| 6 |
| 7 |
| 8 |
| 9 |
| 10 |

KRÄFTIGUNGSÜBUNGEN

3 Übungen

- **Klassische Planks** (Seite 150): Halten Sie die Position 30 Sekunden lang und wiederholen Sie die Übung 2- bis 3-mal.
- **Ausfallschritte** (Seite 142): 2 Sätze à 10 Ausfallschritte (5 mit jedem Bein)
- **Beckenheben** (Seite 145): Level 1, halten Sie die Position 20 Sekunden und wiederholen Sie die Übung 2- bis 3-mal, je nach Ihrer Belastbarkeit.

| 00 |
| 0,5 |
| 1 |
| 2 |
| 3 |
| 4 |
| 5 |
| 6 |
| 7 |
| 8 |
| 9 |
| 10 |

STRETCHING

- Dehnen Sie vor allem die großen Muskeln, die beansprucht wurden: Quadrizeps (Seite 154), Achillessehnen und Waden (Seite 154), Rücken- und Lendenmuskeln (Seite 152).
- 2 Sätze à 10 Sekunden pro Dehnung

JEDEN TAG

- Machen Sie 2 Kräftigungsübungen.
- Gehen Sie jeden Tag ein Stück und zählen Sie dabei Ihre Schritte.
- Machen Sie 5 Minuten lang Atemübungen.
- Füllen Sie Ihr Logbuch aus.

Ihr Logbuch
1. Woche

Tragen Sie jeden Tag in die Tabelle ein, welche Übungen Sie während der Covid-Reha-Trainingseinheiten oder jeden Tag selbstständig gemacht haben. Notieren Sie die Dauer, die Anzahl der Wiederholungen oder Sätze sowie die Schrittzahl Ihres täglichen Gehtrainings. Vergessen Sie nicht, mithilfe der Borg-Skala Ihr Belastungsempfinden einzuschätzen. So können Sie Ihre Fortschritte mitverfolgen und eventuell die Einträge Ihrem Arzt oder Physiotherapeuten zeigen.

			MONTAG		DIENSTAG	
			DATUM ... / ... / ...		DATUM ... / ... / ...	
			Anzahl/ Dauer	Borg	Anzahl/ Dauer	Borg
COVID-REHAPLAN	Atemübungen	Einatmungsübungen Ausatmungsübungen				
	Aufwärmen der Muskulatur	Schultern Wirbelsäule Becken				
	Aufwärmen des Herz-Kreislauf-Systems	Knieheben Einfache Kniebeugen				
	Stärkung des Herz-Kreislauf-Systems	Fahrrad fahren				
	Stärkung der Muskulatur	Klassische Planks Ausfallschritte Beckenheben Niveau 1				
	Dehnungen	Quadrizeps Achillessehnen und Waden Rücken- und Lendenmuskeln				
ZUSÄTZLICH (JEDEN TAG)	Atemübungen					
	Gehen					
	Stärkung der Muskulatur	Übung 1: Übung 2:				
	Entspannung					

Notizen

_____

_____

_____

_____

_____

MITTWOCH		DONNERSTAG		FREITAG		SAMSTAG		SONNTAG	
DATUM ... / ... / ...		DATUM ... / ... / ...		DATUM ... / ... / ...		DATUM ... / ... / ...		DATUM ... / ... / ...	
Anzahl/ Dauer	Borg	Anzahl/ Dauer	Borg	Anzahl/ Dauer	Borg	Anzahl/ Dauer	Borg	Anzahl/ Dauer	Borg

2. WOCHE

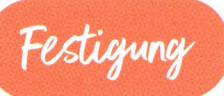

3 TRAININGSEINHEITEN PRO WOCHE

 ATEMÜBUNGEN

5 Minuten
- 3 Minuten Einatmung (Seite 127f.)
- 2 Minuten Ausatmung (Seite 127)

 AUFWÄRMEN: MUSKULATUR UND GELENKE

3 Übungen
- **Ziel:** die großen Gelenke geschmeidig machen
  - **Schultern:** Seite 132
  - **Wirbelsäule:** Seite 133
  - **Becken:** Seite 133
- 1 bis 3 Sätze à 10 Wiederholungen, je nach Ihrer Belastbarkeit

00
0,5
1
2
3
4
5
6
7
8
9
10

 AUFWÄRMEN: HERZ-KREISLAUF-SYSTEM

- **Knieheben** (Seite 136):
  1 bis 2 Sätze à 20 Sekunden
- **Einfache Kniebeugen** (Seite
  136 oder 141): 1 bis 2 Sätze à
  10 einfache Kniebeugen

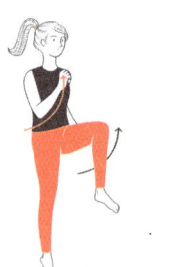
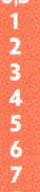

00
0,5
1
2
3
4
5
6
7
8
9
10

AUSDAUERTRAINING

20 bis 30 Minuten auf dem Fitness-Bike (Seite 138f.)

- **Trittfrequenz:** 60 bis 80 Umdrehungen pro Minute
- **Wenn Sie sich schon besser fühlen:** Versuchen Sie, 20 bis 30 Minuten am Stück zu radeln.
- **Bei stark reduzierter Belastbarkeit:** Steigern Sie den Intensitätsgrad ein bisschen im Vergleich zur 1. Woche. Erhöhen Sie die Belastungsphase auf 5 Minuten, mit anschließend 1 bis 2 Minuten Erholung. Wiederholen Sie diese Sequenz 4-mal. Hören Sie während der Erholungsphasen nicht auf, in die Pedale zu treten, sondern reduzieren Sie bloß das Tempo.
- **Zielherzfrequenz:** zwischen 50 und 70 Prozent der maximalen Herzfrequenz, die der Belastungstest ergeben hat oder die Sie aufgrund Ihres Alters ausgerechnet haben (Seite 120f. und 123)
- **Erholung:** Machen Sie eine 3- bis 5-minütige Pause, bevor Sie zu den Kräftigungsübungen übergehen.

00
0,5
1
2
3
4
5
6
7
8
9
10

KRÄFTIGUNGSÜBUNGEN

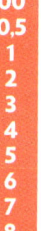

4 Übungen

- **Klassische Planks** (Seite 147): Halten Sie die Position 30 Sekunden lang und wiederholen Sie die Übung 2- bis 3-mal.
- **Ausfallschritte** (Seite 142): 2 Sätze à 10 Ausfallschritte (5 mit jedem Bein)
- **Beckenheben** (Seite 145): Niveau 1 oder 2, halten Sie die Position 20 Sekunden und wiederholen Sie die Übung 2- bis 3-mal, je nach Ihrer Belastbarkeit.
- **Wandsitz** (Seite 144): Halten Sie die Position 20 Sekunden und wiederholen Sie die Übung 2- bis 3-mal.

00
0,5
1
2
3
4
5
6
7
8
9
10

STRETCHING

- Dehnen Sie wie in der 1. Woche die großen Muskeln, die beansprucht wurden: Quadrizeps (Seite 154), Achillessehnen und Waden (Seite 154), Rücken- und Lendenmuskeln (Seite 152).
- 2 Sätze à 10 Sekunden pro Dehnung

JEDEN TAG

- Machen Sie 2 Kräftigungsübungen.
- Gehen Sie jeden Tag ein Stück und zählen Sie dabei Ihre Schritte.
- Machen Sie 5 Minuten lang Atemübungen.
- Füllen Sie Ihr Logbuch aus.

2. Woche

Tragen Sie jeden Tag in die Tabelle ein, welche Übungen Sie während der Covid-Reha-Trainingseinheiten oder jeden Tag selbstständig gemacht haben. Notieren Sie die Dauer, die Anzahl der Wiederholungen oder Sätze sowie die Schrittzahl Ihres täglichen Gehtrainings. Vergessen Sie nicht, mithilfe der Borg-Skala Ihr Belastungsempfinden einzuschätzen. So können Sie Ihre Fortschritte mitverfolgen und eventuell die Einträge Ihrem Arzt oder Physiotherapeuten zeigen.

| | | | MONTAG | | DIENSTAG | |
| | | | DATUM .../ ... / ... | | DATUM .../ ... / ... | |
			Anzahl/ Dauer	Borg	Anzahl/ Dauer	Borg
COVID-REHAPLAN	Atemübungen	Einatmungsübungen Ausatmungsübungen				
	Aufwärmen der Muskulatur	Schultern Wirbelsäule Becken				
	Aufwärmen des Herz-Kreislauf-Systems	Knieheben Einfache Kniebeugen				
	Stärkung des Herz-Kreislauf-Systems	Fahrrad fahren				
	Stärkung der Muskulatur	Klassische Planks Ausfallschritte Beckenheben Niveau 1 Wandsitz				
	Dehnungen	Quadrizeps Achillessehnen und Waden Rücken- und Lendenmuskeln				
ZUSÄTZLICH (JEDEN TAG)	Atemübungen					
	Gehen					
	Stärkung der Muskulatur	Übung 1: Übung 2:				
	Entspannung					

Notizen

_____

_____

_____

_____

_____

MITTWOCH		DONNERSTAG		FREITAG		SAMSTAG		SONNTAG	
DATUM ... / ... / ...		DATUM ... / ... / ...		DATUM ... / ... / ...		DATUM ... / ... / ...		DATUM ... / ... / ...	
Anzahl/ Dauer	Borg	Anzahl/ Dauer	Borg	Anzahl/ Dauer	Borg	Anzahl/ Dauer	Borg	Anzahl/ Dauer	Borg

3. WOCHE

Es wird intensiver

3 TRAININGSEINHEITEN PRO WOCHE

 ATEMÜBUNGEN

5 Minuten
- 1 Minute Bauchatmung (Seite 126)
- 2 Minuten Einatmung (Seite 127f.)
- 2 Minuten Ausatmung (Seite 127)

 AUFWÄRMEN: MUSKULATUR UND GELENKE

3 Übungen
- **Ziel:** die großen Gelenke geschmeidig machen
  - **Nacken:** Seite 131
  - **Schultern:** Seite 132
  - **Wirbelsäule:** Seite 133
  - **Becken:** Seite 133
- 1 bis 3 Sätze à 10 Wiederholungen (machen Sie die Bewegungen, bis es sich gut anfühlt)

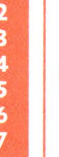

00
0,5
1
2
3
4
5
6
7
8
9
10

 AUFWÄRMEN: HERZ-KREISLAUF-SYSTEM

- **Knieheben** (Seite 136):
  1 bis 2 Sätze à 20 Sekunden
- **Einfache Kniebeugen** (Seiten 136 oder 141): 1 bis 2 Sätze à 10 einfache Kniebeugen
- **Jumping Jacks** (Seite 135): 1 bis 2 Sätze à 10 Sprünge

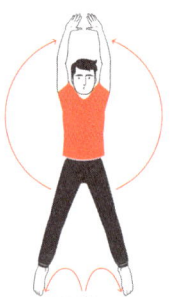

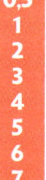 

00
0,5
1
2
3
4
5
6
7
8
9
10

AUSDAUERTRAINING

20 bis 30 Minuten auf dem Fitness-Bike (Seite 138f.)

- **Trittfrequenz**: 60 bis 80 Umdrehungen pro Minute (sie bleibt über die ganzen 8 Wochen gleich)
- 2 Trainingseinheiten wie in der 2. Woche
- **1 Einheit Intervalltraining**: Wechseln Sie zwischen Phasen hoher und geringer Intensität. Beginnen Sie mit 4 Minuten zwischen 50 und 70 Prozent der maximalen Herzfrequenz (HF_{max}), radeln Sie dann 1 Minute bei mehr als 70 Prozent der HF_{max}. Wiederholen Sie diese Sequenz 3- bis 4-mal ohne Unterbrechung. Es wird sowohl für Muskulatur, Atmung als auch Herz-Kreislauf-System anstrengender, aber es ist zu schaffen!
- **Für die Mutigsten**: 10 Minuten zwischen 50 und 70 Prozent der HF_{max} und 5 Minuten bei mehr als 70 Prozent (2-mal)
- **Erholung:** Machen Sie eine 3- bis 5-minütige Pause, bevor Sie zu den Kräftigungsübungen übergehen.

 KRÄFTIGUNGSÜBUNGEN

4 Übungen

- **Klassische Planks** (Seite 147): Halten Sie die Position 30 Sekunden. 2-mal wiederholen.
- **Superman** (Seite 147): Halten Sie die Position 30 Sekunden. 2-mal wiederholen.
- **Liegestütze mit abgelegten Knien** (Seite 150): 10 Liegestütze. 2-mal wiederholen
- **Ausfallschritte** (Seite 142): 10 Ausfallschritte. 2-mal wiederholen.

Machen Sie die 2 Wiederholungen hintereinander oder machen Sie zuerst jede Übung 1-mal, um dann den Block von vorn zu beginnen.

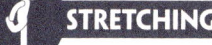 **STRETCHING**

- Sie haben sich angestrengt und dürfen sich deshalb 3 Dehnungsübungen, die Sie gerne machen, aus der Liste (Seite 152ff. aussuchen.
- 2 Sätze à 10 Sekunden pro Dehnung

JEDEN TAG

- Machen Sie 2 Kräftigungsübungen.
- Gehen Sie jeden Tag ein Stück und zählen Sie dabei Ihre Schritte.
- Machen Sie 5 Minuten lang Atemübungen.
- Füllen Sie Ihr Logbuch aus.

3. Woche

Tragen Sie jeden Tag in die Tabelle ein, welche Übungen Sie während der Covid-Reha-Trainingseinheiten oder jeden Tag selbstständig gemacht haben. Notieren Sie die Dauer, die Anzahl der Wiederholungen oder Sätze sowie die Schrittzahl Ihres täglichen Gehtrainings. Vergessen Sie nicht, mithilfe der Borg-Skala Ihr Belastungsempfinden einzuschätzen. So können Sie Ihre Fortschritte mitverfolgen und eventuell die Einträge Ihrem Arzt oder Physiotherapeuten zeigen.

| | | | MONTAG | | DIENSTAG | |
| | | | DATUM ... / ... / ... | | DATUM ... / ... / ... | |
			Anzahl/ Dauer	Borg	Anzahl/ Dauer	Borg
COVID-REHAPLAN	Atemübungen	Bauchatmung Einatmung Ausatmung				
	Aufwärmen der Muskulatur	Nacken Schultern Wirbelsäule Becken				
	Aufwärmen des Herz-Kreislauf-Systems	Knieheben Einfache Kniebeugen Jumping Jacks				
	Stärkung des Herz-Kreislauf-Systems	Fahrrad fahren				
	Stärkung der Muskulatur	Klassische Planks Superman Liegestütze mit abgelegten Knien Ausfallschritte				
	Dehnungen	Übung 1: Übung 2: Übung 3:				
ZUSÄTZLICH (JEDEN TAG)	Atemübungen					
	Gehen					
	Stärkung der Muskulatur	Übung 1: Übung 2:				
	Entspannung					

Notizen

_____

_____

_____

_____

_____

_____

MITTWOCH		DONNERSTAG		FREITAG		SAMSTAG		SONNTAG	
DATUM ... / ... / ...		DATUM ... / ... / ...		DATUM ... / ... / ...		DATUM ... / ... / ...		DATUM ... / ... / ...	
Anzahl/ Dauer	Borg	Anzahl/ Dauer	Borg	Anzahl/ Dauer	Borg	Anzahl/ Dauer	Borg	Anzahl/ Dauer	Borg

4. WOCHE

Eine Stufe höher

3 TRAININGSEINHEITEN PRO WOCHE

 ATEMÜBUNGEN

5 Minuten
- 1 Minute Bauchatmung (Seite 126)
- 2 Minuten Einatmung (Seite 127f.)
- 2 Minuten Ausatmung (Seite 127)

 AUFWÄRMEN: MUSKULATUR UND GELENKE

3 Übungen
- **Ziel:** die großen Gelenke geschmeidig machen
  - **Nacken:** Seite 131
  - **Schultern:** Seite 132
  - **Wirbelsäule:** Seite 133
  - **Becken:** Seite 133
- 1 bis 3 Sätze à 10 Wiederholungen (machen Sie die Bewegungen, bis es sich gut anfühlt)

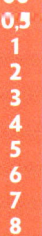
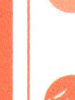

00
0,5
1
2
3
4
5
6
7
8
9
10

 AUFWÄRMEN: HERZ-KREISLAUF-SYSTEM

- **Knieheben** (Seite 136):
  1 bis 2 Sätze à 20 Sekunden
- **Einfache Kniebeugen** (Seite 136 oder 141): 1 bis 2 Sätze à 10 einfache Kniebeugen
- **Jumping Jacks** (Seite 135): 1 bis 2 Sätze à 10 Sprünge

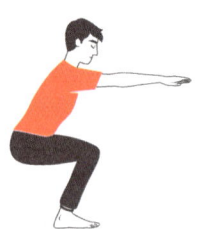

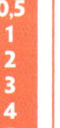
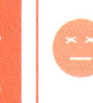

00
0,5
1
2
3
4
5
6
7
8
9
10

AUSDAUERTRAINING

00
0,5
1
2
3
4
5
6
7
8
9
10

20 bis 30 Minuten auf dem Fitness-Bike (Seite 138f.)

- **Trittfrequenz:** 60 bis 80 Umdrehungen pro Minute (sie bleibt über die ganzen 8 Wochen gleich)
- 1 Trainingseinheit wie in der 2. Woche
- 1 Trainingseinheit Intervalltraining wie in der 3. Woche
- 1 Trainingseinheit Intervalltraining wie folgt: 3 Minuten bei 50–70 Prozent Ihrer HF_{max}, dann 2 Minuten bei mehr als 80 Prozent. Das Ganze 3-mal. Halten Sie durch, auch wenn es schwer ist! So bekommen Sie langfristig die Hyperventilation, die bei Anstrengung auftritt, in den Griff und lernen, gegen die intensive Ermüdung anzukämpfen, die Sie in gewissen Momenten überwältigt.
- **Erholung:** Machen Sie eine 3- bis 5-minütige Pause, bevor Sie zu den Kräftigungsübungen übergehen.

> Machen Sie wenn möglich nochmals einen Belastungstest beim Kardiologen (oder wiederholen Sie den 6-Minuten-Gehtest), um Ihren Fortschritt objektiv beurteilen und vor allem Ihre Trainingsherzfrequenz neu ausrichten zu können.

KRÄFTIGUNGSÜBUNGEN

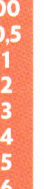

00
0,5
1
2
3
4
5
6
7
8
9
10

4 Übungen

- **Klassische Planks** (Seite 147): Halten Sie die Position 30 bis 45 Sekunden, 2-mal wiederholen.
- **Superman** (Seite 147): Halten Sie die Position 30 bis 45 Sekunden, 2-mal wiederholen.
- **Liegestütze mit abgelegten Knien** (Seite 150): 12 Liegestütze, 2 Wiederholungen
- **Ausfallschritte** (Seite 142): 12 Ausfallschritte, 2 Wiederholungen

Machen Sie die 2 Wiederholungen hintereinander oder machen Sie zuerst jede Übung 1-mal, um dann den Block von vorn zu beginnen.

STRETCHING

- Sie dürfen sich 3 Dehnungsübungen, die Sie gerne machen, aus der Liste (Seite 152ff.) aussuchen.
- 2 Sätze à 10 Sekunden pro Dehnung

JEDEN TAG

- Machen Sie 2 Kräftigungsübungen.
- Gehen Sie jeden Tag ein Stück und zählen Sie dabei Ihre Schritte.
- Machen Sie 5 Minuten lang Atemübungen.
- Füllen Sie Ihr Logbuch aus.

Ihr Logbuch
4. Woche

Tragen Sie jeden Tag in die Tabelle ein, welche Übungen Sie während der Covid-Reha-Trainingseinheiten oder jeden Tag selbstständig gemacht haben. Notieren Sie die Dauer, die Anzahl der Wiederholungen oder Sätze sowie die Schrittzahl Ihres täglichen Gehtrainings. Vergessen Sie nicht, mithilfe der Borg-Skala Ihr Belastungsempfinden einzuschätzen. So können Sie Ihre Fortschritte mitverfolgen und eventuell die Einträge Ihrem Arzt oder Physiotherapeuten zeigen.

			MONTAG DATUM .../.../...		DIENSTAG DATUM .../.../...	
			Anzahl/ Dauer	Borg	Anzahl/ Dauer	Borg
COVID-REHAPLAN	Atemübungen	Bauchatmung Einatmung Ausatmung				
	Aufwärmen der Muskulatur	Nacken Schultern Wirbelsäule Becken				
	Aufwärmen des Herz-Kreislauf-Systems	Knieheben Einfache Kniebeugen Jumping Jacks				
	Stärkung des Herz-Kreislauf-Systems	Fahrrad fahren				
	Stärkung der Muskulatur	Klassische Planks Superman Liegestütze mit abgelegten Knien Ausfallschritte				
	Dehnungen	Übung 1: Übung 2: Übung 3:				
ZUSÄTZLICH (JEDEN TAG)	Atemübungen					
	Gehen					
	Stärkung der Muskulatur	Übung 1: Übung 2:				
	Entspannung					

Notizen

MITTWOCH		DONNERSTAG		FREITAG		SAMSTAG		SONNTAG	
DATUM ... / ... / ...		DATUM ... / ... / ...		DATUM ... / ... / ...		DATUM ... / ... / ...		DATUM ... / ... / ...	
Anzahl/ Dauer	Borg	Anzahl/ Dauer	Borg	Anzahl/ Dauer	Borg	Anzahl/ Dauer	Borg	Anzahl/ Dauer	Borg

5. WOCHE

Jetzt wird es hart!

3 TRAININGSEINHEITEN PRO WOCHE

 ATEMÜBUNGEN

5 Minuten
- 1 Minute Bauchatmung (Seite 126)
- 2 Minuten Einatmung (Seite 127f.)
- 2 Minuten Ausatmung (Seite 127)

 AUFWÄRMEN: MUSKULATUR UND GELENKE

3 Übungen
- **Ziel:** die großen Gelenke geschmeidig machen
  - **Nacken:** Seite 131
  - **Schultern:** Seite 132
  - **Wirbelsäule:** Seite 133
  - **Becken:** Seite 133
- 1 bis 3 Sätze à 10 Wiederholungen (machen Sie die Bewegungen, bis es sich gut anfühlt)

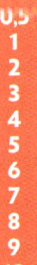 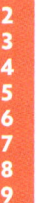

| 00 |
| 0,5 |
| 1 |
| 2 |
| 3 |
| 4 |
| 5 |
| 6 |
| 7 |
| 8 |
| 9 |
| 10 |

 AUFWÄRMEN: HERZ-KREISLAUF-SYSTEM

- **Knieheben** (Seite 136):
  1 bis 2 Sätze à 20 Sekunden
- **Einfache Kniebeugen** (Seite 136 oder 141): 1 bis 2 Sätze à 10 einfache Kniebeugen
- **Jumping Jacks** (Seite 135): 1 bis 2 Sätze à 10 Sprünge

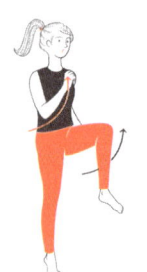

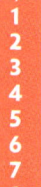 

| 00 |
| 0,5 |
| 1 |
| 2 |
| 3 |
| 4 |
| 5 |
| 6 |
| 7 |
| 8 |
| 9 |
| 10 |

AUSDAUERTRAINING

| 00 |
| 0,5 |
| 1 |
| 2 |
| 3 |
| 4 |
| 5 |
| 6 |
| 7 |
| 8 |
| 9 |
| 10 |

Mindestens 20 Minuten auf dem Fitness-Bike, idealerweise 30 Minuten (Seite 138f.)

- **Trittfrequenz:** 60 bis 80 Umdrehungen pro Minute (sie bleibt über die ganzen 8 Wochen gleich)
- 1 Trainingseinheit wie in der 2. Woche
- 1 Trainingseinheit Intervalltraining wie folgt: 3 Minuten bei 50 bis 70 Prozent Ihrer HF_{max}, dann 2 Minuten bei mehr als 80 Prozent. Das Ganze 3-mal wiederholen.
- 1 Trainingseinheit wie folgt: Peilen Sie 70 bis 80 Prozent der HF_{max} an und versuchen Sie, 2-mal 10 Minuten mit 1 bis 2 Minuten Pause oder 3-mal 7 Minuten mit 1 bis 2 Minuten Pause durchzuhalten.
- **Erholung:** Machen Sie eine 3- bis 5-minütige Pause, bevor Sie zu den Kräftigungsübungen übergehen.

> Wenn die Intensität für Sie zu hoch ist, haben Sie das Recht, ja sogar die Pflicht, einen Schritt zurück zu machen. Führen Sie nochmals die Übungen der vorhergehenden Woche durch, um die Hürde zu schaffen. Sind Sie gegenüber dem ursprünglichen Zeitplan ein wenig im Rückstand, ist das nicht schlimm. Unvorhersehbare Schwankungen sind normal bei Long-Covid.

 KRÄFTIGUNGSÜBUNGEN

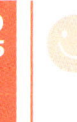

| 00 |
| 0,5 |
| 1 |
| 2 |
| 3 |
| 4 |
| 5 |
| 6 |
| 7 |
| 8 |
| 9 |
| 10 |

4 Übungen

- **Wandsitz** (Seite 144): Halten Sie die Position 30 bis 45 Sekunden, 2-mal wiederholen.
- **Superman** (Seite 147): Halten Sie die Position 30 bis 45 Sekunden, 2-mal wiederholen.
- **Liegestütze mit abgelegten Knien** (Seite 150): 12 Liegestütze, 2 Wiederholungen
- **Ausfallschritte** (Seite 142): 12 Ausfallschritte, 2 Wiederholungen

 STRETCHING

- Sie dürfen sich 3 Dehnungsübungen, die Sie gern machen, aus der Liste (Seite 152ff.) aussuchen.
- 2 Sätze à 10 Sekunden pro Dehnung

JEDEN TAG

- Machen Sie 2 Kräftigungsübungen.
- Gehen Sie jeden Tag ein Stück und zählen Sie dabei Ihre Schritte.
- Machen Sie 5 Minuten lang Atemübungen.
- Füllen Sie Ihr Logbuch aus.

Ihr Logbuch
5. Woche

Tragen Sie jeden Tag in die Tabelle ein, welche Übungen Sie während der Covid-Reha-Trainingseinheiten oder jeden Tag selbstständig gemacht haben. Notieren Sie die Dauer, die Anzahl der Wiederholungen oder Sätze sowie die Schrittzahl Ihres täglichen Gehtrainings. Vergessen Sie nicht, mithilfe der Borg-Skala Ihr Belastungsempfinden einzuschätzen. So können Sie Ihre Fortschritte mitverfolgen und eventuell die Einträge Ihrem Arzt oder Physiotherapeuten zeigen.

| | | | MONTAG | | DIENSTAG | |
| | | | DATUM .../.../... | | DATUM .../.../... | |
			Anzahl/ Dauer	Borg	Anzahl/ Dauer	Borg
COVID-REHAPLAN	Atemübungen	Bauchatmung Einatmung Ausatmung				
	Aufwärmen der Muskulatur	Nacken Schultern Wirbelsäule Becken				
	Aufwärmen des Herz-Kreislauf-Systems	Knieheben Einfache Kniebeugen Jumping Jacks				
	Stärkung des Herz-Kreislauf-Systems	Fahrrad fahren				
	Stärkung der Muskulatur	Wandsitz Superman Liegestütze mit abgelegten Knien Ausfallschritte				
	Dehnungen	Übung 1: Übung 2: Übung 3:				
ZUSÄTZLICH (JEDEN TAG)	Atemübungen					
	Gehen					
	Stärkung der Muskulatur	Übung 1: Übung 2:				
	Entspannung					

Notizen

_____

_____

_____

_____

_____

MITTWOCH		DONNERSTAG		FREITAG		SAMSTAG		SONNTAG	
DATUM .../ .../ ...		DATUM .../ .../ ...		DATUM .../ .../ ...		DATUM .../ .../ ...		DATUM .../ .../ ...	
Anzahl/ Dauer	Borg	Anzahl/ Dauer	Borg	Anzahl/ Dauer	Borg	Anzahl/ Dauer	Borg	Anzahl/ Dauer	Borg

6. WOCHE

Abwechslung tut gut

3 TRAININGSEINHEITEN PRO WOCHE

 ATEMÜBUNGEN

5 Minuten
- 1 Minute Bauchatmung (Seite 126)
- 2 Minuten Einatmung (Seite 127f.)
- 2 Minuten Ausatmung (Seite 127)

 AUFWÄRMEN: MUSKULATUR UND GELENKE

4 Übungen

Langsam kennen Sie die Reaktionen Ihres Körpers besser. Deshalb ist es an der Zeit, dass Sie mehr Selbstverantwortung übernehmen und sich eine Freude machen. Es bleibt bei 4 Aufwärmübungen mit 2 bis 3 Sätzen à 10 Wiederholungen. Wählen Sie unter den Vorschlägen auf Seite 131–137 aus.

00 0,5 1 2 3 4 5 6 7 8 9 10

 AUFWÄRMEN: HERZ-KREISLAUF-SYSTEM

- **Knieheben** (Seite 136): 2 Sätze à 20 Sekunden
- **Erhöhte Liegestütze** (Seite 137): 2-mal 10 Liegestütze
- **Jumping Jacks** (Seite 135): 2-mal 10 Sprünge

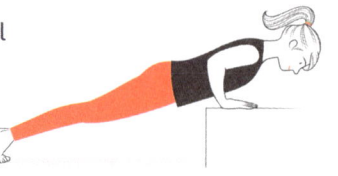

00 0,5 1 2 3 4 5 6 7 8 9 10

AUSDAUERTRAINING

00
0,5
1
2
3
4
5
6
7
8
9
10

20 bis 30 Minuten: Fitness-Bike (Seite 138f.), dann schnelles Gehen, leichtes Joggen oder Laufen (Seite 140)

- **Trainingseinheit 1:** Fahrrad fahren. Gleich wie in der 2. Woche, aber Sie stellen am Bike einen größeren Widerstand ein, wodurch der Intensitätsgrad steigt.
- **Trainingseinheit 2:** Fahrrad fahren. 2 Minuten bei 50–70 Prozent Ihrer HF_{max}, dann 3 Minuten bei mehr als 80 Prozent; das Ganze 3-mal.
- **Trainingseinheit 3:** Schnelles Gehen, leichtes Joggen oder Laufen. Ihr Tempo muss so sein, dass Sie noch sprechen, aber nicht mehr singen können. Sie sollten also ziemlich locker laufen können. Entweder gehen Sie 3 Minuten normal und 2 Minuten schnell, oder Sie gehen 3 Minuten normal und machen 2 Minuten leichtes Jogging, oder Sie gehen 3 Minuten normal und laufen 2 Minuten. Das Ganze 3-mal.
- **Erholung:** Machen Sie eine 3- bis 5-minütige Pause, bevor Sie zu den Kräftigungsübungen übergehen.

KRÄFTIGUNGSÜBUNGEN

00
0,5
1
2
3
4
5
6
7
8
9
10

4 Übungen

- **Wandsitz** (Seite 144): Halten Sie die Position 30 bis 45 Sekunden, 3 Wiederholungen.
- **Plank nach Wahl (Seite 147f.):** 30 bis 45 Sekunden, 3 Wiederholungen
- **Liegestütze nach Wahl (Seite 149f.):** 12 Liegestütze, 2 Wiederholungen
- **Ausfallschritte** (Seite 142): 12 Ausfallschritte, 3 Wiederholungen

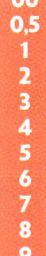
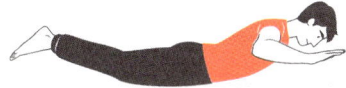

STRETCHING

- Sie dürfen sich 3 Dehnungsübungen, die Sie gern machen, aus der Liste (Seite 152ff.) aussuchen.
- 2 Sätze à 10 Sekunden pro Dehnung

JEDEN TAG

- Machen Sie 2 Kräftigungsübungen.
- Gehen Sie jeden Tag ein Stück und zählen Sie dabei Ihre Schritte.
- Machen Sie 5 Minuten lang Atemübungen.
- Füllen Sie Ihr Logbuch aus.

6. Woche

Tragen Sie jeden Tag in die Tabelle ein, welche Übungen Sie während der Covid-Reha-Trainingseinheiten oder jeden Tag selbstständig gemacht haben. Notieren Sie die Dauer, die Anzahl der Wiederholungen oder Sätze sowie die Schrittzahl Ihres täglichen Gehtrainings. Vergessen Sie nicht, mithilfe der Borg-Skala Ihr Belastungsempfinden einzuschätzen. So können Sie Ihre Fortschritte mitverfolgen und eventuell die Einträge Ihrem Arzt oder Physiotherapeuten zeigen.

			MONTAG		DIENSTAG	
			DATUM .../.../...		DATUM .../.../...	
			Anzahl/ Dauer	Borg	Anzahl/ Dauer	Borg
COVID-REHAPLAN	Atemübungen	Bauchatmung Einatmung Ausatmung				
	Aufwärmen der Muskulatur	Übung 1: Übung 2: Übung 3: Übung 4:				
	Aufwärmen des Herz-Kreislauf-Systems	Knieheben Erhöhte Liegestütze Jumping Jacks				
	Stärkung des Herz-Kreislauf-Systems	Fahrrad fahren Gehen, Joggen oder Laufen				
	Stärkung der Muskulatur	Wandsitz Plank nach Wahl Liegestütze nach Wahl Ausfallschritte				
	Dehnungen	Übung 1: Übung 2: Übung 3:				
ZUSÄTZLICH (JEDEN TAG)	Atemübungen					
	Gehen					
	Stärkung der Muskulatur	Übung 1: Übung 2:				
	Entspannung					

Notizen

_____

_____

_____

_____

_____

MITTWOCH		DONNERSTAG		FREITAG		SAMSTAG		SONNTAG	
DATUM ... / ... / ...		DATUM ... / ... / ...		DATUM ... / ... / ...		DATUM ... / ... / ...		DATUM ... / ... / ...	
Anzahl/ Dauer	Borg	Anzahl/ Dauer	Borg	Anzahl/ Dauer	Borg	Anzahl/ Dauer	Borg	Anzahl/ Dauer	Borg

7. WOCHE

Land in Sicht!

3 TRAININGSEINHEITEN PRO WOCHE

 ATEMÜBUNGEN

5 Minuten
- 1 Minute Bauchatmung (Seite 126)
- 2 Minuten Einatmung (Seite 127f.)
- 2 Minuten Ausatmung (Seite 127)

 AUFWÄRMEN: MUSKULATUR UND GELENKE

4 Übungen
Es bleibt bei 4 Aufwärmübungen mit 2 bis 3 Sätzen à
10 Wiederholungen. Wählen Sie unter den Vorschlägen
auf Seite 131–137.

| 00 |
| 0,5 |
| 1 |
| 2 |
| 3 |
| 4 |
| 5 |
| 6 |
| 7 |
| 8 |
| 9 |
| 10 |

 AUFWÄRMEN: HERZ-KREISLAUF-SYSTEM

- **Knieheben** (Seite 136): 2-mal
  20 Sekunden
- **Erhöhte Liegestütze** (Seite 137):
  2-mal 10 Liegestütze
- **Jumping Jacks** (Seite 135): 2-mal
  10 Sprünge

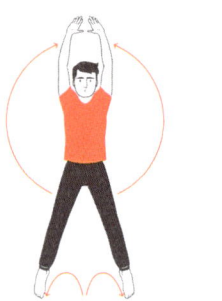

| 00 |
| 0,5 |
| 1 |
| 2 |
| 3 |
| 4 |
| 5 |
| 6 |
| 7 |
| 8 |
| 9 |
| 10 |

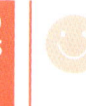

AUSDAUERTRAINING

20 bis 30 Minuten: Fitness-Bike (Seite 138f.), dann schnelles Gehen, leichtes Joggen oder Laufen (Seite 140)

- **Trainingseinheit 1:** Fahrrad fahren. Gleich wie in der 2. Woche, aber Sie stellen am Bike einen größeren Widerstand ein, wodurch der Intensitätsgrad steigt.
- **Trainingseinheit 2:** Fahrrad fahren. 1 Minute bei 50–70 Prozent Ihrer HF_{max}, dann 4 Minuten bei mehr als 80 Prozent; das Ganze 3-mal.
- **Trainingseinheit 3:** Schnelles Gehen, leichtes Joggen oder Laufen. Als Prinzip gilt weiterhin, dass Sie noch sprechen, aber nicht mehr singen können. Entweder gehen Sie 2 Minuten normal und 3 Minuten schnell, oder Sie gehen 2 Minuten normal und machen 3 Minuten leichtes Jogging, oder Sie gehen 2 Minuten normal und laufen 3 Minuten. Das Ganze 3-mal.
- **Erholung:** Machen Sie eine 3- bis 5-minütige Pause, bevor Sie zu den Kräftigungsübungen übergehen.

KRÄFTIGUNGSÜBUNGEN

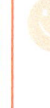

4 Übungen

- **Wandsitz** (Seite 144): 30 bis 45 Sekunden, 3 Wiederholungen
- **Plank nach Wahl (Seite 147f.):** 30 bis 45 Sekunden, 3 Wiederholungen
- **Liegestütze nach Wahl** (Seite 149f.): 12 Liegestütze, 2 Wiederholungen
- **Ausfallschritte** (Seite 142): 12 Ausfallschritte, 3 Wiederholungen

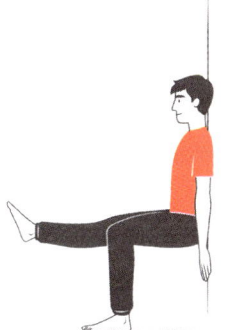

STRETCHING

- Sie dürfen sich 3 Dehnungsübungen, die Sie gerne machen, aus der Liste (Seite 152ff.) aussuchen.
- 2 Sätze à 10 Sekunden pro Dehnung.

JEDEN TAG

- Machen Sie 2 Kräftigungsübungen.
- Gehen Sie jeden Tag ein Stück und zählen Sie dabei Ihre Schritte.
- Machen Sie 5 Minuten lang Atemübungen.
- Füllen Sie Ihr Logbuch aus.

7. Woche

Tragen Sie jeden Tag in die Tabelle ein, welche Übungen Sie während der Covid-Reha-Trainingseinheiten oder jeden Tag selbstständig gemacht haben. Notieren Sie die Dauer, die Anzahl der Wiederholungen oder Sätze sowie die Schrittzahl Ihres täglichen Gehtrainings. Vergessen Sie nicht, mithilfe der Borg-Skala Ihr Belastungsempfinden einzuschätzen. So können Sie Ihre Fortschritte mitverfolgen und eventuell die Einträge Ihrem Arzt oder Physiotherapeuten zeigen.

| | | | MONTAG | | DIENSTAG | |
| | | | DATUM ... / ... / ... | | DATUM ... / ... / ... | |
			Anzahl/ Dauer	Borg	Anzahl/ Dauer	Borg
COVID-REHAPLAN	Atemübungen	Bauchatmung Einatmung Ausatmung				
	Aufwärmen der Muskulatur	Übung 1: Übung 2: Übung 3: Übung 4:				
	Aufwärmen des Herz-Kreislauf-Systems	Knieheben Erhöhte Liegestütze Jumping Jacks				
	Stärkung des Herz-Kreislauf-Systems	Fahrrad fahren Gehen, Joggen oder Laufen				
	Stärkung der Muskulatur	Wandsitz Plank nach Wahl Liegestütze nach Wahl Ausfallschritte				
	Dehnungen	Übung 1: Übung 2: Übung 3:				
ZUSÄTZLICH (JEDEN TAG)	Atemübungen					
	Gehen					
	Stärkung der Muskulatur	Übung 1: Übung 2:				
	Entspannung					

Notizen

_____

_____

_____

_____

_____

MITTWOCH		DONNERSTAG		FREITAG		SAMSTAG		SONNTAG	
DATUM ... / ... / ...		DATUM ... / ... / ...		DATUM ... / ... / ...		DATUM ... / ... / ...		DATUM ... / ... / ...	
Anzahl/ Dauer	Borg	Anzahl/ Dauer	Borg	Anzahl/ Dauer	Borg	Anzahl/ Dauer	Borg	Anzahl/ Dauer	Borg

8. WOCHE

Hurra!

3 TRAININGSEINHEITEN PRO WOCHE

 ATEMÜBUNGEN

5 Minuten
- 1 Minute Bauchatmung (Seite 126)
- 2 Minuten Einatmung (Seite 127f.)
- 2 Minuten Ausatmung (Seite 127)

 AUFWÄRMEN: MUSKULATUR UND GELENKE

4 Übungen
2 bis 3 Sätze à 10 Wiederholungen.
Wählen Sie unter den Vorschlägen
auf Seite 131–137.

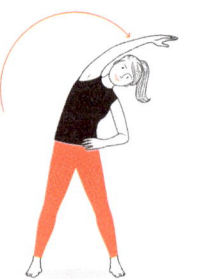

00
0,5
1
2
3
4
5
6
7
8
9
10

 AUFWÄRMEN: HERZ-KREISLAUF-SYSTEM

- **Knieheben** (Seite 136): 2-mal 20 Sekunden
- **Erhöhte Liegestütze** (Seite 137): 2-mal 10 Liegestütze
- **Jumping Jacks** (Seite 135): 2-mal 10 Sprünge

00
0,5
1
2
3
4
5
6
7
8
9
10

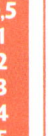
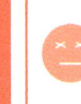

AUSDAUERTRAINING

20 bis 30 Minuten: Fitness-Bike (Seite 138f.), dann schnelles Gehen, leichtes Joggen oder Laufen (Seite 140)

- **Trainingseinheit 1:** Fahrrad fahren. Trainieren Sie 30 Minuten lang bei 70 Prozent Ihrer HF_{max}.
- **Trainingseinheit 2:** Fahrrad fahren. 1 Minute bei 50–70 Prozent Ihrer HF_{max}, dann 4 Minuten bei mehr als 80 Prozent; das Ganze 3-mal.
- **Trainingseinheit 3:** Schnelles Gehen, leichtes Joggen oder Laufen. Entweder gehen Sie 2 Minuten normal und 3 Minuten schnell, oder Sie gehen 2 Minuten normal und machen 3 Minuten leichtes Jogging, oder Sie gehen 2 Minuten normal und laufen 3 Minuten. Das Ganze 3- bis 4-mal. Wenn Sie sich dazu in der Lage fühlen, versuchen Sie es mit 1 Minute normalem Gehen und 4 Minuten schnellem Gehen, leichtem Joggen oder Laufen: Bald werden Sie 30 Minuten ohne Pause schaffen. Sie sind auf dem Weg zur Genesung!
- **Erholung:** Machen Sie eine 3- bis 5-minütige Pause, bevor Sie zu den Kräftigungsübungen übergehen.

00
0,5
1
2
3
4
5
6
7
8
9
10

KRÄFTIGUNGSÜBUNGEN

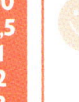

4 Übungen

- **Wandsitz** (Seite 144): Halten Sie die Position 30 bis 45 Sekunden, 3 Wiederholungen.
- **Superman** (Seite 147): Halten Sie die Position 30 bis 45 Sekunden, 3 Wiederholungen.
- **Liegestütze mit abgelegten Knien** (Seite 150): 2-mal 12 Liegestütze, 2 Wiederholungen
- **Ausfallschritte** (Seite 142): 12 Ausfallschritte, 3 Wiederholungen

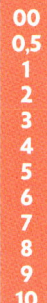

00
0,5
1
2
3
4
5
6
7
8
9
10

STRETCHING

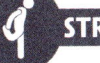

- Sie dürfen sich 3 Dehnungsübungen aus der Liste (Seite 152ff.) aussuchen.
- 2 Sätze à 10 Sekunden pro Dehnung

JEDEN TAG

- Machen Sie 2 Kräftigungsübungen.
- Gehen Sie jeden Tag ein Stück.
- Machen Sie 5 Minuten lang Atemübungen.
- Füllen Sie Ihr Logbuch aus.

8. Woche

Tragen Sie jeden Tag in die Tabelle ein, welche Übungen Sie während der Covid-Reha-Trainingseinheiten oder jeden Tag selbstständig gemacht haben. Notieren Sie die Dauer, die Anzahl der Wiederholungen oder Sätze sowie die Schrittzahl Ihres täglichen Gehtrainings. Vergessen Sie nicht, mithilfe der Borg-Skala Ihr Belastungsempfinden einzuschätzen. So können Sie Ihre Fortschritte mitverfolgen und eventuell die Einträge Ihrem Arzt oder Physiotherapeuten zeigen.

| | | | MONTAG | | DIENSTAG | |
| | | | DATUM .../.../... | | DATUM .../.../... | |
			Anzahl/ Dauer	Borg	Anzahl/ Dauer	Borg
COVID-REHAPLAN	Atemübungen	Bauchatmung Einatmung Ausatmung				
	Aufwärmen der Muskulatur	Übung 1: Übung 2: Übung 3: Übung 4:				
	Aufwärmen des Herz-Kreislauf-Systems	Knieheben Erhöhte Liegestütze Jumping Jacks				
	Stärkung des Herz-Kreislauf-Systems	Fahrrad fahren Gehen, Joggen oder Laufen				
	Stärkung der Muskulatur	Wandsitz Superman Liegestütz mit abgelegten Knien Ausfallschritte				
	Dehnungen	Übung 1: Übung 2: Übung 3:				
ZUSÄTZLICH (JEDEN TAG)	Atemübungen					
	Gehen					
	Stärkung der Muskulatur	Übung 1: Übung 2:				
	Entspannung					

Notizen

_____

_____

_____

_____

_____

MITTWOCH		DONNERSTAG		FREITAG		SAMSTAG		SONNTAG	
DATUM ... / ... / ...		DATUM ... / ... / ...		DATUM ... / ... / ...		DATUM ... / ... / ...		DATUM ... / ... / ...	
Anzahl/ Dauer	Borg	Anzahl/ Dauer	Borg	Anzahl/ Dauer	Borg	Anzahl/ Dauer	Borg	Anzahl/ Dauer	Borg

11

SMELL-REHA: WIEDER SCHMECKEN UND RIECHEN LERNEN IN 8 WOCHEN

Frédérique ist 35 Jahre alt. Als typische Straßburgerin liebt sie gutes Essen. Es belastete sie ungeheuer, nichts mehr riechen zu können. Ursache für den plötzlichen Verlust war ein Ödem in der Riechschleimhaut, die oft vom Coronavirus angegriffen wird. In der Folge gelangen die Geruchsstoffe nicht mehr bis zu den Sinneszellen vor. Heute hat Frédérique dank der Smell-Reha ihr Riechvermögen zurückgewonnen.

»Ich habe Riech- und Geschmacksvermögen schlagartig verloren: Ungefähr fünf Tage nachdem ich mich mit der britischen Variante angesteckt hatte, saß ich am Tisch und aß gemütlich, als ich bemerkte, dass das, was ich hinunterschluckte, nach nichts schmeckte. Es hatte einfach null Aroma! Dabei aß ich Sauerkraut mit Wacholderbeeren und trank Weißwein dazu. Ich versuchte es mit Senf, aber das half auch nichts. Keinerlei Geschmacksempfindung auf der Zunge.

In den darauffolgenden Tagen stieg mir am Morgen weder der Duft von Kaffee noch der von Toast in die Nase. Auch die Straße und der Garten strömten keinen Geruch mehr aus. Wenn ich hinausging, hatte ich den Eindruck, mich nicht in der gewohnten Umgebung zu bewegen. Alles, was wir im Alltag riechen, die Zahnpasta am frühen Morgen, die Seife auf der Haut oder das Parfüm auf der Kleidung, war weg. Es kam mir vor, als hätte ich plötzlich eine Behinderung. Nach ein paar Tagen wurde ich sehr traurig, ich wusste ja auch nicht, ob mein Riechvermögen je wieder zurückkehren würde.

Nach zehn Tagen habe ich mir bei der Hals-Nasen-Ohren-Abteilung im Krankenhaus Rat gesucht, und man verschrieb mir zuerst ein MRT des Riechkolbens, um die Auswirkungen des Coronavirus zu untersuchen. Anschließend ein MRT der Riechbahn und eine Olfaktometrie. Danach begann ich eine Riechrehabilitation in Form einer Therapie mit aromatischen Ölen. Anfangs erkannte ich sie nicht. Und dies, obwohl ich die Anweisungen genau befolgte und das Training nicht gleich nach dem Zähneputzen machte, weil die Zahnpasta so einen starken Geruch hat, und auch andere Überlagerungen vermied.

Dann erzählte man mir von Smell-Reha, einem Programm, das auf dem Training mit echten Nahrungsmitteln und Blumen beruhte. Das Training funktionierte besser, ich glaube, weil man die Nahrungsmittel mit visuellen, geruchlichen und geschmacklichen Assoziationen verbindet.

Es dauerte vier Monate, bis ich nach meinen zwei Therapien mit dem Resultat zufrieden war. Als Erstes hat die Säure von Zitronen meine Sinne wieder geweckt. Ich machte eine Phase der Kakosmie durch, bei der man ständig einen unangenehmen Geruch wahrnimmt, als ob alles nach Zwiebeln, Weißwein oder Schweiß riechen würde. Wie eine verdorbene Tartiflette (ein Kartoffelauflauf mit Reblochon-Käse und Zwiebeln). Zum Glück sind diese üblen Gerüche verflogen, aber ich fürchtete lange, sie könnten wiederkommen. Heute geht es mir gut, ich habe alles gemacht, um die Düfte des Lebens wieder genießen zu können.«

Gebrauchsanweisung
FÜR DAS PROGRAMM

Führen Sie zunächst den von der HAS erarbeiteten Selbsttest (Seite 55) durch, um dann das Vorgehen zu bestimmen, das Sie am schnellsten zum Ziel führt.

Die Smell-Reha ist wichtig, damit Ihr Geruchssinn möglichst schnell zurückkehrt. Sie ist fester Teil Ihres Terminplans: Trainieren Sie jeden Abend und jeden Morgen zwischen fünf und zehn Minuten. Richten Sie es sich dazu gemütlich in der Küche ein und konzentrieren Sie sich in aller Ruhe auf Ihre Wahrnehmungen. Denken Sie daran: Regelmäßigkeit ist einer der Schlüssel zu Ihrer Rehabilitation.

Das Prinzip

Sie trainieren zwei Monate lang zweimal pro Tag, idealerweise außerhalb der Kochzeiten, damit keine störenden Küchengerüche in der Luft liegen:

- Fünf Minuten am Morgen vor dem Frühstück, mit nüchternem Magen
- Fünf Minuten am Abend, vor oder nach dem Abendessen oder bevor Sie zu Bett gehen.

Sie üben Woche für Woche mit einem oder zwei Nahrungsmitteln pro Tag, und zwar folgendermaßen:

- Von Montag bis Freitag: Üben Sie mit ein bis zwei Nahrungsmitteln pro Tag.
- Samstag: Pause
- Sonntag: Üben Sie mit allen fünf oder zehn Nahrungsmitteln dieser Woche.

Die Rehabilitation umfasst mehrere Phasen, sodass Sie Ihren Geruchs- und Geschmackssinn Schritt für Schritt zurückgewinnen.

Phase 1: Assoziationen herstellen

In den ersten zwei Wochen des Programms stimulieren Sie Ihre Sinne jeweils mit nur einem Element. Wie bei vielen Tieren prädominiert auch bei uns Menschen die visuelle und kognitive Wahrnehmung; wir müssen das Nahrungsmittel, mit dem wir üben, unbedingt sehen und mit unseren visuellen, haptischen und emotionalen Erinnerungen verknüpfen. So bleiben der entsprechende Geruch und Geschmack besser im Gedächtnis haften.

Phase 2: Unterscheiden lernen

Diese Phase beginnt ab Woche 3. Sie versuchen, Geruch und Geschmack zweier Nahrungsmittel zu unterscheiden, wobei die prädominante visuelle Wahrnehmung weiterhin als Hilfsmittel benutzt wird: Auch wenn eine Vanilleschote einem Toast überhaupt nicht ähnlich sieht, riechen sie unter Umständen für Sie noch gleich. Wenn Sie Unterschiede schmecken, sind Sie auf dem richtigen Weg.

Phase 3: Geruch und Geschmack blind erkennen

Ab Woche 5 müssen Sie die prädominante visuelle Wahrnehmung ausschalten, die für Sie als »Menschenaffe« typisch ist. Dazu decken Sie das Nahrungsmittel, dessen Geruch und Geschmack Sie identifizieren wollen, zu. Es ist nicht unbedingt nötig, dass eine andere Person das übernimmt, ganz im Gegenteil: Wenn Sie selbst das Nahrungsmittel verbergen, wird Ihr assoziatives Gedächtnis umso stärker stimuliert. Sie zwingen Ihr Hirn, die Assoziation des zu erkennenden Nahrungsmittels mit Geruch, Geschmack, Erinnerung und vor allem auch mit dem, was es für Sie bedeutet, nochmals herzustellen. Schließen Sie beim Üben immer die Augen und stellen Sie sich die Frage:

- Erkenne ich den Geruch von Vanille, Kaffee und so weiter?
- Erkenne ich den Geschmack von Vanille, Kaffee und so weiter?

Der Geruchssinn kehrt nicht auf kontinuierliche Weise zurück, was frustrierend sein kann. Eines Morgens riechen Sie für den Bruchteil einer Sekunde den Duft von Vanille, am Abend desselben Tags überhaupt nichts mehr. Verlieren Sie nicht die Geduld und lassen Sie sich nicht entmutigen.

Wichtig: Wenn Sie oft eine verstopfte Nase haben, machen Sie vor jedem Riechtraining eine Nasenspülung. Putzen Sie sich kurz vor dem Üben nie die Zähne, die Zahnpasta sättigt Ihre Geschmacksknospen mit »Minzgeschmack extra frisch«, sodass sie für die nächsten zehn Minuten oder länger überhaupt keinen Geruch oder Geschmack aufnehmen können.

DAS MATERIAL, DAS SIE BRAUCHEN

- Vanilleschote

- Kaffeebohnen oder gemahlener Kaffee

- Getoastetes Brot

- Zitrone (oder eine andere Zitrusfrucht: Orange, Mandarine, Grapefruit)

- Gewürznelke

- Ihre Lieblingsschokolade

- Zwiebel (oder auch Knoblauch oder Schalotten, wenn Sie möchten)

- Milder Essig

- Frische Minze

- Lavendel, frisch oder im Säckchen (oder eine andere stark duftende Blume, die das ganze Jahr über erhältlich ist)

Ablauf des Riechtrainings

- Nehmen Sie das Lebensmittel des Tages. Zum Beispiel die Vanilleschote.
- Betrachten und berühren Sie sie: Ihre Farbe ist ein tiefes, glänzendes Schokoladenbraun, und ihre Oberfläche fühlt sich unregelmäßig, gerillt an.
- Benennen Sie sie laut: »Das ist eine Vanilleschote.«
- Schneiden Sie die Schote mit einer Messerspitze der Länge nach auf und schnuppern Sie daran: Sie riecht nach Vanille.
- Probieren Sie die kleinen Samen im Inneren. Wenn Sie Zeit haben, bereiten Sie sich heiße Milch oder Tee zu, in der Sie die Schote ziehen lassen, oder eine Süßspeise.
- Betrachten Sie die Schote und sagen Sie wieder laut: »Das ist eine Vanilleschote.«
- Verbinden Sie eine schöne persönliche Erinnerung mit der Vanilleschote, zum Beispiel der Tag, an dem Sie Ihren ersten Vanillejoghurt gegessen, bei Ihrer Oma um Vanillezucker zum Naschen gebettelt, auf den Antillen einen Rum mit Vanille gekostet haben etc., und lassen Sie den Duft auf sich wirken.
- Füllen Sie jeden Tag gewissenhaft Ihr Logbuch aus (Form, Stimmung, Intensität der Wahrnehmung).

WOCHE 1: TRAINING MIT VISUELLER UNTERSTÜTZUNG

- Üben Sie zunächst mit einem Nahrungsmittel pro Tag.
- Samstag ist Ruhetag für Ihren Geruchssinn.
- Am Sonntag machen Sie das Riechtraining mit allen fünf Nahrungsmitteln.

TAGE		Mein Allgemein- zustand (z. B.: müde, in Form, ver- stopfte Nase ...)	Ich bin mir sicher, dass ich etwas wahr- genommen habe. (++)	Ich habe den Eindruck, dass ich etwas wahr- genommen habe. (+)	Ich habe nichts wahr- genommen. (−)
Montag Tag 1					
Dienstag Tag 2					
Mittwoch Tag 3					
Donnerstag Tag 4					
Freitag Tag 5					
Samstag Tag 6	Ruhetag				
Sonntag Tag 7	Üben Sie mit allen 5 Nahrungsmitteln mit visueller Unterstützung				

WOCHE 2: TRAINING MIT VISUELLER UNTERSTÜTZUNG

- Testen Sie weiterhin ein Nahrungsmittel pro Tag, aber wählen Sie fünf neue Nahrungsmittel.
- Samstag ist Ruhetag für Ihren Geruchssinn.
- Am Sonntag machen Sie das Riechtraining mit allen fünf Nahrungsmitteln.

TAGE		Mein Allgemein-zustand (z.B.: müde, in Form, ver-stopfte Nase ...)	Ich bin mir sicher, dass ich etwas wahr-genommen habe. (++)	Ich habe den Eindruck, dass ich etwas wahr-genommen habe. (+)	Ich habe nichts wahr-genommen. (–)
Montag Tag 1					
Dienstag Tag 2					
Mittwoch Tag 3					
Donnerstag Tag 4					
Freitag Tag 5					
Samstag Tag 6	Ruhetag				
Sonntag Tag 7	Üben Sie mit allen 5 Nahrungsmitteln mit visueller Unterstützung				

WOCHE 3: TRAINING MIT VISUELLER UNTERSTÜTZUNG

- Sie testen nun zwei Nahrungsmittel pro Tag, immer noch mit visueller Unterstützung. Verwenden Sie wieder die gleichen Nahrungsmittel wie in Woche 1.
- Samstag ist Ruhetag für Ihren Geruchssinn.
- Am Sonntag machen Sie das Riechtraining mit allen fünf Nahrungsmitteln.

TAGE		Mein Allgemein-zustand (z. B.: müde, in Form, ver-stopfte Nase ...)	Ich bin mir sicher, dass ich etwas wahr-genommen habe. (++)	Ich habe den Eindruck, dass ich etwas wahr-genommen habe. (+)	Ich habe nichts wahr-genommen. (−)
Montag Tag 1					
Dienstag Tag 2					
Mittwoch Tag 3					
Donnerstag Tag 4					
Freitag Tag 5					
Samstag Tag 6	Ruhetag				
Sonntag Tag 7	Üben Sie mit allen 5 Nahrungsmitteln mit visueller Unterstützung				

WOCHE 4: TRAINING MIT VISUELLER UNTERSTÜTZUNG

- Sie testen weiterhin zwei Nahrungsmittel pro Tag, immer noch mit visueller Unterstützung. Verwenden Sie wieder die gleichen Nahrungsmittel wie in Woche 2.
- Samstag ist Ruhetag für Ihren Geruchssinn.
- Am Sonntag machen Sie das Riechtraining mit allen fünf Nahrungsmitteln.

TAGE		Mein Allgemein-zustand (z. B.: müde, in Form, ver-stopfte Nase …)	Ich bin mir sicher, dass ich etwas wahr-genommen habe. (++)	Ich habe den Eindruck, dass ich etwas wahr-genommen habe. (+)	Ich habe nichts wahr-genommen. (–)
Montag Tag 1					
Dienstag Tag 2					
Mittwoch Tag 3					
Donnerstag Tag 4					
Freitag Tag 5					
Samstag Tag 6	Ruhetag				
Sonntag Tag 7	Üben Sie mit allen 5 Nahrungsmitteln mit visueller Unterstützung				

WOCHE 5:
BLINDTRAINING

- Diesmal sollen Sie ein von Ihnen oder einer anderen Person zugedecktes Nahrungsmittel riechen. Sie können sich auch die Augen verbinden. Es geht darum, herauszufinden, ob Sie das Nahrungsmittel auch riechen, wenn Sie es nicht sehen. Verwenden Sie wieder die gleichen Nahrungsmittel wie in Woche 1.
- Samstag ist Ruhetag für Ihren Geruchssinn.
- Am Sonntag machen Sie das Riechtraining mit allen fünf Nahrungsmitteln.

TAGE		Mein Allgemein-zustand (z. B.: müde, in Form, ver-stopfte Nase ...)	Ich bin mir sicher, dass ich etwas wahr-genommen habe. (++)	Ich habe den Eindruck, dass ich etwas wahr-genommen habe. (+)	Ich habe nichts wahr-genommen. (–)
Montag Tag 1					
Dienstag Tag 2					
Mittwoch Tag 3					
Donnerstag Tag 4					
Freitag Tag 5					
Samstag Tag 6	Ruhetag				
Sonntag Tag 7	Üben Sie mit allen fünf Nahrungs-mitteln mit visueller Unterstützung				

WOCHE 6:
BLINDTRAINING

- Wie in Woche 5 testen Sie jeden Tag ein Nahrungsmittel blind. Verwenden Sie die gleichen Nahrungsmittel wie in Woche 2.
- Samstag ist Ruhetag für Ihren Geruchssinn.
- Am Sonntag machen Sie das Riechtraining mit allen fünf Nahrungsmitteln.

TAGE		Mein Allgemein-zustand (z. B.: müde, in Form, ver-stopfte Nase …)	Ich bin mir sicher, dass ich etwas wahr-genommen habe. (++)	Ich habe den Eindruck, dass ich etwas wahr-genommen habe. (+)	Ich habe nichts wahr-genommen. (–)
Montag Tag 1					
Dienstag Tag 2					
Mittwoch Tag 3					
Donnerstag Tag 4					
Freitag Tag 5					
Samstag Tag 6	Ruhetag				
Sonntag Tag 7	Üben Sie mit allen 5 Nahrungsmitteln mit visueller Unterstützung				

WOCHE 7:
BLINDTRAINING

- Gehen Sie vor wie in den Wochen 5 und 6, aber üben Sie diesmal blind mit zwei Elementen pro Tag, um herauszufinden, ob Sie sie auseinanderhalten können. Verwenden Sie die gleichen Nahrungsmittel wie in Woche 1.
- Samstag ist Ruhetag für Ihren Geruchssinn.
- Am Sonntag machen Sie das Riechtraining mit allen fünf Nahrungsmitteln.

TAGE		Mein Allgemein-zustand (z. B.: müde, in Form, ver-stopfte Nase ...)	Ich bin mir sicher, dass ich etwas wahr-genommen habe. (++)	Ich habe den Eindruck, dass ich etwas wahr-genommen habe. (+)	Ich habe nichts wahr-genommen. (−)
Montag Tag 1					
Dienstag Tag 2					
Mittwoch Tag 3					
Donnerstag Tag 4					
Freitag Tag 5					
Samstag Tag 6	Ruhetag				
Sonntag Tag 7	Üben Sie mit allen 5 Nahrungsmitteln mit visueller Unterstützung				

WOCHE 8:
BLINDTRAINING

- Üben Sie blind mit zwei Elementen pro Tag, wie in Woche 7. Verwenden Sie die gleichen Nahrungsmittel wie in Woche 2.
- Samstag ist Ruhetag für Ihren Geruchssinn.
- Am Sonntag machen Sie das Riechtraining mit allen fünf Nahrungsmitteln.

TAGE		Mein Allgemeinzustand (z. B.: müde, in Form, verstopfte Nase …)	Ich bin mir sicher, dass ich etwas wahrgenommen habe. (++)	Ich habe den Eindruck, dass ich etwas wahrgenommen habe. (+)	Ich habe nichts wahrgenommen. (–)
Montag Tag 1					
Dienstag Tag 2					
Mittwoch Tag 3					
Donnerstag Tag 4					
Freitag Tag 5					
Samstag Tag 6	Ruhetag				
Sonntag Tag 7	Üben Sie mit allen 5 Nahrungsmitteln mit visueller Unterstützung				

Bravo! Sie haben das Smell-Rehaprogramm abgeschlossen. Zeit, den Selbsttest vom Anfang nochmals zu machen, damit Sie die Fortschritte überprüfen können. Machen Sie den Test in aller Ruhe und bemühen Sie sich, die Fragen möglichst objektiv zu beantworten. Wir empfehlen Ihnen, wieder dieselbe Tabelle hervorzuholen und die Antworten mit einem andersfarbigen Stift zu notieren. So werden Ihre Fortschritte besser sichtbar, und Sie können stolz sein auf das, was Sie erreicht haben.

Wenn das Resultat unbefriedigend ist, folgen Sie den Empfehlungen, die Ihrer Punktzahl entsprechen. Vielleicht sollten Sie weitere Untersuchungen bei einem HNO-Arzt in Betracht ziehen oder sich nochmals mit Kortikoiden behandeln lassen. Oder das Smell-Rehaprogramm noch einmal acht Wochen lang mit zehn anderen Elementen machen: Behalten Sie jedoch mindestens einen Blumenduft bei, um den Lavendel zu ersetzen (Rose, Jasmin, Flieder, Geißblatt) und einen starken flüchtigen Duftstoff anstelle des Essigs (Orangenblütenwasser).

Wenn Sie ein gutes Stück vorangekommen sind, dann behalten Sie die Gewohnheit bei, beim Essen den Geruch und Geschmack der Speisen auszumachen. In diesem Stadium können ätherische Öle ein spielerisches Hilfsmittel darstellen, aber seien Sie vorsichtig bei der Auswahl: Manche davon sind sehr konzentriert und können Ihre ganze Riechumgebung sättigen. Wie gesagt, das Wichtige ist nicht, eine flüchtige chemische Verbindung in einem Fläschchen zu erkennen, auch wenn sie dem natürlichen Duft stark ähnelt, sondern Geruch und Geschmack zusammen mit einem gedanklichen Bild wieder in Ihr Riechgedächtnis zu integrieren.

In Kürze

- Machen Sie den von der HAS validierten Selbsttest.
- Wenn das Resultat Ihres Selbsttests auf eine mäßige Beeinträchtigung hinweist, können Sie sofort mit dem Smell-Rehaprogramm beginnen, ohne einen Spezialisten zu konsultieren oder zusätzliche Untersuchungen zu machen, die ohnehin oft unbefriedigend ausfallen.
- Seien Sie geduldig. Wenn keine neurologischen Störungen vorliegen, erholt man sich immer vom Verlust des Geruchs- und Geschmackssinns.
- Machen Sie den Selbsttest nach acht Wochen nochmals, um Ihre Fortschritte zu überprüfen. Nach zwei Monaten Training sind sie besser zu sehen.
- Dauern Ihre Symptome an, besprechen Sie die Situation mit Ihrem Hausarzt: Es gibt zahlreiche Ursachen für den Verlust des Riechvermögens, die er behandeln kann (chronische Nebenhöhlenentzündung, allergische Nasenschleimhautentzündung etc.).

ZUM ABSCHLUSS

Divina ist 39 Jahre alt und sehr zierlich. Sie beschreibt sich als aktive Mutter zweier Töchter im Alter von 12 und 6 Jahren. Sie erkrankte im März 2020, in der ersten Woche des Lockdowns, erfuhr aber erst später, dass es sich um Corona handelte. Long Covid bezeichnet sie als äußerst schmerzliche Erfahrung und ihren Mann als zuverlässigen Partner, der ihr eine Stütze war und nie aufgegeben hat.

»In der Woche vom 17. März 2020 hatte ich Kopfschmerzen, die einfach nicht mehr weggingen. Zwar hatte ich kein Fieber, aber das Atmen fiel mir schwer. Am fünften Tag konnte ich praktisch nicht mehr atmen, sogar Salbutamol half nicht (ich nehme es im Frühling gegen meinen Heuschnupfen). Mein Mann hat mich in die Notfallstation des Krankenhauses Ambroise-Paré in Boulogne-Billancourt gebracht, weil ich das Gefühl hatte, keine Luft mehr in den Lungen zu haben. Nachdem man mir Fieber gemessen und den Blutdruck kontrolliert hatte, wurde ich für ein paar Stunden überwacht, aber man wollte mich nicht stationär aufnehmen, weil schon so viele Betten belegt waren. Mir war, als hätte ich ein Gewicht auf der Brust. Obschon ich große Angst hatte, bin ich nach Hause zurückgekehrt.

Einen Monat lang ging es mir besser. Dann, im Juli 2020, suchte ich eine Pneumologin auf: Ich wollte wissen, wieso ich nicht normal atmen konnte. Nachdem sie mich abgehört und untersucht hatte, sagte sie: »Sie hatten Corona.« Sie hat mich für eine komplette Diagnose an die Klinik Foch überwiesen. Ich habe dann den PCR-Test und einen Antikörpertest gemacht, der positiv ausfiel: Es gab keine Zweifel mehr. Die Lungenärztin hat mir eine Thorax-Computertomografie verordnet und ich war auch beim Kardiologen. Es gab keine Schäden. »Alles in Ordnung«, lautete der Befund.

Aber meine Atmung war geschwächt. Es war, als ob ich verlernt hätte, normal zu atmen. Ich hatte den Eindruck, das Atmen ermüde mich. Ich habe auch zwei Kilo abgenommen, obwohl ich schon vorher nur 45 Kilo wog. Ich war beunruhigt. Tagsüber war ich aktiv, aber am Abend kam alles wieder hoch: die Angst, der Stress, die Atemnot. Das war eine völlig neue Erfahrung für mich, weil ich bis zu dem Zeitpunkt immer gesund war. Der Arzt hat mir von März bis Dezember zur Beruhigung sogar ein Benzodiazepin verschrieben. Nach Corona war ich nicht mehr belastbar.

Für zwei bis drei Monate nahm ich auch Medikamente gegen Reflux; nachdem ich mich mehrmals erbrochen hatte, ließ ich eine Magenspiegelung machen. Dabei kam nichts heraus. Ich war wohl zur Hypochonderin geworden. Es war schwierig. Ich war schon erschöpft, wenn ich die 500 Meter zurücklegte, um meine Töchter zur Schule zu bringen. An den Wochenenden war ich so kaputt, dass ich mich nicht mehr rühren konnte. Mein Mann kümmerte sich um unsere Töchter. Das machte mich traurig, weil ich vorher sehr aktiv war.

Mein Arzt meinte, ich solle eine Post-Covid-Rehabilitation machen. Er hat mich wieder an die Klinik Foch überwiesen, und alles wurde anders.

Ich wurde vom Team des IMSS betreut. Dank der Atemphysiotherapie konnte ich nach und nach wieder besser atmen und wurde wieder leistungsfähig.

Ich habe gelernt, bis in den Bauch zu atmen, während ich früher durch die Brust atmete. Das Aufbauprogramm begann im November, und im Dezember habe ich weitergemacht. Ich absolvierte zwei einstündige Trainingseinheiten pro Woche. Es war sehr intensiv. Jedes Mal trainierte ich eine halbe Stunde auf dem Fahrrad, wobei die Belastungsintensität meiner Leistungsfähigkeit angepasst war. Anschließend machte ich eine Menge Übungen zur Stärkung von Herz und Kreislauf und der Muskulatur, das tat mir gut. Dann habe ich mich auf die Atmung konzentriert und gerudert. Am Anfang war das schwierig, weil ich es nicht gewohnt war, Sport zu treiben. Aber Ende Januar 2021 ging es mir besser. Nach dem Sport fühlte ich mich aktiver und stärker, ich hatte keine Panikattacken mehr am Abend. Manchmal war ich erschöpft, weil ich arbeite. Auf dem Weg zum Training am Abend fühle ich mich noch müde, aber sobald ich in die Pedale trete und die Übungen mache, verfliegt die Müdigkeit. Es ist anstrengend, aber der Sport kräftigt die Beine. Man fühlt sich stark.

Ich muss sagen, das Coaching war sehr wichtig für mich, ich wurde von Nina und Joss betreut und sogar ein bisschen verwöhnt. Die Zusammenarbeit mit den Trainern wirkt ermutigend, weil sie die Übungen unserem Formzustand anpassen. Das ist wichtig. Ich habe Muskelkater am Abend, aber danach geht es besser. Am IMSS ist man gut aufgehoben, wir Post-Covid-Patienten sind unter uns, man fühlt sich wohl und weniger allein.

Ich muss weitermachen, denn ich habe immer noch ziemlich starke Angstgefühle, und manchmal fürchte ich, in eine Depression zu verfallen. Ich fühle mich nicht wie vorher. Ich spüre, dass mein Körper zerbrechlich ist, dass ich ziemlich starken Emotionen ausgesetzt bin. Ich habe etwas morbide Gedanken. Es ist schon vorgekommen, dass ich mich fragte, was aus meinen Töchtern wird, wenn ich sterbe.

Die Gefühle, die Traurigkeit, all das bleibt unterschwellig vorhanden. Manchmal habe ich keine Lust mehr zu leben, mich zu bewegen. Ich habe düstere Gedanken und sage mir, alles sei umsonst. Ich frage mich, was es bringt, zu arbeiten, ein Haus zu bauen. Ich zweifle an allem, zum Beispiel an dem schönen Projekt für unseren Hausbau, das ich mit meinem Mann zusammen verwirklicht habe. Wozu haben wir eigentlich so viel Geld ausgegeben? Sogar meine Töchter haben negative Gedanken, sie sagen: ›Mama, wir haben Angst, was sollen wir bloß machen, wenn du stirbst?‹

Dank des Long-Covid-Programms kam ich wieder auf andere Gedanken. Ich habe angefangen, Sport zu treiben. Vorher fand ich das überflüssig, aber jetzt weiß ich, dass Sport der Schlüssel zu einer guten Gesundheit ist, nicht nur physisch, sondern auch psychisch eine heilende Wirkung hat. Ich bin begeistert von diesem Programm: Es geht mir jetzt gut und ich denke positiv. Das Long-Covid-Programm hat mir so geholfen, dass ich es jetzt ständig all meinen Freunden empfehle. Denn es ermöglicht uns, über das, was wir durchgemacht haben, hinwegzukommen und es zu vergessen. Das ist sehr wichtig. Wir haben es geschafft, Long Covid zu besiegen.

Nun mache ich mit dem Programm weiter, um gesund zu bleiben: Ich tue es auch für meine Töchter.«

WEITERMACHEN

Sie sind am Ende des Covid-Rehaprogramms angelangt. Kompliment! Sie haben den Willen, es zu schaffen. Sie wollen dem Virus keine Chance lassen, Sie daran zu hindern, nach Ihren Vorstellungen zu leben.

Für manche von Ihnen gilt wie für Divina, dass Sie wieder Sie selbst geworden sind. Sie machen Pläne, kehren zu Ihrem Alltag zurück. Bei anderen ist es noch nicht ganz so weit, aber doch besser als zuvor. Wir sind mit unseren Patienten zusammen zum Schluss gekommen, dass es ungefähr acht Wochen dauert, bis man sich wieder einigermaßen gut fühlt. Eine Literaturstudie[38] (die Analyse einer großen Anzahl wissenschaftlicher Untersuchungen) hat indessen gezeigt, dass diese Dauer je nach Symptomen und von einer Person zur anderen variieren kann.

Wie auch immer, Sie dürfen jetzt schon stolz sein auf das, was Sie erreicht haben, und Ihre Umgebung sollte Sie dazu beglückwünschen.

Das Programm hat sich als eine Methode erwiesen, die bei vielen Patienten Tag für Tag Wirkung zeigt. Trainieren Sie weiterhin regelmäßig. Wenn Sie »genesen« sind, können Sie so Ihr Stressmanagement verbessern, eigenständiger werden und Ihr Herzinfarktrisiko vermindern, vor allem aber Ihr Wohlbefinden steigern.

Alle anderen haben in diesen acht Wochen die erste Etappe auf der Rückkehr in ein normales Leben bewältigt. Bleiben Sie dran. Das Covid-Rehaprogramm zeigt Ihnen den Weg. Sie machen weiter, und wir begleiten Sie dabei. Sprechen Sie mit Ihrem Hausarzt, Physiotherapeuten oder Fitnesscoach über die Weiterführung des Programms. Sie helfen Ihnen, das Training Ihren Bedürfnissen anzupassen. Das Wichtigste ist aber, dass Sie auf sich selbst hören, denn Sie haben die Anpassungsmechanismen begriffen. Höhen und Tiefen sind an der Tagesordnung; Sie müssen selbst dafür sorgen, dass die Höhen zahlreicher und die Tiefen immer weniger tief werden.

Als wir beschlossen haben, dieses Buch zu schreiben, war Long Covid praktisch noch kein Thema. Inzwischen schätzen die Gesundheitsbehörden die Tragweite des Problems richtig ein. Im Februar 2021 hat die WHO Long Covid zu einer Erkrankung mit eindeutiger Priorität und von größter Bedeutung erklärt. Der WHO-Regionaldirektor für Europa Hans Kluge äußerte während einer Pressekonferenz, zu viele Patienten, die an Langzeitfolgen leiden, stießen auf »Unglauben oder Unverständnis«. In Frankreich nahmen sich einige Parlamentarier des Themas an und luden die verschiedenen Interessenvertreter von Ärzten und Patientenorganisationen zu einem Hearing ein. Frankreichs Rat für öffentliche Gesundheit (Haut Conseil de la Santé Publique, HCSP) beschäftigte sich mit den mit Long Covid verbundenen Langzeitfolgen, und die HAS nahm die Arbeit zur Erstellung von Leitlinien zur Behandlung auf, zu denen die Covid-Reha-Arbeit der Teams der Klinik Foch und des IMSS einen wichtigen Beitrag leistete.

Seit Anfang 2020 folgt auf der ganzen Welt eine Welle der Pandemie auf die andere. In Frankreich haben wir die erste Welle im Frühling 2020 erlebt, dann eine zweite im Herbst, auf die die Variante Alpha folgte. Während wir diese Zeilen schreiben, setzt sich mehr oder weniger in ganz Europa die Variante Delta durch. Solange sich Menschen mit SARS-CoV-2 anstecken, wird es auch weiterhin viel zu viele Long-Covid-Fälle geben. Das teuflische Virus passt sich sehr schnell an, da müssen auch wir uns anpassen. Es ist der Beweis für unsere Intelligenz.

Die Forschung sucht nach einer Erklärung für Long Covid, kommt aber nur langsam voran. Allerdings verfolgen Wissenschaftler in zahlreichen Ländern die Fährte der Dysautonomie, die neue Fragen aufwirft. Wird man eine neurologische Erklärung für die Deregulierung des vegetativen Nervensystems finden? Wenn ja, handelt es sich um eine zentrale Störung im Hirnstamm oder um eine periphere Störung in den Nerven des autonomen Nervensystems? Ist es eine vorübergehende und funktionelle Störung? Welche Medikamente können den Patienten helfen? Gehen die Rückfälle bei Long Covid auf eine Viruspersistenz zurück? Handelt es sich um einen autoimmunen Prozess, wenn man eine Zunahme der Autoantikörper feststellt?

Die Anzahl der Fragen übersteigt die der Antworten immer noch, und den Wissenschaftlern stehen viele Monate Forschung bevor, um uns diese Antworten zu liefern.

Aber auch ohne diese Antworten abzuwarten, haben wir den Beweis, dass eine multidisziplinäre Behandlung, die Ernährung, Wohlbefinden und körperliche Betätigung einbezieht, das beste Rezept ist, um möglichst schnell vom postviralen Long-Covid-Syndrom zu genesen. Jeder in seinem Tempo und nach seinen Bedürfnissen; Anpassung ist das Zauberwort!

Mit diesem Buch wollen wir all denen Hoffnung machen, die täglich unter dem Gefühl leiden, man habe sie eines Teils ihres Lebens beraubt. Es geht uns nicht darum, einen vollständigen Überblick über die wissenschaftliche Literatur zum Thema Covid-19 zu geben. Eine Krankheit lindern und heilen zu können, ohne sie ganz zu verstehen, ist besser, als eine brillante Diagnose zu stellen und sich dann keinen Rat zu wissen. Das Wichtigste ist, keine Zeit zu verlieren, damit Ihre Chancen auf eine rasche und vollkommene Erholung optimal stehen.

Wir hoffen also, dass dieses praktische Handbuch Ihnen dabei geholfen hat, Ihre Krankheit zu verstehen und behandeln zu lassen.

Die Überlastung des Gesundheitssystems, welche die Pandemie noch verschärft hat, erschwert den raschen Zugang zu speziellen Long-Covid-Ambulanzen. Manche Experten sind der Meinung, dass mehr als eine Million Patienten wegen Long Covid ein Krankenhaus oder eine Notaufnahme aufsuchen werden, und diese geschätzte Zahl wird ständig nach oben korrigiert. Unsere Hoffnung ist, dass einige unter Ihnen sich dank dieses Buches mit ihren Symptomen oder auf der verzweifelten Suche nach einer Therapie weniger allein fühlen.

Zögern Sie nicht, mit den Fachleuten, die Sie behandeln, über dieses Buch und die darin vorgeschlagenen Lösungen (unabhängig davon, ob sie funktioniert haben oder nicht) zu sprechen.

Dr. Nicolas Barizien, Dr. Laurent Uzan und Marie-Pierre Samitier

Geschätzte Zeit bis zum Abklingen der Syndrome

POST-COVID-19-SYNDROM

Psychologische Symptome
- Depression und Angst
- Posttraumatische Belastungsstörung

Neurologische Symptome
- Kopfschmerzen
- Kognitive Störungen
- Verlust von Schmeck- und Riechvermögen
- Schlafstörungen
- Periphere Nervenschädigung
- Schwindel
- Wahnvorstellungen

Herz-Kreislauf-Symptome
- Schmerzen im Brustraum
- Herzrasen
- Orthostatische Hypotonie
- Synkopen
- Dysautonomie

Atemwegssymptome
- Atemnot
- Schmerzen im Brustraum
- Husten

Muskelsymptome
- Fatigue
- Schnelles Ermüden
- Knochen- und Gelenkschmerzen
- Muskelschmerzen

Andere
- Bauchschmerzen
- Übelkeit
- Durchfall
- Anorexie

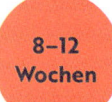

6–12 Wochen

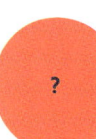

8–12 Wochen

?

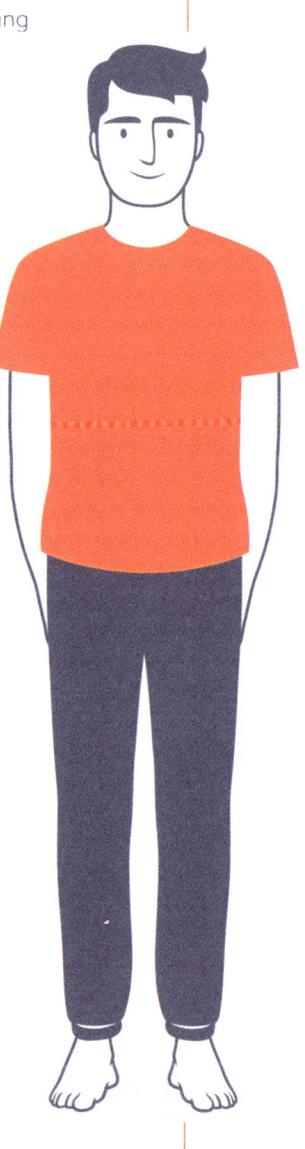

POSITIVE AUSWIRKUNGEN DES TRAININGS

Psychologische Auswirkungen
- Verbesserung von Lebensqualität und Stimmung
- Stressreduktion
- Schmerzmodulation

Neurologische Auswirkungen
- Stimulation der Neuroplastizität
- Verbesserung der neurokognitiven Fähigkeiten
- Verringerung der kognitiven Dysfunktion
- Verbesserung der Schlafqualität

Kardiovaskuläre Auswirkungen
- Steigerung der Produktion von Mitochondrien (Kraftwerke in den Muskelzellen)
- Verbesserung der Vaskularisation
- Verbesserung der Herz-Kreislauf-Funktion
- Senkung des arteriellen Blutdrucks und Ausgleich von Blutdruckschwankungen
- Besserung der Dysautonomie

Respiratorische Auswirkungen
- Verringerung der Dyspnoe (Atemnot)
- Steigerung der Sauerstoffaufnahme
- Steigerung der Lungenfunktion

Auswirkungen auf Muskulatur und Skelett
- Zunahme der Muskelmasse
- Steigerung der Muskelkraft
- Verbesserung der Koordination
- Steigerung der Belastbarkeit

Auswirkungen auf das Immunsystem
- Stärkung der Immunabwehr
- Entzündungshemmende Wirkung
- Verminderung der proinflammatorischen Wirkung gewisser Substanzen (Zytokine)

ANHANG

NÜTZLICHE ANREGUNGEN

Die App MyFitnessPal

Nachdem Sie sich kostenlos registriert haben, können Sie Ihr Ziel (zunehmen, abnehmen oder Gewicht halten) und Ihren Aktivitätsgrad eingeben und regelmäßig protokollieren, was Sie ge-gessen haben. Die App lässt sich mit dem Schrittzähler und Aktivitätstracker Ihres Smartphones verknüpfen. Außerdem können Sie die verzehrten Kalorien berechnen und mit der Premiumver-sion auch deren Aufschlüsselung in Kohlehydrate, Fette und Proteine analysieren.

Die Rezepte von Thibault Geoffray
Koch dich fit! 80 gesunde und einfache Rezepte für deinen healthy Lifestyle, Christian Verlag, München 2020.

Supergesund, mit wenigen, aber nur den besten Zutaten; die Rezepte sind ideal für die Er-nährung während des Covid-Rehaprogramms. Thibault Geoffray ist ein bekannter Fitnesscoach und hat eine der aktivsten Fangemeinden auf den Social-Media-Kanälen. Thibault eröffnet eine neue Perspektive auf Ernährung und Sport.

Die App Petit BamBou
Die Sophrologie nach der Caycedo-Methode wirkt in jeder Hinsicht wohltuend. Sie beruht auf Entspannungstechniken und der Aktivierung von Körper und Geist. Wer regelmäßig übt, ent-wickelt mit der Zeit ein gelassenes und positives Bewusstsein. Die App Petit BamBou verschafft Ihnen kostenlosen Zugang auf acht Sitzungen, die von einer Expertin entwickelt wurden. Ma-chen Sie sich mit der Sophrologie vertraut und gewinnen Sie einen konkreten, einfachen und motivierenden Einblick. Jede Sitzung dauert zwischen zehn und fünfzehn Minuten.

Apps für Atemübungen

- Herzkohärenz: Stress und Angst reduzieren
- Breathe+
- Breathball

Selbsthilfegruppen

Long-Covid-Patienten, die in ihrem familiären und beruflichen Umfeld und manchmal sogar bei ihrem Hausarzt auf Unverständnis stoßen, fühlen sich oft isoliert. Sie finden wertvolle Unterstützung bei Selbsthilfegruppen, die ihnen Austauschmöglichkeiten und praktische Tipps für Behördengänge und medizinische Versorgung bieten. Patientenvereinigungen spielen auch eine wichtige Rolle als Interessenvertreter bei Gesundheits-, Verwaltungs- und politischen Behörden, wo sie für die Anerkennung von Long Covid, einer neuen, chronischen Epidemie innerhalb der akuten Covid-19-Pandemie, kämpfen. Ihre Kontakte sind leicht im Internet zu finden.

- www.nakos.de/aktuelles/corona/
- www.longcoviddeutschland.org/

Ein herzliches Dankeschön an alle Freiwilligen, die in Patientenvereinigungen aktiv sind.

QUELLEN

1   »Managing the long-term effects of Covid-19«, SIGN, 161, Dezember 2020

2   Zuerst war ich voll Angst, wie versteinert/Dachte, ich könnte nicht weiterleben ohne dich an meiner Seite/Aber dann verbrachte ich so viele Nächte damit, darüber nachzudenken, wie mies du mich behandelt hast/Und ich wurde stark/Und lernte, wie ich damit zurechtkomme/Und jetzt bist du wieder da/Aus dem Weltraum/Ich habe mein ganzes Leben noch vor mir/Und ich werde überleben.

3   C. H. Sudre, Murray B., Steves C. J. et al.: »Attributes and predictors of long COVID«, in: *Nature Medicine*, 2021, Nr. 27 (4), S. 626–631

4   J. Ghosn et al.: »Persistent Covid-19 symptoms are highly prevalent six months after hospitalisation: results from a large prospective cohort«, in: *Clinical Microbiology and Infection*, Juli 2021, Nr. 27 (7), S. 1041.e.1–1041.e4

5   C-reaktives Protein, das nach einer akuten Entzündung in der Leber gebildet wird.

6   Man bestimmt normalerweise den TSH-Wert (Thyreoidea-stimulierendes Hormon), um eine mögliche Veränderung der Schilddrüsenfunktion zu überprüfen.

7   G. Rouleau, Ceppi, U., Hjelholt Pedersen, V., Dagenais, P.: »Le syndrome de fatigue chronique: état des connaissances et évaluation des modes d'intervention au Québec«. in: *ETMIS* 2010, Nr. 6 (2), S. 1–185

8   Forcierte Ausatmung gegen die verschlossenen Mund- und Nasenöffnungen.

9   Aussetzen der Atmung.

10 G. Rouleau, Ceppi Ceppi, U., Hjelholt Pedersen, V., Dagenais, P.: »Le syndrome de fatigue chronique: état des connaissances et évaluation des modes d'intervention au Québec«. in: AETMIS 2010, Nr. 6 (2), S. 1–185

11 S. Hempel et al.: »Risk factors for chronic fatigue syndrome/myalgic encephalomyelitis: a systematic scoping review of multiple predictor studies«, in: *Psychological Medicine*, 2007, Nr. 38 (7), S. 915–926
    S. M. Van Geelen et al., »Personality and chronic fatigue syndrome: methodological and conceptual issues«, in: *Clinical Psychology Review*, 2007, Nr. 27 (8), S. 885–903
    J. Scholz et al., »Classification committee of the Neuropathic Pain Special Interest Group (NeuPSIG). The IASP classification of chronic pain for ICD-11: chronic neuropathic pain«, in: *Pain*, Januar 2019, Nr. 160 (1), S. 53–59

12 T. Chalder et al.: »Development of a fatigue scale«, *Journal of Psychosomatic Research*, 1993, 147–153. doi: 10.1016/022–3999(93)9008-p

13 T. Kindlon et al.: »Data on the level of maximal scoring on the Chalder Fatigue Scale would be useful«, in: *BMJ*, 2010, S. 340

14 I. Hickie et al.: »Post-infective and chronic fatigue syndromes precipitated by viral and non-viral pathogens: prospective cohort study«, *BMJ*, 2006, Nr. 333 (7568), S. 575

15   B. N. Goertzel et al.: »Allostatic load is associated with symptoms in chronic fatigue syndrome pati-
      ents«, in: *Pharmacogenomics*, April 2006, Nr. 7 (3), S. 485–494
      E. M. Maloney et al.: »Chronic fatigue syndrome and high allostatic load«, in: *Pharmacogenomics*,
      2006, Nr. 7 (3), S. 467–473
      B. Van Houdenhove et al.: »Rehabilitation of decreased motor performance in patients with chronic fa-
      tigue syndrome: should we treat low effort capacity or reduced effort tolerance?«, in: *Clinical Rehabi-
      litation Journal*, Dezember 2007, Nr. 21 (12), S. 1121–1142
      B. Van Houdenhove et al.: »Combined dexamethasone/corticotropin-releasing factor test in chronic
      fatigue syndrome«, in: *Psychological Medicine*, 2008, Nr. 38 (7), S. 963–973

16   B. Van Houdenhove et al.: »Hyperventilation in patients with chronic fatigue syndrome: the role of co-
      ping strategies«, in: *Behaviour Research and Therapy*, November 2007, Nr. 45 (11), S. 2679–2690

17   J. Ghosn et al.: »Persistent Covid-19 symptoms are highly prevalent 6 months after hospitalization: re-
      sults from a large prospective cohort. French COVID cohort study and investigators groups«, in: *Clini-
      cal Microbiology Infection Journal*, 2021, Nr. 27 (7), S. 1041.e1–1041.e4

18   M.-P. Revel et al.: »Study of thoracic CT in Covid-19: the STOIC Project«, in: *Radiology*, 29. Juni 2021

19   M. Chilazi et al.: »COVID and cardiovascular disease: what we know in 2021«, in: *Current Atherosclero-
      sis Reports*, 2021, Nr. 23 (7), S. 37

20   I. Paterson et al.: »Long Covid-19: a primer for cardiovascular health professionals on behalf of the CCS
      rapid response team«, in: *The Canadian Journal of Cardiology*, August 2021, S. 1260–1262. doi:10.1016/j.
      cjca.2021.05.011

21   A. Jimeno-Almazán et al.: »Post-Covid-19 syndrome and the potential benefits of exercise«, in: *Interna-
      tional Journal of Environmental Research and Public Health*, Mai 2021, Nr. 18 (10), S. 5329. doi:10.3390/
      ijerph1810532

22   J. R. Lechien et al.: »Loss of smell and taste in 2013 European patients with mild to moderate Covid-19«,
      in: *Annals of Internal Medicine*, 2020, Nr. 173 (8), S. 672–675
      S. Saussez et al.: »Anosmia: an evolution of our understanding of its importance in Covid-19 and what
      questions remain to be answered«, in: *European Archives of Oto-Rhino-Laryngology*, 2021, Nr. 278 (7),
      S. 2187–2191
      J. R. Lechien et al.: »Olfactory and gustatory dysfunctions as a clinical presentation of mild-to-mode-
      rate forms of the coronavirus disease (Covid-19): a multicenter European study«, in: *European Archi-
      ves of Oto-Rhino-Laryngology*, 2020, Nr. 277 (8), S. 2251–2261

23   L. A. Vaira et al.: »Smell and taste recovery in coronavirus disease 2019 patients: a 60-day objective and
      prospective study«, in: *Journal of Laryngology and Otology*, 2020, Nr. 134 (8), S.703–709

24   S. D. Le Bon et al.: »Efficacy and safety of oral corticosteroids and olfactory training in the management
      of Covid-19-related loss of smell«, in: *European Archives of Oto-Rhino-Laryngology*, 2021, Nr. 278 (8),
      S. 3113–3117
      L. A. Vaira et al.: »Efficacy of corticosteroid therapy in the treatment of long-lasting olfactory disorders
      in Covid-19 patients«, in: *Rhinology*, 2021, Nr. 59 (1), S. 21–25
      S. Saussez et al.: »Short-term efficacy and safety of oral and nasal corticosteroids in Covid-19 pati-
      ents with olfactory dysfunction: a European multicenter study«, in: *Pathogens*, 2021, Nr. 10 (6), S. 698

25   M. S. Woo et al.: »Frequent neurocognitive deficits after recovery from mild Covid-19«, in: *Brain Com-
      munication*, 2020, Nr. 2 (2), fcaa205

26   L. Mao et al.: »Neurologic manifestations of hospitalized patients with coronavirus disease 2019 in Wu-
      han, China«, in: *JAMA Neurology*, 2020, Nr. 77 (6), S. 683–690

27 Y. Wu et al.: »Nervous system involvement after infection with Covid-19 and other coronaviruses«, in: *Brain, Behavior and Immunity*, 2020, Nr. 87, S. 18–22

28 W. Zhang et al.: »The use of anti-inflammatory drugs in the treatment of people with severe coronavirus disease 2019 (Covid-19): the perspectives of clinical immunologists from China«, in: *Clinical Immunology*, 2020, Nr. 214, 108393

29 V. G. Puelles et al.: »Multiorgan and renal tropism of SARS-CoV-2«, in: *New England Journal of Medicine*, 2020, Nr. 383 (6), S. 590–592

30 J. Xiong et al.: »Impact of Covid-19 pandemic on mental health in the general population: A systematic review«, in: *Journal of Affective Disorders*, 2020, Nr. 277, S. 55–64

31 A. S. Ten Hove et al.: »The role of nicotinic receptors in SARS-CoV-2 receptor ACE2 expression in intestinal epithelia«, in: *Bioelectronic Medicine*, 2020, Nr. 6, S. 20

32 A. O. Correia et al.: »Neurological manifestations of Covid-19 and other coronaviruses: a systematic review«, in: *Neurology, Psychiatry and Brain Research*, 2020, Nr. 37, S. 27–32

33 B. Bonaz et al.: »Targeting the cholinergic anti-inflammatory pathway with vagus nerve stimulation in patients with Covid-19?«, in: *Bioelectronic Medicine*, 2020, Nr 6, S. 15. doi.10.1186/s42234–020–00051–7

34 M. Nouri-Vaskeh et al.: »Dyspneic and non-dyspneic (silent) hypoxemia in Covid-19: possible neurological mechanism«, in: *Clinical Neurology and Neurosurgery*, 2020, Nr. 198, 106217

35 M. Dani et al.: »Autonomic dysfunction in long COVID: rationale, physiology and management strategies«, in: *Clinical Medicine*, 2021, Nr. 21 (1), S. e63–e67

36 N. Barizien et al.: »Clinical characterization of dysauronomia in long COVID-19 patients«, in: *Scientific Reports*, 2021, Nr. 11, 14042

37 D. E. MacMahon et al.: »Long COVID in the skin: a registry analysis of COVID-19 dermatological duration«, in: *The Lancet*, 2021, S. 313–314

38 A. Jimeno-Almazán et al.: »Post-Covid-19 syndrome and the potential benefits of exercise«, in: *International Journal of Environmental Research and Public Health*, Mai 2021, Nr. 18 (10), S. 5329. doi:10.3390/ijerph181053233

ÜBUNGSVERZEICHNIS

STICHWORTVERZEICHNIS

Dank

Dr. Nicolas Barizien

Für Laura Zuili, die es mit ihrer Geduld und Hartnäckigkeit verstanden hat, mich zu finden, auf mich zu warten und mir schließlich die Richtung zu weisen. Ohne sie gäbe es dieses Buch nicht.

Meinen Lehrmeistern der Medizin, Prof. Gilles Grateau (Tenon, Paris), Prof. Jean Cabane (Saint-Antoine, Paris), Prof. Hugues Monod † (Pitié-Salpêtrière, Paris) und Prof. Olivier Dizien † (Raymond-Poincaré, Garches), sowie den Ärzten Gilbert Pérès † (Pitié-Salpêtrière, Paris) und Jacques Rodineau (Saint-Maurice, Paris), die mir die Grundlagen der Medizin vermittelt und ihre wissenschaftliche Neugier auf mich übertragen haben. Für Dr. Bernard Boisauber, meinen Vorgänger an der Klinik Foch. Es gibt nur wenige Lehrmeister, die durch ihre menschlichen Qualitäten und ihr enzyklopädisches Wissen eine Karriere prägen. Du bist einer von ihnen und der wichtigste für mich.

Für Virginie Le Compte, Nina Goudier, Joséphine Tschirhart und Dr. Jérôme Lechien, vielen Dank für eure Mitwirkung am Covid-Rehaprogramm und euren Beitrag zu diesem Buch.

Für das ganze Team der Abteilung funktionelle Rehabilitation der Klinik Foch. Jean-Paul, Christine, Catherine, Florence, Fadila, Selma, Jean-Pierre, Cécile, Lina, Véronique, Anastazia, Rita, Aya, Charazad. Allen Physiotherapeuten, die ihre Arbeit in allen Abteilungen der Klinik Foch vorbildlich und mit Hingabe und Professionalität machen, obwohl eine Corona-Welle auf die andere folgt.

Meinen Kollegen der Klinik Foch: der Kardiologin Dr. Stéphanie Russel und dem Kardiologen Dr. Florent Huang, die wie ich von Anfang an die Existenz kardiovaskulärer Formen von Long Covid geglaubt haben; den Pneumologen Dr. Colas Tcherakian, Dr. Jérémie Taverne und Dr. Hélène Salvator.

Allen Mitgliedern des Expertenteams der HAS, darunter die Professorinnen und Professoren Dominique Salmon-Ceron, Claire Andrejak, Brigitte Ranque und Cédric Lemogne, Nathalis Kubis, die Doktorinnen und Doktoren Olivier Robineau, Éric Drahi, Pierre Gabach, Emmanuel Sorbet, Charlotte Hautefort und Thomas De Broucker, Frau Sabine Benoliel, Frau Cyrielle Negre und Frau Stéphanie Mauboussin, Herr Philippe Burtin.

Dr. Laurent Uzan

Ich möchte mich bei den Teams des *Institut Cœur Effort Santé (ICES)* und des *Institut Médical Sport Santé (IMSS)* bedanken.

Was man dem Patienten bieten kann, steht und fällt mit dem guten Zusammenspiel des ganzen Teams. Von den Sekretärinnen, die den Patienten helfen, sich zurechtzufinden, und ihnen freundlich und engagiert Auskunft und Termine geben, über die Trainer und Physiotherapeuten, die sich täglich mit den Patienten beschäftigen, sich auf sie einstellen und sich die Zeit nehmen, auf ihre Sorgen einzugehen und sie durch alle Höhen und Tiefen begleiten, bis zu meinen Arztkollegen, die mir bei der Durchführung der Tests und der (medizinischen und psychologischen) Betreuung der Patienten helfen. Dank euch klappt das alles.

Ein spezielles Dankeschön gilt Céline, die das Öl im Getriebe und das fehlende Glied in der Kette ist. Dank an Brice und Jean-Yves, die mit meiner viel beschäftigten und ordentlichen Seite umgehen können.

Meinen aufrichtigen Dank an Yolanda, Nina, Jos, Jules, Julien und Jérémie für ihre Kompetenz, ihre Einsatzbereitschaft, ihre Zeit und ihre Liebenswürdigkeit bei der Unterstützung dieses Vorhabens. Jos, danke, dass du deinen Körper für ein denkwürdiges Fotoshooting der Wissenschaft zur Verfügung gestellt hast; Julien, dass du deine Nase und deine Haare in meine Programme gesteckt hast; Nina für die Zeit, die du investiert hast; Yolanda für die kleinen Ergänzungen und dafür, dass du mir geholfen hast, die richtige Chemie zu finden.

Ein riesiges Dankeschön an Laura für ihre Geduld und ihre Fähigkeit, uns als Team auf dem Weg zu diesem Buch voranzubringen.

Ich danke Marie-Pierre dafür, dass sie mich während des ganzen Schreibprozesses begleitet hat, ohne mich zu stressen.

Danke an Nicolas, dass er mich an seinem Projekt hat teilhaben lassen und gesehen hat, welche Synergien zwischen unseren zwei Einrichtungen möglich waren.

Mein Dank geht auch an die Mitarbeiter von Marabout für ihre Arbeit, ihre Reaktionsgeschwindigkeit und ihre Hilfe.

Danke, Elsa, Samuel und Julia. Ich versuche, euch stolz zu machen auf einige meiner Werke, und ich liebe es, das Lächeln und die Sterne zu sehen, die manchmal in euren Augen aufleuchten. Mich bedanken, ohne euch zum Lachen zu bringen, wäre langweilig, deshalb will ich euch auch sagen, dass ich euch liebe: Zouzou, Samsam und Cibouboul junior junior chef. Ich glaube an euch.

Karine, danke, dass du dich so um die Kinder kümmerst, wie du es tust.

Danke meinen Brüdern Lionel und Raphaël, die immer für mich da sind. Sie haben die Fähigkeit, verrückte Projekte zu realisieren, und das ist eine echte Inspirationsquelle für mich.

Vielen Dank meinen Eltern für ihre Liebe und ständige Unterstützung.

Mein letztes Dankeschön wird mein Geheimnis bleiben und ist ein Zitat: »Lieber einen Tag als Löwe leben als hundert Jahre als Schaf« (David Ben-Gurion).

Marie-Pierre Samitier

Ich bedanke mich herzlich bei Laura Zuili, meiner Agentin, die mir meinen Herausgeber vorgestellt hat und mich dann während langer Arbeitssitzungen begleitet und beraten hat.

Ich danke dem ganzen Team des Marabout-Verlags, das mir Vertrauen geschenkt und mich so gut wie nur möglich durch den Schreibprozess geführt hat, insbesondere Anne-Claire Letki, Olivia Maschio Esposito und Élisabeth Boyer.

Ich möchte der Santé Publique France für ihre Arbeit und das unentbehrliche Gesundheitsmonitoring, das sie ununterbrochen sicherstellt, danken.

Herzlichen Dank an Nicolas Barizien für seinen Enthusiasmus und seine Ausdauer bei der Arbeit und an Laurent Uzan für seine Zuverlässigkeit und die Konstanz, mit der er unser Buch zu einem erfolgreichen Abschluss bringen konnte. Möge der Teamgeist, der uns drei beflügelt hat, den Lesern dieses Buches zugutekommen!

ÜBER DIE AUTOREN

Dr. Nicolas Barizien ist Leiter der Abteilung für Physikalische und Rehabilitative Medizin am Krankenhaus Foch. Dort hat er das Programm Covid-Reha eingerichtet. Er ist Mitglied einer Arbeitsgruppe am *Institut national de la santé et de la recherche médicale (Inserm)*, die sich mit der Problematik von Long Covid befasst. Ihr Ziel ist die Herausgabe eines Leitfadens für die Gesundheitsbehörden, der unter den medizinischen Fachkräften verbreitet werden soll.

Dr. Laurent Uzan ist Sportkardiologe in Paris, Leiter des Studiengangs Sportkardiologie an der Universitätsklinik Pitié-Salpêtrière Paris und praktiziert am *Institut Médical Sport Santé* in Paris. Er arbeitet mit Dr. Nicolas Barizien im Programm Covid-Reha zusammen, das im Krankenhaus Foch in Suresnes eingerichtet wurde. Er ist Autor eines Ratgebers zur Vorbeugung von Herz- und Kreislauferkrankungen.

Marie-Pierre Samitier ist als Journalistin in den Themenbereichen Gesundheit und Gesellschaft beim öffentlich-rechtlichen Fernsehsender *France 2* tätig. Davor hat sie auch für den Hörfunk (*France Inter, Radio Monte Carlo*) und die Tageszeitung *Le Figaro* gearbeitet. Außerdem ist sie Autorin. Sie hat ein Buch über die Lyme-Borreliose geschrieben und als Co-Autorin gemeinsam mit verschiedenen praktizierenden Ärzten Bücher veröffentlicht: mit Prof. Amine Benyamina zu den Themen Jugend und Alkohol und Abhängigkeit und Sucht, mit Dr. Sylvie Poignonec über Schönheitschirurgie und Erfolg sowie mit Dr. Hervé Caci über ADHS.